亚健康 Sub-health

生理机制与调节

Physiological Mechanisms and Regulation

主　编　唐　健　蔡　亚　李泓颖

副主编　陈则华　程利明　高雅倩　韩　乐

何文江　贺可可　李文治　欧阳霄雯

魏晓丽　颜　瑾　郑凯凯　朱　颖

U0249705

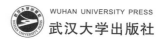

WUHAN UNIVERSITY PRESS

武汉大学出版社

图书在版编目（CIP）数据

亚健康生理机制与调节/唐健,蔡亚,李泓颖主编.—武汉：武汉大学出版社,2022.12
ISBN 978-7-307-23314-0

Ⅰ.亚…　Ⅱ.①唐…　②蔡…　③李…　Ⅲ.亚健康—调节（生理）—研究　Ⅳ.R441

中国版本图书馆 CIP 数据核字（2022）第 170495 号

责任编辑:胡　艳　　责任校对:李孟潇　　版式设计:马　佳

出版发行：**武汉大学出版社**　（430072　武昌　珞珈山）
　　　　　（电子邮箱：cbs22@ whu.edu.cn　网址：www.wdp.com.cn）
印刷:武汉市金港彩印有限公司
开本:720×1000　1/16　印张:23　字数:384 千字　插页:2
版次:2022 年 12 月第 1 版　　2022 年 12 月第 1 次印刷
ISBN 978-7-307-23314-0　　定价:120.00 元

序

一切生命形式都以能够"存活"作为根本目标。人类也不例外，不仅要活得时间长久，还要活得有意义，如先哲亚里士多德所言的"终身幸福"。而保持健康，是实现长寿和终身幸福的基础。

从理论上讲，一个人如果能始终处在良好的精神和身体健康状态，他就能永远活下去。然而，迄今为止，没有人能经久不衰、长生不老，能活到120岁生命极限的人少之又少。换言之，人类要始终保持在健康状态是难以实现的。

研究表明，人的一生中经常处在一种"精神和身体机能轻度失调，但并无明显的病理特征"的状态，即处于健康和疾病之间的过渡状态。这种状态被学者布赫曼(N. Berhman)在20世纪80年代定义为"亚健康"(Sub-optimal Health)。其实，早在两千多年前，我国中医医圣就在《黄帝内经》中提出"未病之病、欲病之病"的概念，以及中医"阴阳失衡、气血亏虚"的核心理念，即是亚健康概念的起源。

进入21世纪以来，全球兴起了"延缓衰老、健康长寿"的热潮，反映了人类更高的追求。与其相关的基础研究已成为备受学术界重视的课题，吸引了巨额研发资金的投入；相关产品的开发也在快速推进。人体衰老进程的延缓关键在于亚健康状态得到有效调节，身体健康得到保持。中医学最早认识到亚健康调节的重要性，唐代名医孙思邈就曾提出"上医医未病之病，中医医欲病之病，下医医已病之病"。

本书编写团队长期从事亚健康状态的研究，对困扰我国数亿人口的十三种主要的亚健康症状做了较为系统、深入的研究，主要包括亚健康症状的特点、形成原因、生理机制、干预调节等方面。本书旨在全面回顾、总结过去二十年来全球科研人员在亚健康领域的基础研究、技术创新与产品开发方面所做的探索，以及所积累的认识与经验。我们希望能为读者提供亚健康症状预防与调节的基本知识，帮助人们保持健康状态，实现长寿；同时，帮助与指导从事食品、饮料和化妆品的专业技术人员开发具有亚健康调节功能的相关产品，以造福人类。

世界卫生组织（WHO）提出了亚健康的主要表现：在身体方面，包括不明原因的体力疲劳、体虚乏力、全身不适、食欲和消化减退、性能力下降和生理周期紊乱等；在精神方面，包括不明原因的脑力疲劳、记忆力下降、注意力分散、睡眠失调、易怒、焦虑、孤独、抑郁，甚至轻生等。此外，免疫力下降、四高（血脂、血糖、血压和尿酸偏高）、视疲劳、肌肉与关节酸痛、体重偏高、皮肤衰老、脱发与白发、口腔牙齿牙龈等问题也与亚健康状态密切相关。

亚健康状态所表现的症状很多，成因也很复杂，如组成人体的各类细胞普遍受损、早衰，以及由此引起的局部组织慢性炎症（这是关键因素）。人体由数十万亿个细胞构成，但一方面，人体细胞的结构极其脆弱，容易受到损伤，进而引起代谢功能紊乱；另一方面，每个细胞时时刻刻都在从事复杂的生理代谢工作，极易在能量转换、基因复制和转录、蛋白翻译、合成与结构组装过程中出错。据估计，单就细胞的 DNA 而言，每个细胞每天出错可高达 100 万次 ①。可以想象，人体中那么多的细胞，要实现自身正常运转，维持健康，进而实现长寿的目标，真的太不容易了。

值得庆幸的是，人类在进化过程中逐渐形成了有效的自我纠错机制，细胞的绝大部分差错都能够及时得到纠正，使细胞尽可能处在"稳态"，从而使人能处在"健康状态"。然而，当部分细胞不能及时修复差错，差错就会逐渐积累，进而引起细胞损伤。受损细胞会持续释放各种各样的炎症因子和细胞因子，影响邻近细胞的正常代谢，使其受损。如此相互影响，在局部形成十分紊乱的细胞炎症因子环境，诱导各类免疫细胞前来支援。可是，免疫细胞再怎么寻找，还是找不到那些损伤程度轻且时日已久的组织细胞，更谈不上把它们清除掉，结果是越来越多的组织细胞受损。免疫细胞逐渐疲劳，导致人体免疫力下降。同样，组织中的干细胞也会受到损伤。由此，便引起局部组织的慢性炎症，导致身体机能下降

---

① Lodish, H., et al. Molecular Biology of the Cell[M]. 5th ed. New York: Freeman, 2004.

和精神状态下滑。

世界卫生组织发布的研究报告指出，影响健康的最主要因素是生活习惯和饮食结构，占比为60%；而遗传因素、环境因素和医疗卫生条件则分别占比15%、17%和8%。显然，不良的生活习惯、不均衡的饮食结构、不利的环境因素是引起亚健康的最主要因素。

随着我国社会经济快速发展，综合国力日益增强，我国人民生活水平快速提升，医疗卫生条件和生态环境显著改善，健康水平和人均预期寿命节节攀升。我国2016年10月发布的《"健康中国2030"规划纲要》指出，健康是促进人的全面发展的必然要求，是经济社会发展的基础条件。实现国民健康长寿，是国家富强、民族振兴的重要标志，也是全国各族人民的共同愿望。国家统计局发布的报告显示，我国人均预期寿命已从1949年的35岁快速提高到2018年的77岁，在一线城市，如上海，已达到83.6岁。

在动物界，灵长类动物的寿命相对而言是比较长的；人类的寿命又是灵长类中比较长的，可达到120岁。然而，相较于植物，人类的寿命确实太短了。植物可以轻松地存活数百年、数千年，甚至数万年。那么，植物为什么能活这么久？

与人类相同，植物也时时刻刻经受自然界的严峻挑战。受外部因素刺激，植物能合成一系列的"次级代谢产物"，通常称作"天然产物"，以抵御或减缓所遭受的各种伤害，这个过程类似于人类受病毒感染后体内产生抗体来抵御病毒。但是，人在受抗原感染后产生的抗体以蛋白质为基础，结构单一，主要以氢键和疏水键这类结合力较弱的方式与抗原结合，使其失活；或在结合后诱导免疫细胞将其清除。这个过程需要较长时间，效率也比较低。此外，人类普遍缺乏对致病菌的抵御能力。

植物中，以茶树为例，它的次级代谢产物数以千百，结构类型达数十种。它们可以多种形式与侵入植物体内的病毒、病菌紧密结合，使其失活或直接杀灭；其自身能修复因外部刺激因素（如日光紫外线）所导致的各种损伤。更为重要的是，植物经过数以千万年的演化，次级代谢产物不断完善，构建了无比坚固的防御屏障。

植物能否帮助人类实现健康长寿？答案是肯定的。植物不仅为人类提供了丰富的食物和营养素，而且人类还可充分利用它们抵御病毒、病菌和虫害的能力。

经过数千年的探索与积累，中医药学深谙数以百计植物的特性，以单一植物或以"君、臣、佐、使"的植物组合所形成的协同作用，验证了无数经典名方。一种植物或组方常包含数以千百计的次级代谢产物。在人体摄入后，这些成分如迅速到达受损组织，在多水平、多通路、多靶点上发挥协同作用，则可有效修复受损细胞和组织，使其回复到健康状态。

植物，因其天然纯净的形象，诱人的特征风味，全面的健康功效，以及丰富的选择搭配，蕴含着巨大的商业价值，已引起全球食品、饮料、化妆品行业的高度重视。商业界形成的共识是，未来的食品、饮品和化妆品创新必须具备一定的或显著的健康功效，而植物是必然的首选。这不仅反映了回归大自然的消费需求，更是说明植物所具有的强大生命力能造福于人类。

本书力求语言简洁、深入浅出、生动有趣。读者可按图索骥，找到自己所关心的内容，通过阅读本书而获益，从改变自己的生活习惯和饮食结构开始，一点一滴、日复一日坚持下去。在此过程中，可记录下一些指标的变化，做好自我健康评估，并及时做调整。在亚健康症状得到初步改善后，增强信心、循序渐进，直至回复到健康状态。保持健康状态是一项十分有意义，并值得终身努力的任务！

对于开发植物类食品的相关技术人员而言，本书更像是一本指南，提供开发亚健康调节方案的快捷通道。针对某个特定的亚健康症状，可获得从症状特征、形成原因、生理机制、干预调节，到备选植物与关键功效成分、功效评价等全面的信息；进而可"站在巨人的肩膀上"，开展具有较高技术水准的能有效调节亚健康功能的各类创新产品。

此书的出版，与其说是为了完成科研人员对事业追求的"一个里程碑"，毋宁说我们更享受这场永无边界的思辨历程。人类可以想象"长生不老、终身幸福"的终极目标，但何时能够实现却是不可想象的。可以肯定的是，当实现了亚健康症状的精准、有效的调节，让人们始终保持在健康状态，那么人类将会不断刷新长寿纪录。

主编

2022 年 3 月

目录 CONTENTS

亚健康研究概述

亚健康生理机制与调节

附录

亚健康研究概述

第一章
亚健康状态与概述

第一节 亚健康状态的定义

20世纪80年代，苏联学者N.布赫曼教授(Berkman)提出，人除了健康状态(第一状态)和疾病状态(第二状态)之外，还存在一种非健康非患病的中间状态——"亚健康状态"(第三状态)。这种状态主要表现在躯体、心理和社会适应三方面，运用现代的诊疗设备或方法检测，未发现阳性指标，或者部分指标的改变尚未达到疾病的诊断标准，但在以上三方面出现种种不适应的感觉和症状，从而呈现出活力、反应能力和对外界适应能力降低的一种生理状态。

大量的流行病学调查表明，随着经济和社会的发展，亚健康状态人群越来越普遍，且呈逐年递增趋势。WHO的一项全球性调查表明，真正健康的人只占5%，患有疾病的人占20%，而75%的人则处于亚健康状态。亚健康只是代表身体所处的一种状态，这种状态下人体出现不适，会影响工作、学习和生活，所以要引起足够的注意。

第二节 亚健康、健康、疾病的关系

一、亚健康状态与疾病状态

疾病是指个体在一定病因作用下，机体调节功能紊乱而发生的异常生命活动的过程，可引发代谢、功能和结构的变化，表现为症状、体征和行为的异常，分急性和慢性疾病。而亚健康是一种长期的过程，没有器质和结构的改变。如膝盖酸痛持续存在，膝关节影像学检查无异常，为亚健康状态；而关节骨质退行性病变，膝关节影像学检查可见明显软骨退行性损伤，就可诊断为骨关节炎，为疾病状态。亚健康状态转变为疾病的人，疾病主要病种集中在呼吸系统、消化系统和内分泌系统，这类病种多与不良的生活方式相关。此外，亚健康状态下的一些机体表现和症状，在疾病状态下往往也存在，甚至进一步加重。

二、亚健康状态与健康状态

亚健康状况下，人体在躯体、心理或社会功能方面表现为不适或欠缺，并持续至少数月。亚健康状态具有既可发展为疾病又可逆转为健康状态的双向性转化特点。亚健康状态不同于健康状态，虽然机体没有发生器质性病变，但由于不良的饮食习惯、生活方式，以及压力过大等因素，导致机体的部分功能失调，必须通过合理的调理方式才能转变为健康状态，否则将演变为疾病状态。整体而言，基于健康促进生活方式，识别生活方式危险因素的组合，对亚健康状态进行早期干预，可促进亚健康状态向健康状态的转归，减少向疾病状态的转变，是慢性病防治的重要手段。局部而论，缓解亚健康状况有助于某个系统或器官的长久运行，比如增加局部血流、减轻局部炎症等。我们通常说的保健，是指保持和增进机体心身健康而采取的有效措施。针对健康和亚健康状态的机体，为了达到长寿和健康的目的，应采取科学的饮食，养成良好的生活习惯，并根据人体各个时期的生理特点，适当地加以养生调理，常用的调摄手段主要包括推拿按摩、针灸、食疗、膳食补充等。

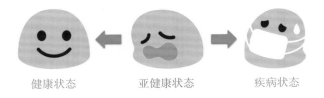

健康状态　　　亚健康状态　　　疾病状态

图 1-1　疾病、亚健康、健康状态间的相互关系

第三节　常见身体局部的亚健康状态

亚健康状态有着各种各样的表现形式，可能有症状，也可能没有症状。亚健康状态是一个正常人向某种疾病过渡的阶段，有些亚健康状态的表现甚至可以作为疾病的危险因素，比如，据统计，正常高值血压人群(120~139/80~89mmHg)10 年后心血管风险比血压水平 110/75mmHg 的人群增加 1 倍以上；血压 120~129/80~84mmHg 和 130~139/85~89mmHg 的中年人群 10 年后分别有 45% 和 64% 成为高血压患者；每年有 1.5%~10.0% 的糖耐量降低人群(糖尿病高危人群)进展为 2 型糖尿病，而生活方式干预 3 年，则可以使糖耐量降低进展为 2 型糖尿病的风险下降58%。亚健康状态和疾病状态的差异，可能是表现程度的轻重不同，也可能是发生场所的表里有别，其中体现了量与质的统一，简单地说，是量变引起质变的体现。

亚健康状态这个特殊的阶段，可以认为是健康状态和疾病状态间的一个标志或分水岭，亚健康向疾病的进展过程往往具有可逆性，所以进行行之有效的生活行为和心理综合干预，对延缓病程的进展有着非常重要的作用。除了加大行为干预，还应该加强健康知识的传播，以引起人们更多的关注，预防为主，提高生活质量。

表 1-1　亚健康症状与疾病表现的差异

亚健康状态	症状	相关指标	疾病状态	临床诊断	说明
血脂边缘升高	头晕、嗜睡、乏力、肢体麻木、胸闷、心悸	总胆固醇(TC)在 5.2~6.2mmol/L 之间；低密度脂蛋白胆固醇(LDL-C)在 3.4~4.1mmol/L 之间；总甘油三酯(TG)在 1.7~2.3mmol/L 之间	高血脂症	TC≥6.2mmol/L LDL-C≥4.1mmol/L TG≥2.3mmol/L	
			脂肪肝	丙氨酸氨基转移酶、门冬氨酸氨基转移酶升高	

亚健康状态	症状	相关指标	疾病状态	临床诊断	说明
正常高值血压	头痛、乏力、恶心、呕吐、气短、烦躁	收缩压 120~139mmHg 和(或)舒张压 80~89mmHg	高血压症	未使用降压药物的情况下,收缩压≥140mmHg 和(或)舒张压≥90mmHg	
2 型糖尿病高危人群(糖尿病前期)	多饮、多尿、疲劳、体重减轻、视线模糊	空腹静脉血糖在 6.1~7.0mmol/L 之间(空腹血糖受损),和/或餐后两小时血糖在7.8~11.1mmol/L 之间(糖耐量减低)	2 型糖尿病	空腹血糖≥7.0mmol/L 或餐后两小时血糖≥11.1mmol/L	糖尿病的并发症有多种,如白内障、足部溃烂、感染频繁等
无须治疗的高尿酸血症	无症状	非同日、2 次空腹血尿酸 > 420μmol/L(成年人,不分男性、女性),且尿酸<520μmol/L	需要治疗的高尿酸血症	尿酸水平持续升高,无并发症者血尿酸≥520μmol/L 时开始降尿酸治疗,有合并高血压、糖尿病等症者血尿酸≥480μmol/L 时开始降尿酸治疗且需要调控至 360μmol/L 以下	
亚临床痛风	无症状或轻微的关节疼痛	无症状的高尿酸血症患者,但影像学发现尿酸钠晶体沉积和痛风性骨侵蚀	痛风	部分高尿酸血症患者可以发展为痛风,关节疼痛或触痛是必要条件	关节肿胀、疼痛或压痛
以功能性消化不良为代表的胃黏膜损伤	上腹痛、上腹胀、早饱、嗳气、食欲不振、恶心、呕吐等	胃黏膜损伤仅限于黏膜层,比如浅表性胃炎的某些症状,可用内窥镜探查	胃溃疡甚至胃黏膜癌变	胃黏膜损伤已经到达了肌层甚至浆膜层以下,有肠化生出现	胃部烧灼感、闷痛,呕吐、体重减轻等

续表

亚健康状态	症状	相关指标	疾病状态	临床诊断	说明
肠道亚健康	如胀气、便秘、腹泻等	以便秘为例，便秘者每周排便少于3次，并且排便费力，粪质硬结、量少	肠道病变，如肠炎、溃疡性的结肠炎以及直肠息肉或者是痔疮、肛裂等	肠镜检查结果异常，部分疾病可能出现特征性腹痛、胃肠道症状及其他相关异常体征	大便异常、体重下降、便血、贫血等
呼吸道持续高敏和黏膜慢性炎症	如过敏性鼻炎，症状有鼻痒、打喷嚏、鼻塞，常伴有心理亚健康状态，如学业压力、精神紧张、夜不能寐	过敏性鼻炎患者血清总IgE和特异性IgE水平异常	继发性呼吸道并发症	如上呼吸道鼻黏膜的慢性炎性延伸到下呼吸道气道，演变成哮喘、气管炎、肺炎等疾病，临床诊断依据包括血常规炎症指标、影像学变化、呼吸音听诊等	
视疲劳、干眼症	眼睛干涩、眼痒，眼睛分泌黏稠白色丝状物质	泪河高度*、泪膜破裂时间异常，脂质层和睑板腺健康状况受损	近视或近视加深	出现视物模糊，睫状肌麻痹，验光结果显示为近视	
关节酸痛		酸痛持续存在，但影像学无异常	骨关节炎	关节软骨流失严重，关节摩擦产生疼痛、异响，影像学观察骨赘和关节间隙	年龄相关的退化性损失，若护理不当，会提前到来
肌肉流失	步速降低，拧毛巾时吃力等	腿部抽筋，走路迟缓，握力下降等	肌少症	肌肉质量增龄性的减少，肌力强度和身体功能表现降低	
低骨密度	四肢或腰背部疼痛，驼背、骨骼畸形等	骨质疏松症前期，可能后期会进展为骨质疏松症，骨矿物质密度低于年轻人标准值的1.0个，但高于2.5个标准方差值	骨质疏松症	骨矿物质密度低于年轻人的标准值2.5个标准方差值	

续表

亚健康状态	症状	相关指标	疾病状态	临床诊断	说明
超重（肥胖前期）	体重增加，尤其是腹部产生赘肉	24.0≤BMI<28.0，85≤男性腰围<90，80≤女性腰围<85	肥胖	BMI≥28.0kg/m，男性≥90cm，女性腰围≥85cm	
疲劳性亚健康	躯体方面、心理方面、社交方面等综合反映出不足或功能衰减，如睡眠紊乱、乏力、性功能减退、注意力不集中、易感冒等	持续3个月以上，运用西医学常规体检方法及指标体系检测无明异常	慢性疲劳综合征	持续6个月以上，且排除已知的疲劳原因后的不明原因的疲劳感觉或身体不适，伴有肌肉、关节酸痛，复发性喉咙痛，记忆力缺损等	

　　注：＊泪河高度：采用裂隙灯检查法观察在角结膜表面的光带和下眼睑睑缘光带的交界处泪液的液平高度，该高度在一定程度上可反映泪液的分泌量。一般泪河高度≤0.35mm，诊断为干眼症。

　　以上列举的亚健康状态的症状并非十分全面、完全贴切，学者们也在不断将"亚健康"一词的内容进行拓展和补充。亚健康状态的症状应该引起人们足够的重视，将它消除在萌芽阶段，是人们远离疾病、提高健康生活水准的重要任务。在这之前，充分认识自我、了解生命周期中不同阶段的生理特点和组织功能变化规律是我们需要跨出的第一步。

参考文献

[1] Li G, Xie F, Yan S, et al. Subhealth: Definition, criteria for diagnosis and potential prevalence in the central region of China[J]. BMC Public Health, 2013, 13(1): 1-8.

[2] Kang S H, Choi S W, Lee S J, et al. The effects of lifestyle modification on symptoms and quality of life in patients with irritable bowel syndrome: A prospective observational study[J]. Gut and Liver, 2011, 5(4): 472.

[3] Chen J Y, Yu K Q, Sun X M, et al. Effect of health-promoting lifestyle on outcomes of suboptimal health status[J]. Journal of Southern Medical University, 2016, 37(2): 184-191.

[4] 诸骏仁，高润霖，赵水平，等.中国成人血脂异常防治指南（2016年修订版）[J].中国循环杂志，2016，

31（10）：937-953.

［5］中国高血压防治指南修订委员会. 中国高血压防治指南 2010［J］. 中国医学前沿杂志，2011，3（5）：42-93.

［6］中华医学会糖尿病学分会. 中国 2 型糖尿病防治指南（2010 年版）［J］. 中国医学前沿杂志，2011，3（6）：54-109.

［7］中华医学会内分泌学分会. 中国高尿酸血症与痛风诊疗指南（2019）［J］. 中华内分泌代谢杂志，2020，36（1）：1-13.

［8］冯文文，崔岱，杨涛.《中国高尿酸血症与痛风诊疗指南（2019）》要点解读［J］. 临床内科杂志，2020，37（7）：528-531.

［9］Neogi T, Jansen T L T A, Dalbeth N, et al. 2015 Gout classification criteria: An American College of Rheumatology/European League Against Rheumatism collaborative initiative［J］. Arthritis & rheumatology, 2015, 67（10）: 2557-2568.

［10］Kohn M D, Sassoon A A, Fernando N D. Classifications in brief: Kellgren-Lawrence classification of osteoarthritis［J］. Clinical Orthopaedics and Related Research, 2016, 474（8）: 1886-1893.

［11］Morley J E, Baumgartner R N, Roubenoff R, et al. Sarcopenia［J］. Journal of Laboratory and Clinical Medicine, 2001, 137（4）: 231-243.

［12］Kanis J A, Melton III L J, Christiansen C, et al. The diagnosis of osteoporosis［J］. Journal of bone and mineral research, 1994, 9（8）: 1137-1141.

［13］成人体重判定：WS/T 428—2013［S］. 北京：中国质检出版社，中国标准出版社，2013.

［14］中华中医药学会. 亚健康中医临床指南［M］. 北京：中国 中医药出版社，2006：1-3.

［15］Friedberg F, Jason L A. Understanding chronic fatigue syndrome: An empirical guide to assessment and treatment［M］. American Psychological Association, 1998.

第二章

正常人体组织系统、结构与功能

第一节　人体正常生命周期与生命活动变化

人类生命的开端在于受精卵，受精卵最初分裂产生囊胚。囊胚经过原肠胚形成，形成发育中胚胎的三个初级胚层。在原肠胚形成过程中，细胞通过原始条纹

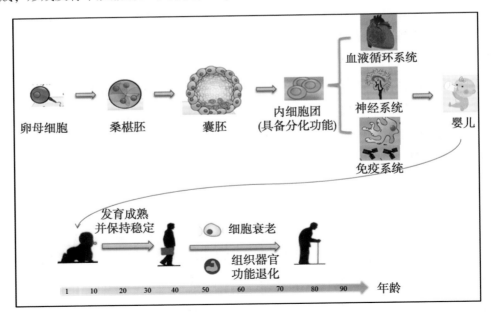

图 2-1　人体生命周期

在囊胚的上下层之间向内迁移，形成"三明治"结构。原肠胚有三层：外胚层、内胚层和中胚层。细胞经过分裂分化，形成不同的组织，最后形成胚胎。婴儿出生之后，身体各项机能不断发育，直至成熟。人体到成年之后，身体多项功能达到顶峰，并维持一段时间，随后各项功能呈现下降趋势，机体进入衰老阶段。衰老不仅是皮肤皱纹、头发变白等外在表现，最为重要的是机体本身的组织、器官衰老，而这些发生的深层原因则是细胞衰老。

细胞衰老首要特点是萎缩，足够多的细胞体积缩小，将会导致整个器官的萎缩。在正常老化中，萎缩的位置常见于骨骼肌、心脏、大脑和性器官（如乳房和卵巢）。骨头变得更薄，更容易因轻微创伤而折断。部分细胞会出现肥大现象，细胞膜上脂质蛋白质发生改变，细胞膜功能降低，影响细胞膜的通透性。细胞衰老还会导致功能结构出现不良，甚至发生肿瘤等问题。

第二节　生命周期中各系统功能变化规律

细胞是生命最基本单元，细胞通过复制、分化，不断扩大数量与功能。细胞构成不同的组织，但是细胞基础结构相同。相似细胞共同执行组织的特定功能，各种组织组合形成了器官。部分器官组成一个系统，执行某些特定的生命活动。人体正常活动开展需要各个系统提供支持，例如人体借助消化系统从外界获得能量，在运动系统之下完成各项复杂动作，呼吸系统保证机体进行氧气-二氧化碳互换顺畅，各个系统相互协作，相互影响。不同系统的功能变化趋势与年龄的关系不完全相同，因而需要分开讨论。

一、免疫系统

人体免疫包含先天性免疫和适应性免疫，两种免疫体系共同抵御外来致病原。人未出生时，胎儿所在的环境要求其免疫系统保持对母体同种抗原具有耐受性。人出生后，突然接触大量环境抗原（其中许多来自肠道共生细菌），免疫系统需要迅速反应，使免疫反应适合早期生活。母体内的 IgG 抗体通过胎盘和乳汁传递给儿童，提高儿童的抗病能力。尽管儿童的先天免疫系统和适应性免疫系统已经初步发育，但还未发育成熟。及时接种疫苗，能够大大降低相应疾病的患病概率。

面对各种致病原，人体免疫系统逐渐强大，所提供的免疫保护增多，使得人遭受感染的风险降低。适应性免疫所获得的免疫记忆不断积累，会持续到老年。

步入老年后，人体内树突细胞（DC）启动免疫应答减少，自然杀伤细胞（NK细胞）的细胞毒作用降低，巨噬细胞和中性粒细胞的吞噬杀伤能力下降，导致老年人抗感染能力下降。当机体衰老时，胸腺萎缩，初始 T 细胞和骨髓中的初始 B 细胞数量降低，外周淋巴器官中记忆 T 细胞和记忆 B 细胞增加，但是这些疲惫的记忆细胞功能是下降的，产生抗体能力不足。因此，随着年龄增长，细胞免疫和体液免疫功能会下降。

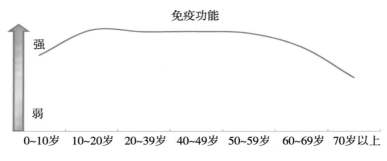

图 2-2　免疫功能与年龄关系

二、神经系统

脊索在中胚层形成之后发出信号，诱导外胚层中神经系统发育。神经板被下面的中胚层诱导，开始分化成神经管，神经管是中枢神经系统发育的主要雏形。神经管周围细胞经过分化、有丝分裂，最终产生中枢神经系统、大脑、脊髓。随着年龄增长，大脑组织形态、神经生化发生一系列变化，造成脑老化。对人体脑部各项功能的研究发现，大脑的记忆和学习能力在 20~30 岁达到顶峰，之后缓慢下降，但到 70~80 岁时才明显下降。形态学上研究发现，人类脑重量在 15~20 岁阶段达到最大，在 40 岁以后随着年龄增长减轻，60 岁后变化明显，70 岁、80 岁、90 岁时脑重量只有年轻时的 95%、90%、80%，一般老年人的脑重量比年轻人（20~30 岁）少 50~150g。大脑中枢的神经递质代谢随着衰老也发生变化，在正常人 28~70 岁时，乙酰胆碱转移酶活性在达到峰值后随年龄增长，呈线性下降。一直以来，多数研究认为，神经元数量随着年龄增长减少，神经胶质细胞增加，但是最新来自哥伦比亚大学 Maura Boldrini 等人的研究发现并不是这样，通过对 14~79 岁的无疾病人群尸检，结果发现神经元数量在衰老过程中保持不变，超过 65 岁，增殖的神经祖细胞、未成熟和成熟的颗粒神经元、胶质细胞和齿状回①体积不变，但老年人的血管生成和神经可塑性是在降低的。

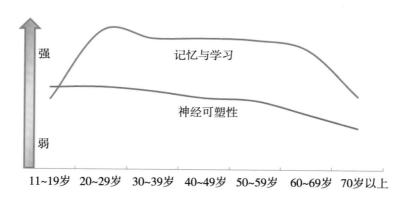

图 2-3　大脑神经功能各项指标与年龄关系

三、循环系统

　　循环系统在衰老中也会出现功能减退。首先，心脏在衰老过程中，心肌细胞体积增大会导致心肌厚度增加，整体形状由椭圆形变为球形，心脏重量不对称增加，影响心脏整体收缩。心脏功能的重要表征指标之一为运动下最大氧耗量

---

　　①　人类大脑海马体的一部分，通常与阿尔兹海默症、帕金森等精神性疾病相关。

（VO₂ max），它会随年龄增长而持续性下降，20～30 岁开始降低，降低频率为 10%/10 年。老年人心脏充盈速度相比于年轻人（20 岁）有所下降，最大左心室充盈率无论在运动还是静息状态，均随着年龄不断降低。60 岁以上老年人相较于一般人群，患有房颤的概率提高 10 倍。

血管功能随年龄增大而发生改变，年老的血管呈现血管壁增厚、钙化、纤维化以及血管内皮细胞减损等衰老特征。生化研究表明，新生儿弹性蛋白大量产生，弹性蛋白及其组成物质均随着年龄的增长而减少，同时，血管上蛋白质与糖物质发生美拉德反应，这些因素共同作用，使得血管弹性随着年龄增长下降。Ⅰ型、Ⅲ型和Ⅴ型胶原是主动脉胶原纤维的主要成分。在婴儿、儿童时期，血管中胶原是缺少的，但是随着年龄增加，胶原开始增多，最终发展为纤维化。胶原增加、交联促进动脉硬化的发展。钙化发生在主动脉内层到中层三分之一处，平滑肌细胞的凋亡导致中膜基质小泡的形成，由此产生微钙化，钙化随着年龄增长而逐渐上升。血管钙化使血管壁僵硬度增加，顺应性降低，进而导致心肌缺血、左心室肥大和心力衰竭，引发血栓形成、斑块破裂。血管钙化是心脑血管疾病高发病率和高死亡率的重要因素之一，亦是心脑血管病发生的重要标志分子。

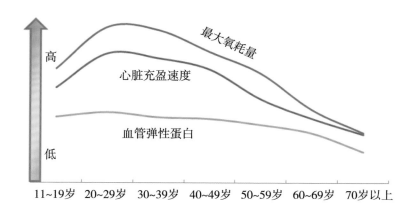

图 2-4　心血管功能各项指标与年龄关系

四、消化系统

对于不同年龄人群胃肠道消化功能的研究显示，衰老使胃肠道中的胃肠道激素降低、胃液 pH 值升高、小肠吸收功能下降引发功能性消化不良、便秘等问题。已知小肠绒毛上分布众多营养分子吸收部位，它们的存在会增大肠道的吸收面积。研究发现，老年人小肠绒毛长度远小于年轻人，二者平均绒毛长度分别为 371μm、471μm，说明老年人的小肠绒毛长度在降低，肠道吸收功能在下降。胆汁酸在新生儿、儿童、年轻成人胆囊中逐渐增多，而在 60 岁老年人中则观察到新合成胆汁酸含量低于 20 岁的年轻人（0.91mmol/d、1.74mmol/d）。随着年龄的增加，胆囊对于胆囊收缩素的敏感性也在下降。胆汁促进脂肪消化吸收，胆囊收缩素能促进胆汁酸释放，并且加快胃肠道运输，它们含量的下降对于人体正常营养吸收都存在一定损害。衰老为消化带来的影响还包括胃肠道运输减缓。流行病学调查发现，在老年人群中便秘发病率在 60 岁以上急剧上升，80 岁以上可达到 37%。老年人便秘的发生主要与胃肠道激素分泌紊乱、肠道神经功能减退、胃肠道蠕动减缓相关。

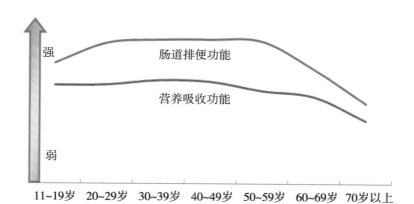

图 2-5　营养吸收、排便功能与年龄关系

五、呼吸系统

随着年龄增长，人体呼吸道结构、免疫、功能等都发生变化。人衰老时，胸壁、胸椎发生畸形，会损害呼吸系统的顺应性，增加肺部负担。呼吸道肌肉强度随着衰老而减弱，因而不能有效清除气道，使得肺内痰液等内容物清除不畅，肺内氧气量供给不足。肺在人生长到 20~25 岁时成熟，此后肺功能会发生进行性下降。呼吸道受体会随着衰老发生功能性降低，许多药物对于老年人的药效降低。从 50 岁左右开始，肺泡管周围的弹性纤维均匀变性，导致气腔增大，支持组织减少，这将导致正常呼吸时小气道过早关闭，并可能导致空气滞留和过度膨胀，从而引发"老年性肺气肿"。免疫上的变化包括老年人支气管肺泡灌洗液（BAL）中性粒细胞比例增加，巨噬细胞比例降低，免疫球蛋白 IgA 和 IgM 的增加，CD4+/CD8+淋巴细胞的比率随年龄增长而增加。中性粒细胞在肺泡腔的聚积引发肺泡毛细血管膜通透性增加，导致急性肺损伤，使得细菌和病原微生物更易进入肺组织，从而进一步加剧肺部损伤。CD4+/CD8+淋巴细胞的比率增加，表明抵御新抗原时可转换为记忆 T 细胞的幼稚 T 细胞数目减少。体外和体内研究表明，暴露于臭氧、一氧化二氮和颗粒物后，肺部上皮细胞周边组织的抗氧化水平降低。周边组织成分随年龄变化，导致老年人对环境毒性暴露的易感性增加。

肺活量（FVC）和 1 秒时间肺活量（FEV_ 1）可作为肺功能评定指标。在人生中的前 20 年，肺部发育生长成熟，通过肺功能评定指标发现，女性在 20 岁达到

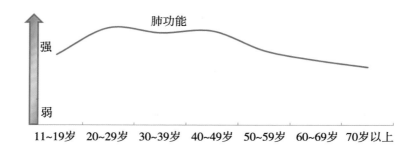

图 2-6　肺功能与年龄关系

最大肺功能，男性在 25 岁左右达到最大肺功能。20~35 岁肺功能保持稳定，波动幅度较小，之后开始不断降低，降低的速度取决于成年期肺功能峰值、稳定期持续时间等。

六、运动系统

在人体衰老过程中，骨骼肌、肌肉、软骨等一系列与运动相关的结构均会发生改变。多数人的体脂在 20~25 岁开始增加，一直到 65 岁到达顶峰。一项针对不同年龄男女的体脂研究结果显示，男女内脏器官上脂肪含量在 20~65 岁呈现上升趋势，而且男性平均值高于女性。肌肉与骨骼组织随着年龄增长却在减少，肌肉质量在 30 岁左右达到顶峰，之后会不断减少，到 70 岁时会减少 20%~40% 的重量，直至发生肌少症。肌肉减少在女性人群中更加明显。骨密度是衡量骨折风险的评估指标，随着年龄增长，50 岁时，骨密度开始降低，同时骨代谢开始增加，骨吸收增加，导致骨质流失。女性在绝经后 5~7 年内，骨含量流失达到 20%，而后骨含量以每年 0.5%~1.0% 的速度减少。拉伸性能的高峰期在 20~30 岁之间，随着年龄的增加，软骨中胶原酶和组织蛋白酶 K 对胶原分子的蛋白水解碎裂增加，导致抗拉强度降低。

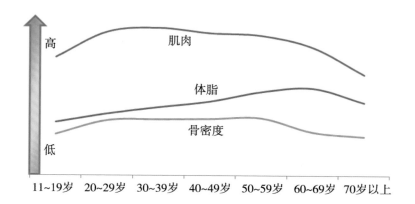

图 2-7　肌肉、体脂、骨关节与年龄关系

七、泌尿系统

人体尿液在肾脏中产生，经输尿管排到膀胱储存，当尿液达到一定量时，通过尿道排出体外。现阶段研究发现，肾脏与膀胱在人衰老过程中变化最大。多数人群的肾脏功能随着年龄增加而下降，包括肾小球滤过率下降，以及肾小球与血管损伤。肾脏功能下降速度则因性别、种族、疾病而不同。衰老过程中，肾小球滤过率的改变与肾小球硬化症有关。衰老过程中，膀胱的形态、代谢、神经与受体分布都发生了改变。膀胱过度活动症是中老年群体易发的泌尿系统问题，表现为尿频尿急，该现象与膀胱中逼尿肌活动异常相关。女性在绝经期后，尿道发生衰老，表现为尿道黏膜上皮变薄、血管供应减少、蛋白聚糖减少等。随着年龄增长，输尿管壁厚增加，固有上皮层变薄，管周长不变。

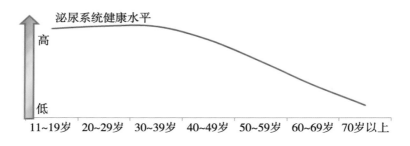

图 2-8　泌尿系统健康水平与年龄关系

八、生殖系统

男性生殖功能与睾丸代谢、精子质量、雄激素水平等密切相关。睾丸代谢在男性 11~40 岁时增加，在 40~90 岁时逐渐减少。睾丸衰老特征之一为体积减小，睾丸体积变化主要与血清促性腺激素升高、血清游离睾酮降低相关。随着年龄增加，睾丸间质细胞数量减少，原发性睾丸功能衰竭，同时负反馈机制作用使得血清促性腺激素增加。组织形态学上观察到，在人体衰老过程中，生殖细胞与支持细胞减少，生精小管基膜固有膜厚度增加，生精上皮减少。精液相关参数会随年龄增长而变化，每日精子产量、精子总数和精子活力与年龄呈负相关。40岁以后，精子形态正常的百分比开始下降。45岁以后，由于副性腺功能衰退，精液量逐渐减少。50岁以上的男性每日精子产量下降超过30%，总体上与男性年龄呈负相关。生殖相关内分泌系统在人体衰老中也发生着改变。对老年男性精索静脉血浆和睾丸组织进行的研究表明，睾酮及其前体(孕烯醇酮、孕酮、17α-羟基孕酮、17α-羟基孕烯醇酮、雄烯二酮、雄烯二醇、脱氢表雄酮和脱氢表雄酮硫酸盐)的水平明显降低。睾酮在许多组织中通过芳香化酶局部转化为雌激素。男性雌激素在调节促性腺激素反馈、脑功能、骨成熟和再吸收以及脂质代谢方面起着关键作用。在一项研究中，对810名年龄在24~90岁之间的男性进行了血浆总睾酮、生物可利用睾酮和雌二醇(E2)水平的测量，据报道，总E2和生物可利用E2分别降低了0.03pg/mL和0.12pg/mL。

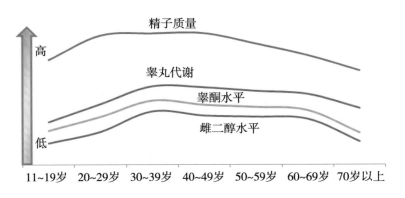

图 2-9　男性性功能各项指标与年龄关系

女性生殖功能衰弱体现于卵巢、子宫、输卵管的衰老。尽管存在个体差异，但是女性的绝经期一般在51岁左右，此时卵巢中的卵泡消耗殆尽。自女性生殖系统发育成熟，一直到绝经期，卵泡数量都在下降，最终减少为零，而且下降趋势并不是线性变化，绝经期前十年卵泡数量开始快速降低。针对子宫对于孕育新生儿影响，现阶段研究结果发现，在40岁以上女性人群中，其子宫分泌孕酮、雌二醇的时间晚于年龄40岁以下女性人群，表明高龄妇女因子宫性激素分泌异常而更不易生育。输卵管是配子运输的重要场所，也是受精与早期胚胎发育调控平台，决定妊娠成功与否。输卵管上皮细胞通过各类细胞因子与生长因子促进胚胎发育。现有研究发现，输卵管衰老的原因为输卵管上皮细胞受到部分促炎症因子上调、细胞外基质组分（胶原蛋白、蛋白聚糖、骨膜蛋白等）减少的影响，因此输卵管上皮组织表现出弹性降低，硬度增加，输卵管功能降低。

九、内分泌系统

在人体衰老过程中，下丘脑-垂体轴产生的激素分泌模式发生变化，从而导致机体对于激素的负反馈调节敏感度降低，骨重建缓慢，葡萄糖稳态失衡，性激素分泌减少。正常衰老随着血清促甲状腺激素（TSH）浓度的增加，有研究显示，年龄在 65~79 岁之间、TSH 浓度高于 10mIU/L 的人患冠心病的风险也更高，但是 80 岁以上人群若 TSH 浓度高，则并不会表现出更高患冠心病的风险。雄性激素与雌性激素对于维持骨骼、肌肉的功能不可缺少。人体衰老过程中，氧化应激增加导致卵巢与睾丸功能降低，随之而来的是骨细胞凋亡增加，骨重建缓慢，骨关节炎、骨质疏松等问题出现。葡萄糖的稳定受控于胰岛素，这使葡萄糖的吸收、利用、产生维持在一个平衡状态。随着年龄的增加，葡萄糖稳定状态渐渐失衡，失衡最早出现在 40 岁左右，之后大约每 10 年人体禁食后血液中葡萄糖浓度上升 0.055mmol/L。

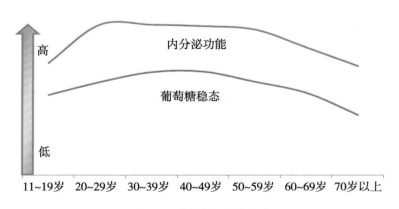

图 2-10　内分泌与年龄关系

第三节　生命周期中人体结构与功能的变化规律

上述人体系统的变化规律展现出主要人体结构改变，皮肤、毛发、牙齿牙龈等人体结构也参与生命活动中，对于各系统有支撑作用。

一、皮肤

皮肤衰老因素主要分为内源性、外源性因素。内源性老化是缓慢的，到一定程度时，皮肤会表现出苍白、干燥、缺乏弹性、皱纹等表现。这种发生在组织内部的衰老，使得真皮肥大细胞、成纤维细胞减少，胶原蛋白的产量降低，进而直接影响到皮肤状态。内源性因素导致皮肤老化很难干预，日晒、空气污染、烟酒摄入、营养缺乏等外源性因素导致的衰老则是更加可控的。外源性皮肤衰老中，80%是由于长期紫外线照射引发的，光老化导致皮肤出现皱纹、色素性病变、斑片状色素减退和光化性角化病。

皮肤的最外层为角质层，提供屏障保护功能，以及保持皮肤水分。角质层的构造为"砖墙结构"，神经酰胺、胆固醇、脂肪酸充当细胞间脂质。目前研究表明，老年人角质层的屏障功能更易被破坏，而且恢复慢于年轻人。人在50~80岁时屏障功能出现异常，包括脂质合成减慢，通透性恢复延缓，完整性被破坏。表皮基底层的角质形成细胞，随着年龄增加表现出异型性。人体衰老过程中，表皮基底层黑素细胞每年最高可以减少20%，对于紫外线的防御减弱。研究表明，20岁以后皮肤中胶原蛋白含量每年以1%的速度减少，而且胶原蛋白会变硬、变黄。胶原蛋白经过层层修饰形成胶原纤维。在衰老过程中，因为胶原蛋白的糖基化、羟基化修饰，导致胶原纤维交联度增大，降低了胶原蛋白弹性，所以年轻人与老年人真皮层中的胶原纤维表现不同。年轻人表现为排列有序，而老年人则表现为密度增大，排序紊乱。最终衰老皮肤表现为失去弹性、不柔软、僵硬、变黄。在衰老过程中，皮脂腺和汗腺均发生萎缩，皮肤油脂分泌降低，屏障功能减弱。透明质酸为人体皮肤重要保水物质，成人体内大约有15g透明质酸，其中

50%存在于皮肤的表皮细胞外基层、真皮细胞外基质、基底层细胞内、表皮棘层细胞膜中。人在30岁时皮肤内透明质酸分布结构与9岁儿童相似，之后，随着衰老，透明度酸不断减少，60岁含量已降至较低水平，而且衰老皮肤中含水量降低，最终皮肤表现为出现皱纹、弹性降低。

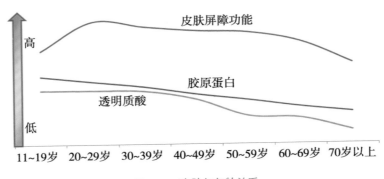

图 2-11　皮肤与年龄关系

二、毛发

人体毛发中以头发最为重要，头发是人们关注的焦点，因为头发的质量不仅是身体机能好坏的表现，同时还与人的外貌有着直接关系。

头发老化包括发干老化和毛囊老化。前者表现为发根至发梢的毛发纤维进行性变性，后者表现为黑素细胞功能减退或灰白发出现。脱发包括雄激素相关的脂溢性脱发、免疫相关的斑秃和衰老相关的脱发。衰老因素分为内源性与外源性，内源性为内在的衰老机制，如遗传因素、表观遗传学等。外源性因素包含紫外线照射、空气污染、吸烟，以及营养、生活方式等因素。

头发灰白现象是人体衰老的自然特征，在不同种族的人群中均会发生。白种人头发变灰白的年龄在34岁左右，黑人在43岁左右。现有研究发现，在50岁时，50%人群会出现头发灰白现象。随着年龄增长，毛囊黑素细胞减少、酪氨酸酶活性降低，最终头发上新合成的黑素含量降低，黑素小体增大，5，6-二羟基吲哚（DHI）黑素与真黑素的比率的增加，头发表现出灰白色。

脱发也是人体衰老中的正常现象，50 岁男性中至少 50% 的人，男性晚年中 70% 的人会受到脱发影响。头发直径大小与年龄并非为线性关系，一项对于 10~60 岁人群的头发直径调查结果显示，头发直径一般在 40~46 岁达到最大，之后开始减小。

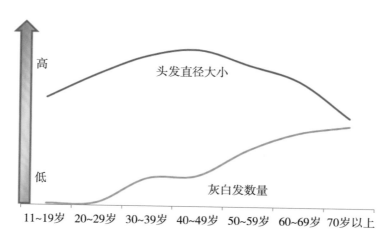

图 2-12　头发与年龄关系

三、牙齿和牙龈

人类自婴儿期萌牙后，逐步拥有 20 颗乳牙，乳牙为人的第一副牙齿。儿童期乳牙逐渐脱落，长出恒牙，约有 32 颗，恒牙为人的第二副牙齿。乳牙转为恒牙的过程是连续的，在乳牙根形成开始，上皮结构中的牙板退化，乳牙与恒牙的连接结构牙蕾消失。恒牙一般在 17~25 岁发育完全，之后稳定发挥作用。

牙齿的衰老与年龄相关，通常人在 30 岁时牙釉质变薄，牙齿出现变色；40 岁开始牙床萎缩，同时牙龈也会萎缩，导致牙齿与年轻时比"变长了"，门牙的平均长度为 10~12mm，牙龈萎缩使得长度增长到 15~17mm；50 岁以后牙齿变得易碎，易受口腔细菌感染而损坏。

相关牙龈的研究表明，随着年龄的增加，牙龈纤维结构、血管出现变化，整体牙龈功能在衰退。一项对于10~75岁人群牙龈研究结果显示，随着人的衰老，类弹性纤维变得不规则、变短；弹性纤维出现分散、碎片、增厚。另一项关于衰老对牙龈血液微循环影响的观察试验中，试验对象分别为青年（18~25岁）、中年（35~45岁）、老年（65~75岁）三组人群，后两组试验对象中，显微镜下可见血管数增多，但是活跃微血管数目减少，其中老年组血氧饱和度也下降，表明衰老导致血流速度降低、血压上升，中年人牙龈中的营养运输功能减退。

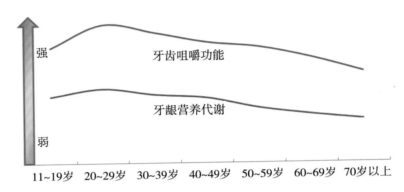

图2-13　牙齿牙龈功能与年龄关系

📝 **参考文献**

［1］Madrid, J. V. Prioritizing chemical constituents in tobacco products and smoke to predict developmental osteotoxicity in human embryonic stem cells［J］. Electronic Theses, Project, and Dissertation, 2018.

［2］Agrawal A, Gupta S. Impact of aging on dendritic cell functions in humans［J］. Ageing Research Reviews, 2011, 10(3): 336-345.

［3］Manser A R, Uhrberg M. Age-related changes in natural killer cell repertoires: Impact on NK cell function and immune surveillance［J］. Cancer Immunology, Immunotherapy, 2016, 65(4): 417-426.

［4］Nyugen J, Agrawal S, Gollapudi S, et al. Impaired functions of peripheral blood monocyte subpopulations in aged humans［J］. Journal of Clinical Immunology, 2010, 30(6): 806-813.

［5］李晔，刘贤宇，王晓民. 脑老化与神经系统退变性疾病［J］. 基础医学与临床，2002(03): 2-8.

［6］Boldrini M, Fulmore C A, Tartt A N, et al. Human hippocampal neurogenesis persists throughout aging［J］. Cell Stem Cell, 2018, 22(4): 589-599.

［7］ Strait J B, Lakatta E G. Aging-associated cardiovascular changes and their relationship to heart failure［J］. Heart Fail Clin, 2012, 8(1)：143-164.

［8］ Motoji, Sawabe. Vascular aging：From molecular mechanism to clinical significance ［J］. Geriatrics & Gerontology International, 2010, 10(S1)：S213-S220.

［9］ 齐永芬. 关注血管钙化的基础和临床研究［J］. 中国动脉硬化杂志, 2015, 23(05)：433-436.

［10］ Merchant H A, Liu F, Gul M O, et al. Age-mediated changes in the gastrointestinal tract［J］. International Journal of Pharmaceutics, 2016, 512(2)：382-395.

［11］ Sharma G, Goodwin J. Effect of aging on respiratory system physiology and immunology［J］. Clin Interv Aging. 2006, 1(3)：253-60.

［12］ 时昌松, 安平, 郭海英. 20~69 周岁年龄人群体脂分布情况的研究［J］. 浙江体育科学, 2010, 32(2)：109-111.

［13］ Jafarinasabian P, Inglis J E, Reilly W, et al. Aging human body：Changes in bone, muscle and body fat with consequent changes in nutrient intake［J］. Journal of Endocrinology, 2017, 234(1)：R37.

［14］ Kempson G E. Relationship between the tensile properties of articular cartilage from the human knee and age［J］. Annals of the Rheumatic Diseases, 1982, 41(5)：508-511.

［15］ Choud hury D, Levi M. Kidney aging—Inevitable or preventable? ［J］. Nature Reviews Nephrology, 2011, 7 (12)：706-717.

［16］ Wagg A S. The Ageing Lower Urinary Tract［M］. Springer London, 2007.

［17］ Petsepe D C, Kourkoulis S K, Papadodima S A, et al. Regional and age-dependent residual strains, curvature, and dimensions of the human ureter［J］. Proceedings of the Institution of Mechanical Engineers, Part H：Journal of Engineering in Medicine, 2018, 232(2)：149-162.

［18］ Gunes S, Hekim G N T, Arslan M A, et al. Effects of aging on the male reproductive system［J］. Journal of Assisted Reproduction & Genetics, 2016, 33(4)：1-14.

［19］ Wise P M. Aging of the female reproductive system［J］. Handbook of the Biology of Aging (Sixth Edition), 2005：570-590.

［20］ Shirasuna K, Iwata H. Effect of aging on the female reproductive function［J］. Contraception & Reproductive Medicine, 2017, 2(1)：23.

［21］ Van D, Jean-Marc K, Carola Z M, et al. The physiology of endocrine systems with aging［J］. Lancet Diabetes & Endocrinology, 2018, 6(8)：647-658.

［22］ Robbins C, Mirmirani P, Messenger A G, et al. What women want-Quantifying the perception of hair amount：An analysis of hair diameter and density changes with age in Caucasian women［J］. Br J Dermatol, 2012, 167：324-332.

［23］ RM Trüeb. Pharmacologic interventions in aging hair［J］. Clinical Interventions in Aging, 2006, 1(2)：

121-129.

［24］ Trüeb R M, Rezende H D, Dias MFRG. A comment on the science of hair aging［J］. Int J Trichology, 2018, 10(6): 245-254.

［25］ Yu T, Klein O D. Molecular and cellular mechanisms of tooth development, homeostasis and repair［J］. Development, 2020, 147(2): dev184754.

［26］ Matheny J L, Johnson D T, Roth G I. Aging and microcirculatory dynamics in human gingiva［J］. Journal of Clinical Periodontology, 2010, 20(7): 471-475.

［27］ Gogly B, Godeau G, Gilbert S, et al. Morphometric analysis of collagen and elastic fibers in normal skin and gingiva in relation to age［J］. Clinical Oral Investigations, 1997, 1(3): 147-152.

第三章
亚健康的医学研究

第一节　亚健康理论的起源与变迁

亚健康理论是 20 世纪后国际医学界的医学新视角，"亚健康"一词的起源很难追溯，迄今众说纷纭。主流观点认为亚健康理论的形成与"第三状态"的提出存在一定必然关联。20 世纪 80 年代中期，苏联学者 N. Berkman 提出，在疾病与健康之间存在着一种"第三状态"。当人处于"第三状态"时，可见一系列的异常临床表现（如疲劳乏力、精力不够、肌肉关节酸痛、心悸胸闷、头晕头痛、记忆力下降、学习困难、睡眠异常、情绪低落、烦躁不安、人际关系紧张、社会交往苦难等躯体或心理不适等），但通过现代仪器或方法检测，尚未达到西方医学疾病的诊疗标准。

随后，中国学者王育学在 20 世纪 90 年代首次提出"亚健康"的概念，王育学因此被称为"亚健康理论创始人"。他通过问卷调查的形式考察了 51303 名受访者，问卷中罗列了 103 条他认为可以指征亚健康状态的迹象或临床表现，他通过调研发现，58% 的调查对象属于"亚健康"的范畴。他认为，亚健康状态是一种既不健康又没有疾病的状态，是介于健康与疾病状态之间的一种中间状态，是一种动态过程，也是一个独立的阶段。在多数情况下，健康、亚健康、疾病是一个不间断的连续过程，亚健康居中，其上游部分与健康重叠，其下游部分又与疾病相重叠，三者难以完全区分。

2006 年，中华中医药学会发布《亚健康中医临床指南》，该文件是亚健康理论形成道路上的一座重要里程碑，同时也是我国第一部指导和规范亚健康研究及干预的文件。《亚健康中医临床指南》对"亚健康"给出了明确的定义，并给中医学和现代医学亚健康理论赋予了更加权威的解释。

亚健康(Sub-health)是指人体处于健康和疾病之间的一种状态。处于亚健康状态者，不能达到健康的标准，表现为一定时间内的活力降低、功能和适应能力减退的症状，但不符合现代医学有关疾病的临床或亚临床诊断标准。

西医学描述亚健康状态涉及的范围主要有以下几方面：

(1)身心不适应的感觉所反映出来的种种症状，如疲劳、虚弱、情绪改变等，其状况在相当时期内难以明确；

(2)与年龄不相适应的组织结构或生理功能减退所致的各种虚弱表现；

(3)微生物失衡状态；

(4)某些疾病的病前生理病理学改变。

根据中医学理论，亚健康状态的发生是由于先天不足、劳逸失度、起居失常、饮食不当、情志不遂、居处不慎、年老体衰等因素引起机体阴阳失衡、气血失调、脏腑功能失和所致。亚健康虽属当代新概念，但其理念早在《黄帝内经》中就有体现。由于中医关于"病"的概念涵盖了现代医学的疾病和亚健康状态，所以中医"治未病"中的"病"不仅仅是指现代医学所言"病"的概念。中医关于"治未病"的含义可以概括为以下几个方面：

(1)未病养生，防病于先；

(2)欲病救萌，防微杜渐；

(3)已病早治，防其传变；

(4)病后调摄，防其复发。

虽然中医学的"未病"不等同于西医学的亚健康，但我们可以应用中医学"治未病"的理论指导亚健康的中医药干预。

2007 年，《亚健康学》出版，给亚健康理论增添了一抹学术色彩。该书将中医"治未病"思想和亚健康理论联系在一起，还将疲劳、慢性疲劳、慢性疲劳综合征及亚健康的概念与范畴进行了区分。《亚健康学》的出版标志着亚健康学已成长为一门新兴学科。亚健康学运用中医学及现代医学理论知识与技能，针对亚健康领域的理论知识、人群状态表现、保健预防及干预技术开展深入研究。亚健康学涉及心理学、社会学、哲学、人文科学等多个领域，具有多元化的特点。

第二节　亚健康的医学研究现状

亚健康状态是人的身心处于疾病与健康之间的一种健康低质状态，机体虽无明确的疾病，但在躯体上、心理上出现种种不适应的感觉和症状，从而呈现活力和外界适应力降低的一种生理状态。亚健康状态可能是身心不适应的感觉反映出来的种种症状，但在一定时期往往难以确诊，可能是某些疾病的临床前期表现，已有疾病症状而未形成确凿的病理改变；可能表现出没有明确病理意义的症，如疲劳综合征、更年期综合征等；也可能是人体衰老引起的组织结构老化与生理机能减退而出现的虚弱症状。

一、亚健康的成因

西方国家对亚健康问题的研究较多是从现代医学领域查找原因，从细菌感染、免疫系统抑制、内分泌代谢失调等方面考虑，而没重视社会心理、环境因素和生活方式等因素对形成亚健康问题的影响，在制定干预对策上多强调单纯医学手段治疗，治疗效果并不理想。亚健康调节的理念与中医学"治未病"的思想是一致的，中医学"治未病"注重解决疾病的萌芽与趋势，是中医学预防思想的高度概括，中医学"治未病"的预防思想对维护健康状态与调节亚健康状态有一定指导意义。因此，传统中医学在亚健康状态调节方面具有极大优势。

现代医学领域对导致亚健康状态的确切原因至今没有达成共识。关于亚健康状态中的慢性疲劳综合征的成因有多种说法，有人认为是病毒感染，有人认为是色氨酸被过多地摄取入脑，有人认为是肌肉感染，亚健康的诊断标准尚未统一，缺乏统一的标准。

中医研究认为，脏腑气血阴阳失调是亚健康状态的病机特点。人体阴阳气血平衡，脏腑功能协调，气血充盛调畅，是健康的根本保障。若阴阳动态失衡，脏腑功能异常，气血失调，形神失养，就容易呈现亚健康状态甚至疾病状态。从中医学角度来看，亚健康的发病多因情志不遂、饮食不节、劳逸过度，此外，环境污染、疾病因素以及年老体弱等，也是导致亚健康问题发生的重要原因。

二、亚健康的评估与改善方法

亚健康的检测与评估方法各有不同。常规体检可以通过排除疾病的方法达到评估亚健康状态的目的，需要借助医疗器械，或者通过生物学检测方法，评估某些生化分子，如血清蛋白、铁元素等的表达情况来评估是否处于亚健康状态。量表评估是另外一种常用的评估亚健康的方法，比如最早的亚健康标准化研究方法——慢性疲劳综合征量表，不同的国家或地区提出的量表会有不同，受社会、文化、经济背景影响，可能会影响量表的适用性和准确性。调查问卷法也是常用的评估亚健康的方法。

除药物或营养补充剂的调节治疗外，非药物疗法是针对亚健康问题最主要的调节改善方式。针灸、推拿等作为中医治疗领域中最具特色的疗法，在亚健康状态调节上发挥了独特的作用。运用针刺、艾灸、推拿手法，作用于相应的穴位，以调整阴阳、疏通经络、运行气血，从而调整脏腑功能，沟通内外上下，恢复脏腑功能的协调。饮食调节，则运用合理配膳原则，使人体趋于健康、科学的饮食结构，达到"药补不如食补"的效果。如多食用豆制品、蔬菜、水果，减少动物性脂肪和甜食的摄入，多摄入纤维性食物，戒烟限酒，多饮水，都是健康饮食习惯。运动也是有效的亚健康调节方法，适当有规律的体育锻炼可以预防和消除疲劳，保持脑力和体力的协调，慢跑、体操、太极拳等项目都可以达到调节精神、改善机能、疏通经络等功效。此外，音乐疗法、心理疗法、四季养身法等，也可以调节人的情绪，改善心理状态，有助于亚健康状态的调整。

改善生活环境，培养自身良好的行为生活方式，劳逸结合，尽量根据人体生物钟的运行规律合理安排生活、学习和休息时间，有助于减少亚健康状态和预防疾病的发生。心理调节也是调适身体健康的有效方法，如舒缓压力，宣泄不良情绪，自我放松，有助于调节机体至最佳状态，提高抵抗力；生活有律有节等预防亚健康状态具体的调节方法，可参阅第四章。

第三节 亚健康调节现状与展望

截至目前，我国缺乏针对亚健康状态的权威官方的流行病学调查数据，这与国内外尚无统一公认的评判标准有关。已报道的流行病学研究多限于横断面调查，评判依据以问卷或量表为主，主观影响较大，导致各项研究报道的亚健康检出率差别大，但亚健康检出率集中分布于 60%～70%。不少机构专家对我国的亚健康流行形势进行了预估和报道。2002 年 7 月，中国保健科技学会国际医药保健研究会调研了全国 16 个省市的百万人口，发现受试人群中亚健康人群占比约为 64%，流行趋势呈现地域差异性，经济发达和沿海地区高于贫困落后地区，北京、上海、广东地区的亚健康人群占比均超过 70%。亚健康的流行与人们职业和行业分布也存在相关性，白领阶层人群是亚健康的主要人群，学生、教职工、医护人员、企业管理者、广告设计从业人员等人群均是亚健康的偏爱人群。现已报道的亚健康状态流行病学调查数据显示，亚健康状态的影响因素繁多，我国国内的亚健康形势堪忧，我国已有超过六成的人正长期处于亚健康状态，其中多数亚健康人群并没有对此予以足够重视，未能及时妥善处理亚健康问题。他们大多秉持"无病不医""放任自流"的态度。提升全民对亚健康的重视程度并寻求行之有效的亚健康调节手段是很有必要的。

亚健康状态是一个广泛的概念，无法定位到单一靶部位或单一靶器官，诱导因素和临床表现复杂，寄希望于任何单一的方法或针对局部的手段很难从根本上解决亚健康问题，必须适应新的医学模式特点，强调生物—心理—社会三者的统一，发挥"药食同源"草本中药在亚健康调节的优势，摸索一套行之有效且可行性高的综合解决手段。在此过程中，探求标准化的诊断与功效评价标准则是重中之重。

参考文献

[1] 王育学. 亚健康：21 世纪健康新概念[M]. 南昌：江西科学技术出版社，2002：18-19.

[2] 中华中医药学会. 亚健康中医临床指南[S]. 北京：中国中医药出版社，2006.

［3］孙涛. 亚健康学［M］. 北京：中国中医药出版社，2007.

［4］姜良铎. 健康、亚健康、未病与治未病相关概念初探［J］. 中华中医药杂志，2010，025（002）：167-170.

［5］何华. 中医药防治亚健康状态的优势与思路［C］. 中和亚健康论坛暨中华中医药学会亚健康分会年会，2013.

［6］Zhao R，Cai Y，Shao X，Ma B. Improving the activity of Lycium barbarum polysaccharide on sub-health mice［J］. Food Funct，2015，6（6）：2033-2240.

［7］任燕，魏引廷. 四君子汤干预亚健康状态 56 例临床观察［C］// 中国中药杂志 2015 专集：基层医疗机构从业人员科技论文写作培训会议论文集. 中国中药杂志社，2016：2.

［8］朱红红，许家佗. 亚健康状态流行病学特征研究进展［J］. 辽宁中医药大学学报，2010，012（008）：52-54.

第四章

亚健康状态调节方法

亚健康状态是身体发出的信号。如果无视亚健康问题，任其发展，则可能会使损伤累积，发展为疾病。如果及时处理并细心调节，那么身体就会重新调整到健康状态。

1992 年，世界卫生组织（WHO）在著名的《维多利亚宣言》中首次提出健康"四大基石"概念，包括合理膳食、适量运动、戒烟戒酒、心理平衡。当机体处于亚健康状态时，我们需要从"四大基石"着手，为身体打下健康基础，同时针对不同的亚健康问题采用不同的方法进行改善和调节。

第一节　适量运动和充足睡眠

一、适量运动

近 20 年来，我国居民的生活方式发生了巨大的变化。居民身体活动量逐年下降。其中，职业性身体活动量降低是造成身体活动量下降的主要原因。

现代人无论是工作、学习，还是在生活中，多以坐姿为主，每天运动的时间很少。由于电脑、手机等的普遍使用，成人每天静坐时间大多超过 3 小时。

研究显示，久坐电脑前的白领人群中，经常进行适量运动的人要比静坐不动的人具有更低的上呼吸道感染风险。而坚持锻炼的老年人，其血浆中白细胞介素的活性高于运动量不足的老年人。运动不足会使免疫细胞活性降低，免疫球蛋白含量降低，机体的免疫功能降低。

从科学的角度来看，过量运动和不运动都是不可取的，过量运动会增加身体负担，加重疲劳程度。唐代名医孙思邈在《千金要方》中写道："养性之道，常欲小劳，但莫大疲及强所不能堪耳。"这正是合理运动的真谛。

合理地锻炼身体，可以调节亚健康状态，促进人体气血畅通，提高心肺功能，增强肌肉力量，改善韧带及肌肉、肌腱的柔韧性，有助于减轻体力疲劳，缓解精神疲劳，增加相关脑区的血流量，提高信息处理的速度和注意力。人们可选择的锻炼方式有很多，如散步、游泳、骑自行车或跳舞，每周锻炼三到五次，每次锻炼持续5~15分钟。

如果是有代谢性疾病隐患的人群，建议坚持有氧运动，每周5次，每日中等强度运动30分钟，高强度运动20分钟。研究发现，慢跑可以降低体重、BMI指数、总胆固醇，提升血红蛋白数量，可有助于防治脂肪肝。

二、充足睡眠

在现代社会，人们熬夜和黑白颠倒的现象普遍存在。夜半时分久久不能放下手机更是进一步破坏睡眠质量。还有人由于多种原因而饱受失眠的困扰。这些情况都会导致睡眠不足或是睡眠障碍。

长期睡眠不足不仅会导致精神疲劳，还会加大患心脑血管疾病、抑郁症、糖尿病和肥胖的风险，损害认知功能、记忆力，削弱免疫系统的防御力，使机体呈现亚健康状态。

研究发现，缺乏睡眠会使T细胞和单核细胞产生的IL-2降低，使NK细胞杀伤能力降低；还会增加IL-10的产生，加重疲劳。因此，作息不规律的人常常感冒，并且恢复较慢，还时常感到乏力，精神萎靡。

2017年，美国国家睡眠基金会发表了一份"睡眠质量建议"，提出好的睡眠质量包括：能够在30分钟内入睡；每晚醒来5分钟以上不超过一次；醒来后，20分钟内能够重新入睡；在床上的时间里，有85%时间在睡觉；尽量不要在床上玩手机。

我国卫健委发布的《健康中国行动（2019—2030年）》中倡导成人每日平均睡

亚健康生理机制与调节

眠时间要达到 7~8 小时。只有保证充足的睡眠和良好的睡眠质量，才能在工作学习时充满活力。

第二节　戒烟戒酒

一、吸烟的危害

长期吸食烟草产品可对人体呼吸系统产生严重不良影响，吸烟是慢性阻塞性肺疾病(慢性支气管炎、肺气肿、小气管重塑)的主要诱因，也是慢性咽炎致病的重要危险因素之一。研究发现，吸烟行为可显著提高慢性咽炎的致病率(吸烟人群 28.78% vs 非吸烟人群 9.80%)。

长期烟雾刺激会直接或间接地启动呼吸道炎症反应机制，导致咽喉部黏膜屏障受损，局部对各种刺激的敏感性增高，产生咽痒、咽痛、灼热感、异物感等异常感受。

已知烟草烟雾中有 60 多种致癌物，包括多环芳烃、芳香胺、亚硝胺、醛类以及其他有机和无机化合物等。这些亲电子的致癌物质被代谢激活后，可与 DNA 分子形成 DNA 加合物，如果损伤的 DNA 不能及时修复，则可能导致 DNA 序列的永久突变，有些关键基因的特定区域(如致癌基因 RAS 或 MYC 等)突变可导致细胞生长失去控制，使正常细胞向癌细胞转化。大量研究显示，吸烟会导致许多癌症的发生，包括肺癌、口腔、鼻腔、喉癌、食道癌、胃癌等。

二、酒精的危害

大量流行病学研究表明，饮酒与多种癌症(口腔、咽、喉、食道、肝脏、结直肠、女性乳房等部位癌症)的发生之间存在着相关性。1987 年，WHO 首次把酒精列为一类致癌物。所有酒类饮品中都含有这种致癌物。因此，无论是饮用红葡萄酒、白葡萄酒、啤酒、白酒、黄酒还是自酿酒，都会增加患癌的风险。而且，任何计量的酒精摄入都会提高患癌风险，没有安全的饮酒标准。随着饮酒量的增加，癌症风险将进一步增加。

据测定，饮酒 5~10 分钟后，酒精就会通过胃部和小肠进入血液，随血液在全身流动，人的组织器官都要受到酒精的影响。90%的酒精通过肝脏代谢或分解，从有毒物质转化为水和二氧化碳，其余的通过肺部、肾脏和汗水排出。

肝脏在酒精代谢中起主要作用。其中的乙醇脱氢酶系统负责乙醇的氧化，还有一小部分依赖于细胞色素 P450 乙醇氧化系统。对于一个 70 kg 体重的成人来说，酒精的"平均"代谢能力为每天 170~240g。这相当于 7g/h 的代谢率。长期大量饮酒会损害肝脏，从而患上酒精性脂肪肝，还会诱发急性胆囊炎和急性胰腺炎。一部分脂肪肝患者会发展为酒精性肝炎、肝硬化或肝癌。

短时间大量饮酒会作用于大脑皮质，影响人的注意力、控制力和判断力。饮酒后，大脑皮质处于麻醉状态，导致困倦和昏迷。有些人出现还会出现短期记忆丧失。长期大量饮酒会损伤大脑和神经，使记忆力和学习能力受到负面影响，还可能引起睡眠障碍，甚至增加中风风险。

醉酒会导致恶心、呕吐、腹泻、胃灼热(酒精导致胃出口周围的肌肉放松，胃酸从胃管上升到食道)、急性胃炎(胃黏膜炎症，导致胃疼、恶心、食欲不振和消化不良)。长期饮酒可能导致食道癌，东亚人由于缺少乙醛脱氢酶，患癌风险更高。

当机体处于亚健康状态时，吸烟喝酒会减弱机体防御能力，加速亚健康状况的恶化，使亚健康状态发展为疾病状态。

可见，无论是吸烟还是饮酒都对健康十分不利，应大力提倡戒烟戒酒。

第三节　心理平衡

世界卫生组织对健康的定义是：健康不仅指没有疾病，还指具有完好的心理状态和社会适应能力。生活在现代社会中，随着生活节奏的加快，人们感到的压力也在增加。

研究发现，抑郁、焦虑会激活下丘脑-垂体-肾上腺系统，血液中的肾上腺皮质激素升高，而它具有免疫抑制作用，例如抑制自然杀伤细胞的功能，将影响人体的免疫平衡。同时，消极的心理状态还会导致淋巴细胞增殖减少，自然杀伤细胞活性降低，血循环中白细胞和抗体的数量变化。这些都会使机体抗病能力降低。同时，压力还会增加 IgE 合成，加剧过敏反应。

想要调整机体的亚健康状态，注意心理平衡非常重要。心理平衡是一种动态的过程，要学会用辩证的角度看待问题，学着变换思维角度，培养自身乐观心态，提高心理承受能力，学会使用防御机制保护自己，放慢生活节奏，失衡的心理状态才能慢慢恢复，增加自身主观幸福感。

第四节　合理膳食

在我们的整个生命周期中，膳食是人体生长发育和健康最直接和至关重要的因素。长期规律的合理膳食，从膳食中摄取多种营养素，能维护和促进人体健康，提高机体免疫能力，抵御各种疾病。

《2021 年中国居民膳食指南科学研究报告》中指出，我国居民膳食高油高盐现象还普遍存在，含糖饮料消费也在逐年上升；膳食结构以精制米面为主，全谷物和杂粮摄入不足；深色蔬菜、水果、奶类、鱼虾类和大豆类摄入不足。因此建议，居民每日摄入食盐不高于 5g，食用油不高于 25 ~ 30g，添加糖不高于 25g；蔬菜和水果每日摄入量不低于 500g，其中深色蔬菜应占二分之一。

在现代社会忙碌的生活中，很多人饮食结构不合理，营养物质摄入不充分。因此，当人体处于亚健康状态时，更要保证合理的膳食结构、全面的膳食营养，这样才能为健康打下基础；还可以根据不同的亚健康状态，选择合适的健康食品进行补充，调节机体亚健康问题。

健康食品是食品而不是药品，药品是用来治疗疾病的，而健康食品不以治疗疾病为目的，不追求临床治疗效果，也不能宣传治疗作用。健康食品通过调节机体内环境平衡与生理节律，帮助恢复正常生理功能，改善机体的防御能力，达到调节亚健康状态的目的。

这类调节亚健康状态的健康食品应具备以下 4 个基本要素：（1）健康食品应具有一般食品的共性，即营养性，能提供人体生存和维持机体生长发育所需的基本营养物质；（2）安全性，健康食品必须符合食品卫生要求，不能对人体产生急性、亚急性或慢性危害；（3）功能性，健康食品应具有调节机体功能的作用，这是健康食品与一般食品的区别。它至少应具有调节人体某一种机能的功效，而且这种功效必须经过动物或人体功效试验，证明其功能明确、可靠；（4）感官性，健康食品应该具备色、香、味、形等特性，以满足人们不同的嗜好和要求。

一、营养性

食物营养对人体的影响是潜移默化的。在食物的生产销售过程中，常常会使用到各种类型的食品添加剂，但是这些成分的含量不宜过高，必须按照国家标准《食品添加剂使用标准》（GB2760—2014）对食品添加剂的剂量进行有效控制，减少其危害。

消费者及食品行业从业人员都需要对食品营养问题加以重视。"杂食者美食也，广食者营养也"，消费者在日常生活中应当确保食物种类的多样性。按照"合理膳食"要求，提倡"两高三低"（高维生素、高纤维素，低盐、低动物脂肪、低胆固醇、低糖）饮食。

随着人们对食物成分生理活性的认识逐渐加深，我们还提倡从自然食物中寻找能够调节机体亚健康的各种物质。通过多种适宜的食物组合，增加食物种类，补充日常饮食不足，使营养更均衡。综上，应充分利用食品保健作用，从而达到改善机体亚健康状态的目的。

二、安全性

近年来，我国针对食品安全问题已经颁布了一系列法律法规和管理条例，不断完善安全监管以及加强企业对产品安全性的保障。企业需要在食品生产、加工、贮存、运输过程中，对可能对人体健康造成危害的化学、生物和物理因素的安全性进行评价。包括对原料中微生物、重金属、兽药残留、农药残留进行检测，在生产加工过程中进行微生物监控，确保产品符合食品安全标准。

《食品安全法》和《保健食品注册管理办法》规定，保健食品必须符合食品卫生要求，声称具有特定保健功能的食品不得对人体产生急性、亚急性或者慢性危害。2014 年，我国发布了新版食品安全国家标准《食品安全性毒理学评价程序》（GB 15193.1—2014），这为健康食品开发提供了可靠的执行标准。根据接触毒物的时间长短，可将产生的毒性作用分为急性毒性、亚慢性毒性和慢性毒性。因此，在法规文件中规定保健食品需要进行安全性毒理学评价。实验包括四个阶段，依据原料种类、来源、生产工艺、使用剂量等采取相对应的评价方法。如果是卫健委规定允许用于保健食品的动植物或动植物提取物或微生物（普通食品和既是食品又是药品的物品除外）为原料生产的保健食品，应进行急性毒性试验、三项致突变试验和 28 天喂养试验，必要时进行致畸试验和 90 天喂养试验、繁殖毒性试验。如果使用普通食品和卫健委规定的药食同源物质以外的原料，或是国外少数国家或地区食用的原料，使用水提取以外的提取工艺生产的保健食品，则需要进行第一、二阶段的毒性试验，必要时进行第三、四阶段的实验。

表 4-1　保健食品的安全性毒理学评价

评价程序	名称	目　　的
第一阶段	急性经口毒性试验	了解受试物的急性毒性强度、性质和可能的靶器官
第二阶段	遗传毒性试验	对受试物的遗传毒性以及是否具有潜在致突变、致癌作用进行筛选
	28 天经口毒性试验	进一步了解受试物毒作用性质、剂量-反应关系和可能的靶器官，初步评价受试物的安全性。
	致畸试验	了解受试物是否具有致畸作用
第三阶段	90 天经口毒性试验	观察受试物经较长期喂养后对实验动物的毒作用性质、剂量-反应关系和靶器官，预测对人体健康的危害性
	生殖毒性试验和生殖发育毒性试验	了解受试物对实验动物繁殖及对子代的发育毒性；得到受试物的未观察到有害作用剂量水平，为初步制定人群安全接触限量标准提供科学依据
	代谢试验	检测受试物的代谢产物、相关的代谢酶，以及对外源化学物代谢酶的影响
第四阶段	慢性毒性试验（包括致癌试验）	了解经长期接触受试物后出现的毒性作用以及致癌作用；确定未观察到有害作用剂量，为受试物能否应用于食品的最终评价和制定健康指导值提供依据

我国已建立起了较为完善的食品安全性毒理学评价程序和方法，只要我们按照法规标准的要求严格执行，同时对于限量物质进行控制，就能有效保证食品安全。

三、功能性

具有调节人体亚健康状态的功效，是健康食品与普通食品最大的不同之处。而健康食品的这些健康益处需要通过科学的实验加以验证。

2020 年 11 月，国家市场监督管理总局公开的《保健功能释义（2020 年版）》（征求意见稿）中对 24 项保健功能进行了功能解释及科学性提示。

表 4-2　允许保健食品声称的保健功能

序号	保健功能	序号	保健功能
1	有助于增强免疫力	13	有助于改善黄褐斑
2	有助于抗氧化	14	有助于改善皮肤水分状况
3	辅助改善记忆	15	有助于调节肠道菌群
4	缓解视觉疲劳	16	有助于消化
5	清咽润喉	17	有助于润肠通便
6	有助于改善睡眠	18	辅助保护胃黏膜
7	缓解体力疲劳	19	有助于维持血脂健康水平（胆固醇/甘油三酯）
8	耐缺氧	20	有助于维持血糖健康水平
9	有助于调节体内脂肪	21	有助于维持血压健康水平
10	有助于改善骨密度	22	对化学性肝损伤有辅助保护功能
11	改善缺铁性贫血	23	对电离辐射危害有辅助保护功能
12	有助于改善痤疮	24	有助于排铅

保健食品是健康食品中的一部分，健康食品涵盖了更广泛的健康功能食品，因此，调节亚健康的食品需要对功效模型进行谨慎选择。

功效模型的选取过程如下：首先根据消费者的健康需求，通过广泛的市场调研，提炼主要的亚健康问题，然后通过查阅大量文献资料，对亚健康问题生理病理机制进行梳理，形成全面的技术地图，提炼主要调控路径，指导原料和实验模型的选择。原料和实验模型都需要从人体临床、动物实验、细胞实验层面进行分析评估，最后得到候选原料及最优的实验模型。创新模型则需要进行预实验来确定其可行性。保健食品研发人员可以通过现有的保健品功效测试模型，以及多种多样的模拟亚健康模型对产品进行功效学研究。

接下来，如果产品在动物功能学实验中有效，可能还需要进行人体临床功效评价。人体试食试验受试样品必须是经过动物毒理学安全性评价，并确认为安全的食品。

确定需要进行人体临床的健康食品，首先要拟定计划方案及进度，组织有关专家进行论证，并经伦理委员会参照《保健食品人群食用试验伦理审查工作指导原则》的要求审核、批准后方可实施。

试验中，根据受试样品的性质和作用确定观察的指标，一般应进行系统的常规体检(进行心电图、胸片和腹部 B 超检查)，记录主观感觉、进食状况、生理指标(血压、心率等)、血常规等。评价受试样品需要借助功能性指标、问卷评价等，如评价样品是否有助于抗氧化功能，则功能性指标需要考察抗氧化酶含量活性、自由基含量等。除了这类生化指标，还可以利用科学的受试者问卷对产品功效进行评价，例如 VAS(视觉模拟评分法)、POMS(心境状态量表)、FS-14(疲劳量表)等。

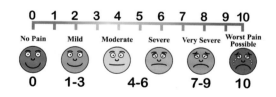

图 4-1　视觉模拟评分法(visual analogue scale，VAS)

VAS 是将疼痛的程度用 0~10 共 11 个数字表示，0 表示无痛，10 代表难以忍受的最剧烈的疼痛，病人根据自身疼痛程度在这 11 个数字中挑选一个数字代表疼痛程度。

测试完成后，还需要给予受试者适当的物质奖励或经济补偿。

只有这样严格按照国家法规进行动物及人体功能评价的产品，才可能具有可靠的健康功效。

四、感官性

保健食品最容易被忽视的就是其感官性，以往的保健食品多以口服液、片剂等形式呈现，颜色及味道难以被所有人接受。受欢迎的保健食品应该具备优良的色、香、味、形特点，让更多消费者接受和喜爱。在食物消费过程中，人们倾向于使用所有的感官去感知和识别食物的特征，并享用它们，多感官刺激可以给人们带来丰富的感知体验。

食物所具有的感官特性与品尝食物的快乐结合在一起，给人以独特的体验。人类在胎儿时期，味觉的生理结构就存在了，新生儿已经能够察觉气味。之后，随着口部肌肉能力提升，儿童会用舌头移动食物，从而形式对于食物质地的感知体验。

国内外的许多研究显示，颜色的视觉刺激会对味觉产生影响。淡红、淡黄色会使人感觉有甜味，绿色一般与酸味有联系，黑色则让人感觉有苦味。明色调的食物比暗色调的食物更使人感觉轻松，浑浊的暗色调食物则难以引起人的食欲。而食物包装或盛放的餐具也会对味觉造成明显的影响。例如，淡黄色的包装能更好地表现蛋糕香甜松软的口感；红色杯子里的咖啡给人感觉更浓郁；白色盘子能够在感观上增加草莓冰激凌的甜味感，等等。

食物的形状也会影响人们的味觉感受。研究表明，人们会将具有甜味的食物与圆形匹配，酸味或苦味的食物则多与多角的形状相匹配，原因在于光滑的曲线可以增强甜度敏感性，而尖锐的几何形状则会提高苦味敏感性。Becker 等（2011）发现，人们感觉盛放在立方体包装中的酸奶比盛放在圆柱体包装中的酸奶味道更苦。因此，在开发健康食品过程中，需要选择合适的形状及包装，以便更好地衬托出产品的味觉体验及功效特性。

食物的气味会影响人们对食物的选择。嗅觉和大脑的互动是在无意识层面上发生的。在所有的感官里，嗅觉是唯一能够与大脑的中枢神经直接互动的感官。视觉、听觉、触觉这些感官接收的信息都需要经过复杂的过程才能抵达大脑，但是气味的信息从盘子到鼻子，然后就直接传达到大脑了。

食物的香气在给予人们直观的感觉同时，还能够影响人的饱腹感。Ramaekers 等（2011）的研究显示，在食用番茄汤时，向鼻腔中加入奶油香气，与没有加入香气的情况相比，增加了人的饱腹感。还有研究显示，草莓香气与蔗糖、柠檬酸等味道物质相结合，比单独食用其中一种味道更能够使人产生更强的饱腹感。

总的来说，健康食品的开发需要根据消费者的需求，在可靠的科学理论基础上，筛选优质合规的原材料，通过符合事实规律的模型，对活性组分进行筛选验证，确保其健康功效。然后，通过感官性能和包装设计等的优化，才能开发出人们乐于接受的美味安全的产品。

参考文献

[1] Danilo, Menicucci A, Piarulli F. Interactions between immune, stress-related hormonal and cardiovascular systems following strenuous physical exercise[J]. Archives Italiennes Biologie, 2013, 151(3): 126-136.

[2] Colcombe S J, Erickson K I, Scalf P E, et al. Aerobic exercise training increases brain volume in aging humans [J]. J Gerontol A Biol Sci Med Sci, 2006, 61(11): 1166-1170.

[3] Angevaren M, Aufdemkampe G, Verhaar H J J, et al. Physical activity and enhanced fitness to improve cognitive function in older people without known cognitive impairment[J]. Cochrane Database of Systematic Reviews, 2008 (2).

[4] Larun L, Brurberg K G, Odgaard-Jensen J, et al. Exercise therapy for chronic fatigue syndrome[J]. Cochrane Database of Systematic Reviews, 2019 (10).

[5] 刘志元，傅振磊，张广军.中老年妇女非酒精性脂肪肝的运动疗法[J].体育科研，2009(6)：70-73.

[6] Ohayon M, Wickwire E M, Hirshkowitz M, et al. National Sleep Foundation's sleep quality recommendations: First report[J]. Sleep Health, 2017, 3(1): 6-19.

[7] 王顺民.中小学教师慢性咽炎发病率调查分析[J].卫生职业教育，2010，7：122.

[8] 陈其冰，王燕，李芬，周涛，陶泽璋.慢性咽炎病因和发病机制研究进展[J].听力学及言语疾病杂志，2019，27(02)：224-228.

[9] Bathala S, Eccles R. A review on the mechanism of sore throat in tonsillitis[J]. The Journal of Laryngology & Otology, 2013, 127(03): 227-232.

[10] Verones B, Oortgiesen M. Neurogenic inflammation and particulate matter (PM) air pollutants [J]. Neurotoxicology, 2001, 22(6): 795-810.

［11］Hoffmann D, Hoffmann I, El-Bayoumy K. The less harmful cigarette: A controversial issue. A tribute to Ernst L. Wynder[J]. Chemical Research in Toxicology, 2001, 14(7): 767-790.

［12］Hecht S S. Tobacco carcinogens, their biomarkers and tobacco-induced cancer[J]. Nat Rev Cancer, 2003, 3 (10): 733-744.

［13］Testino G, Borro P. Alcohol and gastrointestinal oncology[J]. World Journal of Gastrointestinal Oncology, 2010, 2(8): 322.

［14］Burton R, Sheron N. No level of alcohol consumption improves health[J]. The Lancet, 2018, 392(10152): 987-988.

［15］Cederbaum A I. Alcohol metabolism[J]. Clin Liver Dis, 2012, 16(4): 667-685.

［16］Hashizume H, Horibe T, Ohshima A, et al. Anxiety accelerates T-helper 2-tilted immune responses in patients with atopic dermatitis[J]. British Journal of Dermatology, 2005, 152(6): 1161-1164.

［17］王常青. 心理世界：由失衡走向平衡的路径选择[D]. 中共中央党校, 2017.

［18］赵昉晔, 张梦娇, 李真真, 戴敬菊, 权英. 颜色和形状对味觉感受的影响[J]. 广东化工, 2020, 47 (22): 74-75.

［19］Harrar V, Spence C. The taste of cutlery: How the taste of food is affected by the weight, size, shape, and colour of the cutlery used to eat it[J]. Flavour, 2013, 2(1): 1-13.

［20］Liang P, Roy S, Chen M L, et al. Visual influence of shapes and semantic familiarity on human sweet sensitivity[J]. Behavioural Brain Research, 2013, 253: 42-47.

［21］Becker L, van Rompay T J L, Schifferstein H N J, et al. Tough package, strong taste: The influence of packaging design on taste impressions and product evaluations[J]. Food Quality and Preference, 2011, 22 (1): 17-23.

［22］Ramaekers M G, Luning P A, Ruijschop R, et al. Effect of aroma concentration and exposure time on ad libitum soup intake[J]. Appetite, 2011, 2(57): 542.

［23］Yin W, Hewson L, Linforth R, et al. Effects of aroma and taste, independently or in combination, on appetite sensation and subsequent food intake[J]. Appetite, 2017, 114: 265-274.

［24］Centers for Disease Control and Prevention. Alcohol and public health: Frequently asked questions 2010. http://www.cdc.gov/alcohol/faqs.htm.

第五章
免疫亚健康

第一节　免疫亚健康的表现

一、免疫力下降和过敏是常见的免疫亚健康问题

现代生活节奏快，人们工作压力大，睡眠时间不足，作息不规律，再加上不健康的饮食，这些都削弱了人体免疫系统的保护能力。有的人一旦身边有人感冒，自己也很容易被传染，或是一到换季，过敏性鼻炎、皮肤瘙痒等问题就会反复发作……这些现象都在释放一个警戒信号——免疫力出现问题了。

免疫力低下最常表现为感冒反复发作。儿童在 1 岁之前平均每年要感冒 6~8 次，随着年龄增加，感冒次数也逐步降低，成人平均每年为 2~4 次。反复呼吸道感染（recurrent respiratory tract infection，RRTI），也称为反复感冒，RRTI 全球患病率为 6%~18%。RRTI 常见于免疫系统还未发育成熟的儿童。当 3 岁或 3 岁以下儿童每年发生 8 次或以上呼吸道感染，3 岁以上儿童每年发生 6 次或以上呼吸道感染时，就可以判定为反复感冒了。免疫低下除了会表现出反复感冒，还会有感冒不易恢复、容易疲劳等现象，免疫力长期低下，甚至会助长肿瘤的发生和发展。

与免疫低下一样令人烦恼的免疫亚健康问题还有过敏。过敏性皮肤问题常表现为皮肤干燥、龟裂、瘙痒、长风团，过敏性鼻炎则会导致鼻塞、喷嚏和流涕。

一项对于韩国儿童和青少年的研究显示，2015 年皮肤过敏的发病率为 45.6%，其中，过敏性鼻炎患病率为 43.6%，食物过敏为 6.6%，哮喘的患病率为 3.5%。过敏性皮炎和过敏性鼻炎是困扰过敏人群的主要问题。全球范围的调查研究显示，过敏性皮炎如特应性皮炎的患病率在儿童中为 15%~20%，在成人中为 1%~3%，在过去的几十年，发达国家中发病率增加了 2~3 倍。我国调查研究显示，近些年在北京中学生中过敏性疾病的患病率高达 36.5%。过敏性疾病直接影响工作、学习、睡眠及人际交往，当发展严重时，还需要住院治疗，产生高额的医疗费用。

二、读懂血常规报告单

如果一个人免疫力降低，最常见的就是容易感冒。不论是感冒发烧还是其他疾病，医生一般都会要求做一份血常规检查。血常规化验单上检测指标很多，而且数值各异，下面就来说明这些指标及数值代表的意义。

从静脉或手指采集的血样送到化验室中，统计血液中各类细胞的数量、形态和分布，最后形成化验报告单。血常规报告单上的每个项目都会给出检查结果和参考值。结果主要分为三部分：白细胞参数（蓝框）、红细胞参数（红框）和血小板（绿框）。

项目	缩写	结果		单位	参考值	项目	缩写	结果		单位	参考值
白细胞	WBC	9.58	↑	10^9/L	4-10	血红蛋白	HGB	95.00	↓	g/L	110-160
中性粒细胞比率	NEU%	82.00	↑	%	50-70	红细胞计数	RBC	2.95	↓	10^{12}/L	3.5-5.5
淋巴细胞比率	LYM%	9.80	↓	%	20-40	红细胞压积	HCT	31.00	↓	%	36-50
单核细胞比率	MON%	6.00		%	3-8	平均红细胞体积	MCV	101.00	↑	fL	82-100
嗜酸性粒细胞比率	EOS%	1.00		%	0.5-5.0	平均血红蛋白含量	MCH	30.90		pg	26-32
嗜碱性粒细胞比率	BAS%	0.50		%	0-1	平均血红蛋白浓度	MCHC	308.00		g/L	320-360
中性粒细胞计数	NEU#	7.98	↑	10^9/L	1.8-6.3	红细胞分布宽度%	RDW-CV	20.70	↑	%	10.9-15.4
淋巴细胞计数	LYM#	0.90	↓	10^9/L	1.1-3.2	红细胞分布宽度#	RDW-SD	75.00		fL	37-54
单核细胞计数	MON#	0.57		10^9/L	0.1-0.6	血小板压积	PCT	0.14		%	0.17-0.35
嗜酸性粒细胞计数	EOS#	0.10		10^9/L	0.02-0.52	平均血小板体积	MPV	9.70		fL	6-13
嗜碱性粒细胞计数	BAS#	0.04		10^9/L	0-0.06	血小板计数	PLT	146.00		10^9/L	100-300
						血小板平均宽度	PDW	11.30	↑	fL	9-17
						大型血小板比率	P-LCR	21.40		%	13-43

图 5-1　血常规报告单

（一）白细胞

和感冒过敏密切相关的就是白细胞部分。细胞按形态特点分为五类，即中性粒细胞、嗜酸粒细胞、嗜碱粒细胞、淋巴细胞和单核细胞。它们的作用是杀灭细菌和病毒，并且监视身体的稳定，就像身体里的军队，保护我们的安全。

中性粒细胞：具有吞噬和杀菌作用。它们时刻在体内巡逻，一旦有细菌出现，它们就会毫不留情地出击并消灭它们。当身体组织出现损伤时，中性粒细胞也会升高，参与清除坏死细胞，进行善后工作。因此，中性粒细胞升高，代表我们的身体某个地方有损伤或者被细菌入侵了。

淋巴细胞：像身体中的"特种部队"，它们专门对付狡猾难缠的敌人，如病毒。所以，当发生病毒感染时，淋巴细胞一般会升高。

嗜碱性粒细胞和嗜酸性粒细胞：当机体出现过敏反应时，嗜碱性粒细胞就会牺牲自己，释放大量趋化因子，吸引大量的嗜酸性粒细胞聚集，从而抑制过敏产生的副作用。它们两个就是一对天生的搭档。所以，当嗜酸性粒细胞升高时，说明体内发生了过敏现象。

单核细胞：单核细胞在血液中短暂停留后会进入外周组织，成为巨噬细胞。巨噬细胞可以把外源入侵者吞进细胞，"吃掉"它们，还能把这个消息告知辅助性 T 细胞，协同淋巴细胞清除外来"入侵者"。

（二）红细胞

红细胞负责把氧气和营养输送到全身。红细胞减少，一般见于白血病、急性大出血等。而血红蛋白专门负责运输氧气，如果血红蛋白降低，则往往意味着贫血。

（三）血小板

血小板专门修补破损的血管，负责止血凝血，是血管里的"维修队"。

当你拿到血常规化验单时，也可以根据上述内容初步判断自己的身体出现了什么问题。

表 5-1　血常规化验单中常见指标的意义

	（增多↑）	（减少↓）
白细胞	细菌感染	再生障碍性贫血、使用解热镇痛药
中性粒细胞	急性感染或炎症、急性中毒、严重的组织损坏	血液系统疾病、自身免疫病等
嗜酸性粒细胞	过敏（湿疹、荨麻疹等）、某些血液病、寄生虫病、皮肤病等	伤寒早期、长期应用肾上腺皮质激素等
嗜碱性粒细胞	多见于血液病、某些恶性肿瘤、过敏性结肠炎、药物、食物、吸入物超敏反应及类风湿关节炎等	—
淋巴细胞	可见于某些病毒性感冒、结核病、疟疾	说明淋巴细胞破坏过多，可出现于长期化疗和免疫缺陷疾病等
单核细胞	可见于结核病等传染病、疟疾等	—

第二节　免疫的基础知识

一、什么是抵抗力

免疫力，人们常称为抵抗力，即身体遭遇外来细菌、病毒入侵时，机体的作战能力。人们通常认为，只有小孩、老人需要提高免疫力，但其实常处于疲惫与高压状态下的年轻人抵抗疾病的能力也会下降，同样需要增强免疫力。

免疫系统是人体健康的卫士。刚出生的婴儿免疫系统是相对不成熟的，在不断经历外来挑战的过程中，其免疫系统会不断完善。这时，母亲能够通过乳汁将母体内的免疫球蛋白 G（IgG）抗体传递给孩子，提高孩子的抗病能力。但由于其免疫系统还未发育成熟，所以及时接种疫苗，能够大大降低相应疾病的患病率。

随着时间的推移，由免疫反应提供的保护增加了，年轻人遭受的感染相应减少。这种免疫记忆的积累是适应性免疫反应特征，这种记忆会持续到老年。

当步入老年，身体各种组织器官逐渐老化，免疫器官萎缩，细胞免疫和体液免疫功能下降，这将导致老年人抗感染能力下降，肿瘤的发病率上升。

二、免疫系统介绍

免疫系统由免疫器官、免疫细胞、免疫分子组成。免疫器官是免疫细胞产生、发育、成熟的部位或者是执行免疫功能的场所。免疫细胞就是参与免疫功能的所有细胞。不同的免疫细胞有着不同的功能，它们彼此之间协调平衡。免疫活性物质参与机体免疫应答。例如，免疫球蛋白对相应的抗原有特异性的结合作用，使抗原(病原体)凝集、沉淀或溶解，从而消灭它们。

表 5-2　免疫系统介绍

免疫器官	骨髓、胸腺、脾脏、淋巴结、扁桃体等
免疫细胞	T 淋巴细胞、B 淋巴细胞、巨噬细胞、自然杀伤细胞(NK 细胞)、树突状细胞(DC 细胞)、中性粒细胞、嗜碱性粒细胞、嗜酸性粒细胞、肥大细胞等
免疫活性物质	免疫球蛋白(抗体)、溶菌酶、补体、干扰素、白细胞介素、肿瘤坏死因子等

所有免疫细胞的祖宗都是造血干细胞(HSC)，HSC 分化为淋巴祖细胞(CLP)和髓系祖细胞(CMP)。

淋巴祖细胞进一步分化出 NK 细胞(属于固有免疫)、B 淋巴细胞和 T 淋巴细胞。

髓系祖细胞可分化为红细胞、肥大细胞、成髓细胞，而成髓细胞可进一步分化为嗜碱性粒细胞、中性粒细胞、嗜酸性粒细胞和单核细胞。单核细胞在血液中短暂停留(12~24h)，进入组织器官分化为巨噬细胞。

为了保护人体不被外来病原体侵害，我们的身体进化出了一系列防御机制。从免疫系统进化、发育和免疫效应机制特征出发，可以将免疫应答分为固有免疫应答和适应性免疫应答两类。

(一)固有免疫是人体的第一道防线

固有免疫可以非特异性地防御各种病原微生物入侵，一般在感染早期发挥作用。执行固有免疫功能的包括：皮肤、黏膜的物理屏障，以及局部抑菌物质的化学屏障；血液及组织液中的免疫分子，如补体；免疫细胞，如可以吞噬病原体的吞噬细胞和具有杀伤作用的 NK 细胞。

固有免疫应答相当迅速，在病原微生物入侵机体的几个小时内就能够做出有效应答反应。固有免疫是宿主抵御感染的第一道防线，如果固有免疫应答能够完全清除入侵机体的病原微生物，那么免疫应答就到此终止；如果没有完全清除入侵的病原微生物，固有免疫系统将启动适应性免疫应答，并且在一定程度上调控适应性免疫的应答强度。由于固有免疫是与生俱来的，没有抗原特异性，所以固有免疫也称为天然免疫或非特异性免疫。

(二)适应性免疫发起针对性攻击

当固有免疫应答无法清除威胁时，适应性免疫应答就开始发挥作用了。适应性免疫应答发生较晚，一般在病原微生物入侵几天后才能形成有效的应答反应，并且随着对某种病原体反复接触，可产生特定的记忆，其应答能力获得不断改善和增强。

适应性免疫应答在病原体的最终清除和预防再感染中起主导作用，其执行者主要是 T 淋巴细胞和 B 淋巴细胞。由于 T 细胞和 B 细胞在遇到抗原之前并没有相应的功能，只有在被抗原活化后才具有免疫功能，因而又称为获得性免疫。因为 T 细胞和 B 细胞识别抗原具有特异性，所以适应性免疫也称为特异性免疫。

根据应答的成分和功能，适应性免疫应答可分为体液免疫和细胞免疫两种类型。

体液免疫主要由 B 细胞和抗体介导，B 细胞可直接识别抗原，在 $CD4^+T$ 细胞的辅助下分化为浆细胞，并分泌抗体。$CD4^+$辅助性 T 细胞(Th 细胞)，对细胞免疫和体液免疫起辅助作用。

细胞免疫主要由 T 细胞介导。病毒蛋白作为内源性抗原，被降解为抗原多肽，抗原提呈细胞将病毒多肽装载到主要组织相容性复合体(MHC)-Ⅰ型分子上，组合成抗原肽-MHC I 类复合物,与 T 细胞表面的抗原受体(TCR)特异性结合。这使得 T 细胞活化为细胞毒性 T 细胞(CTL),接下来它会进入感染部位,分泌穿孔素/颗粒酶,针对靶细胞发挥细胞毒作用。

Th 细胞中,被研究较多的为 Th1 细胞、Th2 细胞两个细胞亚群。Th1 细胞分泌 IFN-γ,主要辅助细胞毒性 T 淋巴细胞,即 CD8[+]T 细胞;Th2 细胞分泌白介素-4(IL-4)、白介素-5(IL-5)和白介素-13(IL-13),主要辅助 B 细胞发挥免疫功能。

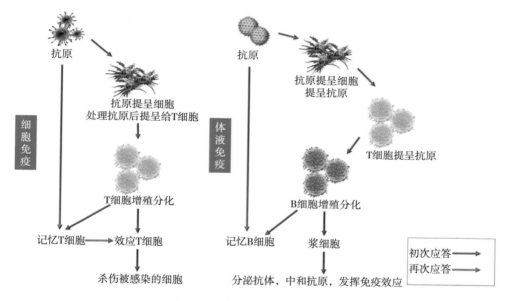

图 5-2　细胞免疫和体液免疫过程

第三节　免疫亚健康产生的原因

一、为什么免疫力变差了

免疫系统在保护身体健康时发挥重要的作用,但随着年龄的增长,人体的免疫功能会逐渐下降,这是多重因素共同作用的结果。影响因素可以分为先天因素和后天因素。先天性免疫低下属于疾病，需要到医院进行治疗；但是后天的免疫力降低，则往往是由于饮食、运动、睡眠等生活习惯造成的，影响最大的有压力增大、运动减少、睡眠不足等。下面着重介绍不良生活习惯是如何导致免疫力降低的。

（一）压力增大

随着生活节奏的加快，越来越多的人感到压力增加，这些压力来自生活的方方面面，如学习、工作、婚姻、子女，等等。压力情绪无处不在，它是每个人都必须去面对的心理状态。而压力往往会导致焦虑、抑郁的情绪。

研究显示，抑郁、焦虑会激活下丘脑-垂体-肾上腺系统，导致血液中的肾上腺皮质激素升高。肾上腺皮质激素具有免疫抑制作用，特别是抑制自然杀伤细胞的功能，将影响人体的免疫平衡。同时，消极的心理状态，如焦虑、抑郁、失望和悲伤等，还会导致淋巴细胞增殖减少，自然杀伤细胞活性降低，血循环中白细胞和抗体的数量变化。这些都会使机体抗病能力降低。

在压力下，人体还可能增加机体的过敏反应。压力通过激活下丘脑-垂体-肾上腺轴引起肾上腺糖皮质激素的释放，刺激交感神经系统，导致去甲肾上腺素和肾上腺素的激增。例如，特应性皮炎患者可能会具有高焦虑水平，刺激 Th2 反应，增强 IgE 合成。

（二）运动减少

现代科技给我们带来便利的同时，人们的体力劳动时间也越来越少了。对于当今久坐电脑前的白领人群来说，经常进行适量运动的人拥有更低的上呼吸道感染风险。对于老年人来说，坚持锻炼的老年人血浆中白细胞介素的活性高于运动量不足的老年人。大量研究表明，运动不足人群与中等强度的运动锻炼人群相比，NK 细胞活性降低，免疫球蛋白 IgG、IgA、IgM 含量降低，体现出较弱免疫应答，机体的免疫功能降低。

事实上，运动与免疫功能存在着 J 型曲线。过量运动和不运动都是不可取的。科学家们指出，经常进行大强度、高运动量的人群感染某些传染病的概率会高于一般人。唐代名医孙思邈的《千金要方》中云："养性之道，常欲小劳，但莫大疲及强所不能堪耳。"说的正是合理运动的真谛。

(三)睡眠不足

在现代社会，有的人饱受失眠的困扰，有的人习惯于夜间工作，有的人晚间久久不愿放下智能手机，这些都会导致睡眠不足，会削弱我们免疫系统的防御力。

研究发现，睡眠紊乱会破坏人体内肾上腺素等的昼夜节律，导致其水平异常升高，抑制 T 细胞对靶标的黏附能力，T 细胞和抗原结合受到影响，从而导致免疫功能异常。

缺乏睡眠对免疫系统中重要的细胞因子也有强烈的影响，会降低 T 细胞和单核细胞产生 IL-2，使 NK 细胞杀伤能力降低；还会增加 IL-10 的产生，加重疲劳。因此，作息不规律的人常常感冒，并且恢复较慢，还时常感到乏力，精神萎靡。

二、反复感冒的原因

当病原体感染呼吸道细胞时，人体内的固有免疫应答和适应性免疫应答均被激发。在感染初期，固有免疫应答迅速启动，从而抑制细菌增殖和病毒复制。而在运动不足、营养不良、情绪不佳、失眠等情况下，则会导致机体免疫功能下降。一方面，NK 细胞、巨噬细胞活性降低，机体固有免疫能力减弱；另一方面，细胞毒性 T 细胞应答减弱，穿孔素、颗粒酶分泌减少，B 细胞活性降低，IgG、IgA 抗体生成减少，机体适应性免疫能力减弱。

上述这些原因综合起来，导致机体防御能力降低，容易感染病原体，而且消灭病毒速度减慢，受病毒感染后恢复时间长。同时，记忆 T 细胞、记忆 B 细胞生成减少，机体再次免疫应答能力减弱，对已经感染过的病毒无法迅速消灭，使得机体感冒频率增加，出现频繁易感的现象。

三、过敏的原因

"One man's meat is another man's poison"，意思是说"一个人的美味可能会成

为另一个人的毒药"。这句谚语用来形容食物过敏非常形象。

过敏性疾病，如哮喘、皮炎、食物过敏和鼻炎等，源于对环境过敏原的过度免疫反应，它们都与过敏原特异性 IgE 的产生有关。常见的过敏原包括花粉、尘土、柳絮、尘螨和霉菌孢子这类吸入性过敏原；鸡蛋、牛奶、海鲜、药物等食入性过敏原；以及金属饰品、化妆品、紫外线和冷空气等接触性过敏原。

过敏原入侵人体后，抗原递呈细胞（APC）首先对其进行摄取、加工、处理，并将抗原递呈给 T 细胞，T 细胞接受抗原刺激后被活化。活化的 T 细胞可分泌淋巴因子作用于 B 细胞，促进其增殖分化为浆细胞，浆细胞将合成并分泌针对过敏原的 IgE 抗体。特异性的 IgE 与肥大细胞和嗜碱性粒细胞表面的 IgE 受体结合，使机体处于致敏状态。相同的过敏原再次侵入机体后，与细胞表面的 IgE 抗体识别，从而使致敏的肥大细胞和嗜碱性粒细胞受刺激而活化，释放出组胺、激肽原酶、白三烯、前列腺素等生物活性介质，作用于相应的组织器官，引起机体局部或全身过敏反应。

人们常说的"过敏性皮炎"，也被称为特应性皮炎（AD），是一种慢性炎症性皮肤病，表现为红斑、干燥、鳞屑，并且通常是苔藓样和丘疹斑。AD 在世界范围内影响 15%~30% 的儿童和 2%~10% 的成人，并且经常与其他特应性疾病（如过敏性鼻炎、哮喘和食物过敏）相关。

AD 的发病机制复杂，可能是因为基因突变、免疫调节异常，以及皮肤屏障功能障碍和瘙痒反应异常等。有报道染色体 5q31-33 上的基因突变使调节 IgE 合成的细胞因子发生变化。编码丝聚蛋白前体（一种在表皮分化过程中表达的关键皮肤屏障蛋白）的基因在染色体 1q21.3 发生突变，这可能与皮肤屏障功能损伤相关。皮肤屏障功能障碍导致经皮水分流失（TEWL）增加以及病原体、刺激物和过敏原的渗透。金黄色葡萄球菌感染也会破坏皮肤屏障功能和表面微生物群，进一步导致 AD 的恶化。

在 Th2 免疫介质中，IL-4 和 IL-13 已被证明在 AD 发病机制中起关键作用。急性和慢性 AD 患者的 IL-4 和 IL-13 水平升高程度高于 IFN-γ（Th1 细胞主要释放 IFN-γ 和 IL-2）。在 IL-4 和 IL-13 存在下分化的角质形成细胞中丝聚蛋白基因表达显著降低。它们也会导致兜甲蛋白和内披蛋白在 AD 皮肤中下调，导致皮肤屏障损伤。损伤的皮肤屏障会使细菌和过敏原渗入皮肤，导致感染和过敏原致敏。

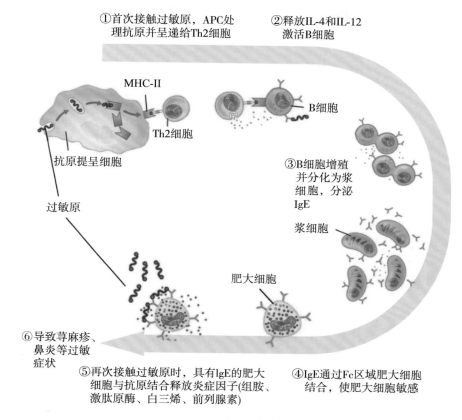

①首次接触过敏原，APC处理抗原并呈递给Th2细胞

②释放IL-4和IL-12激活B细胞

MHC-II

B细胞

Th2细胞

抗原提呈细胞

③B细胞增殖并分化为浆细胞，分泌IgE

过敏原

浆细胞

肥大细胞

⑥导致荨麻疹、鼻炎等过敏症状

⑤再次接触过敏原时，具有IgE的肥大细胞与抗原结合释放炎症因子(组胺、激肽原酶、白三烯、前列腺素)

④IgE通过Fc区域肥大细胞结合，使肥大细胞敏感

图 5-3　过敏发生过程

Th2 极化促进金黄色葡萄球菌与皮肤的结合和定植，IL-4 和 IL-13 抑制皮肤中的抗菌肽生成，导致 AD 患者皮肤感染金黄色葡萄球菌，这反过来进一步加重了皮肤炎症和屏障损伤。

　　过敏性鼻炎影响全球大约 4 亿人，导致生活质量下降，工作学习效率降低，医疗费用增加。过敏性鼻炎是 IgE 介导的鼻黏膜炎症性疾病，典型症状为流鼻涕、鼻痒、打喷嚏和鼻塞。致敏的个体鼻黏膜上皮中有丰富的肥大细胞，当再次暴露于过敏原时，可以很容易地将它们激活。当特异性过敏原与肥大细胞表面的过敏原特异性 IgE 结合后，肥大细胞脱颗粒并释放各种介质。组胺是过敏性鼻炎的主要介质，刺激 Vth 神经(三叉神经)的感觉神经末梢，并诱导打喷嚏。组胺也刺激黏液腺分泌黏液(鼻涕)，并进一步分泌组胺白三烯和前列腺素，这些介质作用于血管就会导致鼻塞。

四、中医相关解释

中国古代人民早就意识到人体有一种自然的免疫力，中医的"正气理论"由此产生。相对而言，邪气指一切内外致病的始动因素，正邪不两立，一胜则一负。"正气存内，邪不可干"，"邪之所凑，其气必虚"，"风雨寒热，不得虚，不能独伤人"等论点就明确指出"正气"是防御外邪入侵的重要因素。西医的"免疫理论"源于人们对机体抵抗微生物感染的机理研究。免疫理论认为，微生物感染是微生物最终突破免疫屏障的结果，如果有足够的免疫力，机体的感染是不能发生的。中医的"正气"可类推为西医的"免疫"。

中医学认为，正气亏虚是疾病发生的内在根据，因此，中医非常重视人体正气在疾病发生过程中的重要作用。正气充盛，抗病力强，致病邪气难以侵袭，疾病也就无从发生。《素问·法论》说："正气存内，邪不可干。"反之，当人体正气不足，或正气相对虚弱时，卫外功能低下，往往抗邪无力，则邪气可能乘虚而入，导致机体阴阳失调，脏腑经络功能紊乱，引发疾病。

中医学认为过敏的发生乃因先天禀赋不足，肌腠不密，外有风毒、热毒、湿毒侵扰，其发病起因可能为外受六淫之邪、饮食不当、外惹特殊邪毒、痰浊瘀血、情志不遂、冲任失于调理、气血两相不足等。当外感六淫，特别是外感风、湿、热邪，郁结肌肤，可单独致病或合而为病。目前，大多中医认为本病与脾、肝、心、肺等关系密切，正气不足为致病之本，而风湿热邪为致病之标。

国内许多学者及文献报道都一致认为，脾虚证是过敏性皮炎的基本病因病机，贯穿在特应性皮炎整个疾病的发展过程中，故有中医认为在过敏性皮炎的治疗中应固护脾胃。

第四节　改善免疫力的方法

2020 年，新冠肺炎疫情席卷全球，对普通群众来说，"预防感染""抵抗病毒"已成为热议的话题。有医学专家认为新冠肺炎主要是对症治疗，真正把病毒清除出去的还是人的免疫系统。那有什么方法能够提高机体的免疫力，减少染病呢？面对过敏又该怎么办呢？下面就从临床治疗、生活习惯和膳食补充剂等方面介绍如何改善免疫力。

一、医学方法

（一）免疫球蛋白（immunoglobulin，Ig）

母乳可提供 IgG，补充新生儿的被动免疫系统。新生儿时期，未成熟的肠上皮细胞具有较高的内吞能力。母乳中的免疫球蛋白通过婴儿肠道上皮细胞上的 FcRn 受体运送进血液中，为新生儿提供有效的免疫保护。但是这种受体在断奶以后会迅速降低，直到不再表达。除此以外，没有任何临床证据表明服用人免疫球蛋白能够提高免疫力。

注射人免疫球蛋白制品，确实可以帮助被接种者从低免疫状态或无免疫状态很快达到暂时免疫保护状态。有研究显示，静脉注射人免疫球蛋白可以降低成人脓毒血症患者的病死率。

但是，人免疫球蛋白制品对多种疾病，如感冒、哮喘、慢性支气管炎、肺结核、乙肝和癌症等，几乎没有任何防治效果。尤其是不能防治流感，因为人免疫球蛋白中不含针对感冒的特异抗体。

（二）抗过敏

局部外用糖皮质激素（以下简称激素）是特应性皮炎（湿疹、荨麻疹等）的一线疗法，根据病情选择不同强度和剂型的药物，能够快速有效控制炎症，减轻症状。外用激素强度分为 4 级，如氢化可的松为弱效激素，曲安奈德为中效激素，糠酸莫米松乳膏为强效激素，卤米松和氯倍他索乳膏为超强效激素。

当皮肤感到瘙痒明显并伴有睡眠障碍、荨麻疹等并发症时，推荐使用第二代非镇定抗组胺药物治疗，常用的有氯雷他定、西替利嗪、盐酸非索非那定、阿伐斯丁等。

进行药物治疗的同时，还需要调整生活习惯，首先需要减少与致敏物（尘螨、花粉、致敏食物等)接触。建议洗浴温度不要过高,最好在 32~37℃,时间不宜过长,5~10min 最佳,推荐使用无刺激的洁肤产品,pH 值接近正常表皮 pH 值(约为 6)。建议沐浴后立即使用保湿润肤剂,足量多次使用,外用保湿润肤剂能够修复受损的皮肤屏障,减少特应性皮炎的发作次数和严重度。

(三)传统中医方法

1. 玉屏风散

玉屏风散源自朱丹溪的《丹溪心法》,由黄芪、防风、白术三味中药组成,具有益气固表、扶正止汗、驱邪御风之功效,是扶正固本的经典方剂。

依照传统中医理论,反复上呼吸道感的发病机制为肺卫气虚,所以中医治以扶正祛邪。玉屏风散能够有效抑制反复上呼吸道感染人群尤其是儿童血液中的炎症因子肿瘤坏死因子-α(TNF-α)和白介素-6(IL-6)的水平,提高 T 淋巴细胞亚群 CD3$^+$、CD4$^+$、CD8$^+$水平,提高免疫球蛋白水平,从而明显地提高患者尤其是儿童的免疫功能。

玉屏风散不仅能够辅助治疗感冒,还能够缓解特应性皮炎。有试验表明,服用玉屏风散能够抑制小鼠变应性接触性皮炎,显著抑制小鼠耳肿胀度和炎症细胞的浸润,显著抑制 Th2 细胞因子 IL-4,并调节干扰素-γ(IFN-γ)/IL-4 比值。多数的变态反应性炎症是由 Th2 细胞介导的,以 Th2 细胞因子(如 IL-4、IL-5、IL-13 等)水平升高为主要特征,如 Th2 型特应性皮炎。在变态反应性疾病发生的众多机制学说中,Th1/Th2 的漂移学说倍受重视,调节 Th1/Th2(IFNγ/IL-4)的比值趋于平衡有利于治疗变态反应性疾病。

对于玉屏风散的研究,还需要从基础到临床,并通过与实际案例相结合,深入挖掘玉屏风散的临床应用价值。

2. 清心培土方

特应性皮炎主要归于先天禀赋不耐、胎毒遗热,主导病机关乎心火、脾虚,心火耗伤元气,脾虚导致心火,心火脾虚交织互见,虚实错杂。清心培土方主要由太子参、连翘、甘草等组成,患者经过治疗后,皮损严重程度及瘙痒、睡眠都得以明显改善。经清心培土方治疗以后,Th2 细胞因子(IL-5)水平降低,Th1 细胞因子(IL-12)水平较治疗前升高,表明清心培土方能够通过降低 Th2 细胞因子

（IL-5）水平，调整 Th1/Th2 细胞因子的平衡失调，改善特应性皮炎症状。

3. 小儿推拿

捏脊是中医学对小儿疾病防治的重要推拿手法之一，脊为背部正中，属督脉循行之位，捏脊可起到阴阳协调、促进任脉与督脉相接之效；脊柱两侧属太阳膀胱经，而膀胱经则是人体对外邪抵御的第一道防线，通过捏脊治疗，可促进机体经络疏通，达到脏腑调整的功效。操作时，需要使用拇指、食指、中指共同捏拿肌肤，边捏边交替捻动向前。由长强穴经脊柱上推捏至大椎穴，反复进行 5 次。通过捏脊，可对机体植物神经干及神经节起到直接刺激作用，促进机体免疫力明显提高，并对内脏活动起到双向、整体的调节作用，加速患病儿童新陈代谢，提高机体抗病能力。

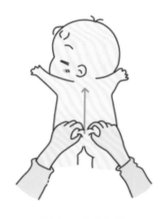

图 5-4　小儿捏脊

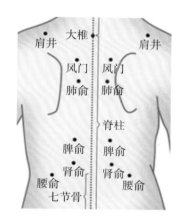

图 5-5　穴位示意图

　　小儿推拿遵循的是中医整体治疗的观念及疾病治疗扶正固本原则，取穴方法采用整体与局部结合，通常局部取穴为肾俞、脾俞、肺俞及大椎四个穴。孩子低下头时，颈部会出现一个突出的高点，这高点的下边就是大椎穴；然后沿着高点的向下摸，摸到第三个脊柱骨的时候，向左或向右两横指就是肺俞穴；找到两侧肩胛骨下角，往中间画水平线，相对的是第七胸椎，然后下数四个椎体，左右旁开两指就是脾俞穴；与肚脐相对处是第二腰椎，第二腰椎棘突下旁开两指，就是肾俞穴。用拇指依次对肾俞、脾俞、大椎、肺俞这几个穴位进行按摩，能够补肺益气，祛邪扶本，有效改善幼儿免疫力，提高免疫球蛋白 IgG、IgA 水平，减少感冒次数，有助于患儿身心发育。

二、生活习惯

只有健康的生活习惯，才能拥有良好的免疫力。

一是健康的饮食。饮食是获取营养物质调节身体功能的必要措施。人体内数以百亿的细胞都需要饮食来提供能量。营养不良无疑会损害人体免疫。但如果高糖高脂的食物摄入过多，也会影响免疫细胞的正常功能。因此，想要改善免疫功能，需要讲究合理饮食。

二是合理运动，每天坚持适度的身体锻炼，能够提高身体机能，降低感染的概率。

三是充足的睡眠。长期失眠，淋巴细胞的活力将明显降低，各种疾病容易入侵机体，健康会受到威胁。因此，保证充足的睡眠，可使人拥有良好的免疫力。

三、膳食补充剂

经历了新冠肺炎疫情，人们充分认识到自身免疫力的重要性。除了均衡饮食、适当运动，人们还开始关注日常饮食之外的膳食补充剂，其中不乏一些已获得国家认证的保健食品产品。目前，国内已经获得"蓝帽子"批文，具有"增强免疫力"功能宣称的保健食品有 5000 多个，其原料包括维生素、益生菌、氨基酸和各种植物提取物等，下面具体加以介绍。

（一）维生素 C

维生素 C 能够调节免疫应答，例如吞噬细胞的功能，T 淋巴细胞的转化和干扰素的产生，干扰病毒信使核糖核酸（mRNA）转录和脱氧核糖核酸（DNA）复制，增强对感染的抵抗力，具有抗组胺以及抑制致癌物质生成的作用。

维生素 C 通过增强免疫功能，预防由冠状病毒引起的感染，并使普通感冒发作的持续时间和严重程度都有所减少，人类的病毒性呼吸道感染可能受维生素 C

水平的影响。多项人体对照试验报告显示,补充维生素 C 对照组的肺炎发病率明显较低,表明维生素 C 能在一定条件下减少下呼吸道感染的易感性。

维生素 C 还可以作为一种弱抗组胺剂,缓解流感症状,如打喷嚏、流鼻涕或鼻塞、鼻窦肿胀。

(二)维生素 D_3

人们从食物中摄取的维生素 D 有限,人体需要的 90% 以上的维生素 D 来源于皮肤。皮肤中 7-脱氢胆固醇在 290 ~ 315nm UVB 照射下转换为内源性维生素 D_3,经过肝肾羟化酶催化形成活性 1,$25(OH)_2D_3$ 发挥生理作用。

当维生素 D 缺乏时,病原体入侵人体并增殖的机会将增多,这会增加反复呼吸道感染的风险。已有多项临床研究表明,儿童反复呼吸道感染与血清维生素 D 水平相关。反复呼吸道感染儿童组血清 1,$25(OH)_2D_3$ 平均水平明显低于健康幼儿组。反复呼吸道感染儿童经过维生素 D 辅助治疗后比常规治疗儿童血液中免疫球蛋白水平更高。补充维生素 D 可有效改善免疫球蛋白水平,促进患儿康复。维生素 D 还能够通过上皮细胞上的受体增加抗菌肽的表达,进而清除呼吸道病原菌,抑制炎症反应,提高治疗效果。

研究发现,口服维生素 D 有助于改善冬天时儿童的湿疹情况。补充维生素 D,通过平衡 Th1、Th2 细胞因子,从而间接调整机体免疫功能,改善过敏性皮炎病情严重度。维生素 D 及其受体能调节表皮基底层细胞的增殖,促进表皮基底层细胞的分化,还能增加角质层必需的脂质合成,这些都能够促进过敏性皮炎患者表皮屏障功能修复。

(三)乳铁蛋白

在母乳中,乳铁蛋白是乳清中最丰富的蛋白质,其浓度为 1 ~ 7g/L(初乳中)。研究发现,乳铁蛋白能够调节新生儿的固有免疫反应和适应性免疫反应,在新生儿免疫防御中发挥关键作用。

乳铁蛋白能够增强免疫细胞的活化,如增强 NK 细胞以及淋巴细胞活化的杀伤细胞的细胞毒性功能,激活巨噬细胞的吞噬活性。乳铁蛋白能通过增加 IL-8 的释放促进 DC 细胞成熟,增加其抗原提呈能力,从而促进抗原特异性免疫应答。

乳铁蛋白还能够诱导 T 淋巴细胞和 B 淋巴细胞的成熟，口服乳铁蛋白已被证明能够增加 CD4$^+$T 细胞数量和免疫球蛋白水平（IgG 和 IgA）。一项为期 12 个月的跟踪研究发现，使用添加牛乳铁蛋白的配方奶喂养健康婴儿（妊娠≥34 周和≤4 周）可使受试婴儿的下呼吸道疾病患病率明显降低。

（四）益生菌

多项临床研究发现，服用益生菌能够使急性上呼吸道感染（如感冒）次数减少、持续时间缩短。研究发现，儿童饮用含有鼠李糖乳杆菌（*Lactobacillus rhamnosus* GG）的牛奶，能够减少呼吸道感染的频率和严重程度。患有中度特应性皮炎的儿童服用多种益生菌（乳双歧杆菌 CECT 8145，B longum CECT 7347，干酪乳杆菌 CECT 9104）混合的胶囊，能够降低特应性皮炎积分指数（SCORAD），显著减少外用类固醇药物的使用。

益生菌还能给老年人带来许多免疫相关的健康益处。干酪乳杆菌（*Lactobacillus casei* DN-114 001）通过增强防御素的表达来增强人体的先天防御，同时还能抑制大肠杆菌的细胞黏附和侵袭，抑制肠蠕动诱导的细胞旁通透性增加，减少腹泻。德氏乳酸杆菌（*Lactobacillus delbrueckii* ssp. bulgaricus OLL1073R-1）可通过提高自然杀伤细胞活性，从而增加人们防御病毒感染的能力。

（五）香菇多糖

香菇多糖来源于香菇，香菇是美味的食用菌，含有多种氨基酸、维生素和丰富的微量元素，可扶正补虚、健脾开胃。香菇还是一种具有保健功能的食材，具有免疫调节、抗氧化、抗病毒和抗菌作用。

1969 年，日本学者率先发现香菇多糖具有抗肿瘤作用，并进行了体内和体外实验，经过长达数十年的临床前及临床研究，最终研制成目前临床治疗中常用的抗肿瘤药物 Lentinan，适用于消化道肿瘤及其他肿瘤。

临床研究显示，香菇菌多糖片可用于因自身免疫功能低下而诱发的疱疹，能增强患者抵抗力与免疫力，与阿昔洛韦联合应用，可治疗复发性单纯性疱疹，减轻患者临床症状，改善免疫功能，加快患者恢复进程。

第五章
免疫亚健康

📝 参考文献

[1] Heikkinen T, Järvinen A. The common cold[J]. The Lancet, 2003, 361(9351): 51-59.

[2] Lee B, Kwon C Y, Chang G T. Acupoint herbal patching for children with recurrent respiratory tract infection: A systematic review and meta-analysis[J]. Complementary Therapies in Clinical Practice, 2020, 40: 101209.

[3] Lee E, Lee S Y, Yang H J, et al. Epidemiology of allergic diseases in Korean children[J]. Allergy, Asthma & Respiratory Disease, 2018, 6(Suppl 1): S9-S20.

[4] Nutten S. Atopic dermatitis: Global epidemiology and risk factors[J]. Annals of Nutrition and Metabolism, 2015, 66(Suppl 1): 8-16.

[5] Wong G W K, Li J, Bao Y X, et al. Pediatric allergy and immunology in China[J]. Pediatric Allergy and Immunology, 2018, 29(2): 127-132.

[6] Simon A Katharina, Hollander Georg A, McMichael Andrew. Evolution of the immune system in humans from infancy to old age[J]. Proc Biol Sci, 2005, 282(1821): 20143085.

[7] Hashizume H, Horibe T, Ohshima A, et al. Anxiety accelerates T-helper 2-tilted immune responses in patients with atopic dermatitis[J]. British Journal of Dermatology, 2005, 152(6): 1161-1164.

[8] Danilo, Menicucci A, Piarulli F. Interactions between immune, stress-related hormonal and cardiovascular systems following strenuous physical exercise[J]. Archives Italiennes Biologie, 2013, 151(3): 126-136.

[9] Nakamura Y, Oscherwitz J, Cease K B, et al. Staphylococcus delta-toxin induces allergic skin disease by activating mast cells[J]. Nature, 2013, 503: 397-401.

[10] Akdis CA, Akdis M, Bieber T, et al. Diagnosis and treatment of atopic dermatitis in children and adults: European academy of allergology and clinical immunology/american academy of allergy, asthma and immunology[J]. J Allergy Clin Immunol, 2006, 118(1): 152-169.

[11] Bieber T. Atopic dermatitis[J]. N Engl J Med, 2008, 358: 1483-1494.

[12] Bonness S, Bieber T. Molecular basis of atopic dermatitis[J]. Curr Opin Allergy Clin Immunol, 2007, 7: 382-386.

[13] Peng W, Novak N. Pathogenesis of atopic dermatitis[J]. Clin Exp Allergy, 2015, 45: 566-574.

[14] Kong H H, Segre J A. The molecular revolution in cutaneous biology: Investigating the skin microbiome[J]. J Invest Dermatol, 2017, 137: e119-e122.

[15] Brauweiler A M, Goleva E, Leung D Y. Th2 cytokines increase Staphylococcus aureus alpha toxin-induced keratinocyte death through the signal transducer and activator of transcription 6 (STAT6)[J]. J Invest Dermatol, 2014, 134: 2114-2121.

[16] Niebuhr M, Scharonow H, Gathmann M, et al. Staphylococcal exotoxins are strong inducers of IL-22: A potential role in atopic dermatitis[J]. J Allergy Clin Immunol, 2010, 126: 1176-1183.

[17] Pawankar R, Bunnag C, Chen Y, et al. Allergic rhinitis and its impact on asthma update (ARIA2008)—

065

Western and Asian-Pacific perspective[J]. Asian Pac J Allergy Immunol, 2009, 27: 237-243.

[18] Nagira Y, Goto K, Tanaka H, et al. Prostaglandin D2 modulates neuronal excitation of the trigeminal ganglion to augment allergic rhinitis in guinea pigs[J]. Journal of Pharmacology and Experimental Therapeutics, 2016, 357(2): 273-280.

[19] 徐公国, 李强, 付青姐, 等. 湿疹的病因病机及中医药治疗研究进展[J]. 实用医药杂志, 2014, 31 (3): 268-270.

[20] 张梵, 王萍, 张志礼, 等. 治疗异位性皮炎经验[J]. 中医杂志, 1998, 39(7): 402-404.

[21] Weström B, Arévalo Sureda E, Pierzynowska K, et al. The immature gut barrier and its importance in establishing immunity in newborn mammals[J]. Frontiers in Immunology, 2020, 11: 1153.

[22] Alejandria M M, Lansang M A, Dans L F, et al. Intravenous immunoglobulin for treating sepsis, severe sepsis and septic shock[J]. Cochrane Database Syst Rev, 2013(9): CD001090.

[23] 张建中. 糖皮质激素皮肤科规范应用手册[M]. 上海: 上海科学技术出版社, 2011: 31.

[24] Pariser D. Topical corticosteroids and topical calcineurin inhibitors in the treatment of atopic dermatitis: Focus on percutaneous absorption[J]. Am J Ther, 2009, 16(3): 264-273.

[25] 中国特应性皮炎诊疗指南(2020版)[J]. 中华皮肤科杂志, 2020(02): 81-88.

[26] 燕小宁, 李雯. 玉屏风散对反复上呼吸道感染患儿炎症因子及免疫功能的影响[J]. 江西医药, 2020, 55(03): 318-319, 322.

[27] 刘海亮, 于曦, 魏筱, 等. 玉屏风散对Th2型过敏性炎症的影响[C]. 中华中医药学会中药实验药理分会2014年学术年会, 2014.

[28] Kidd P. Th1/Th2 balance: The hypothesis, its limitations, and implications for health and disease [J]. Altern Med Rev, 2003, 8(3): 223.

[29] 黄业坚. 清心培土法治疗特应性皮炎的疗效及对患者免疫调节作用的研究[D]. 广州中医药大学, 2010.

[30] 卓越, 张欣, 刘明军, 等. 中医捏脊疗法对反复呼吸道感染患儿免疫功能的影响[J]. 中国妇幼保健, 2013, 28(23): 3782-3783.

[31] 陈伟鸽. 小儿推拿治疗对反复呼吸道感染患儿血清免疫球蛋白水平的影响[J]. 光明中医, 2017, 32 (20): 2976-2978.

[32] 栗刚, 陈艳, 陈小凯. 小儿推拿对幼儿园幼儿体质发育及免疫功能的影响[J]. 深圳中西医结合杂志, 2017, 27(13): 70-71.

[33] 钱燕春, 冯德云. 维生素C防止肿瘤作用的研究进展[J]. 右江医学, 2008, 36(6): 741-743.

[34] Hemila H. Vitamin C and SARS coronavirus[J]. J Antimicrob Chemother, 2003, 52: 1049-1050.

[35] Hemila H. Vitamin C intake and susceptibility to pneumonia[J]. Pediatr Infect Dis J, 1997, 16: 836-837.

[36] Field C J, Johnson I R, Schley P D. Nutrients and their role in host resistance to infection[J]. J Leukoc Biol,

2002, 71: 16-32.

[37] Greiller C L, and Martineau A R. Modulation of the immune response to respiratory viruses by vitamin D[J]. Nutrients, 2015, 7(6): 4240-4270.

[38] 金伟丽, 付双莉, 魏静. 补充维生素 D 治疗婴幼儿反复呼吸道感染的临床疗效[J]. 深圳中西医结合杂志, 2020, 30(19): 24-26.

[39] Mathyssen C, Gayan-Ramirez G, Bouillon R, et al. Vitamin D supplementation in respiratory diseases: Evidence from randomized controlled trials[J]. Polish Archives of Internal Medicine, 2017, 127(11): 775.

[40] Camargo C A Jr, Ganmaa D, Sidbury R, et al. Randomized trial of vitamin D supplementation for winter-related atopic dermatitis in children[J]. J Allergy Clin Immunol, 2014, 134(4): 831-835.

[41] Di Filippo P, Scaparrotta A, Rapino D, et al. Vitamin D supplementation modulates the immune system and improves atopic dermatitis in children[J]. Int Arch Allergy Immunol, 2015, 166(2): 91-96.

[42] Telang S. Lactoferrin: A critical player in neonatal host defense[J]. Nutrients, 2018, 10(9): 1228.

[43] Hao Q, Dong B R, Wu T. Probiotics for preventing acute upper respiratory tract infections[J]. Cochrane Database of Systematic Reviews, 2015 (2).

[44] Hatakka K, Savilahti E, Pönkä A, et al. Effect of long term consumption of probiotic milk on infections in children attending day care centres: Double blind, randomised trial[J]. BMJ, 2001, 322(7298): 1327.

[45] Navarro-López V, Ramírez-Boscá A, Ramón-Vidal D, et al. Effect of oral administration of a mixture of probiotic strains on SCORAD index and use of topical steroids in young patients with moderate atopic dermatitis: A randomized clinical trial[J]. JAMA Dermatology, 2018, 154(1): 37-43.

[46] Guillemard E, Tondu F, Lacoin F, et al. Consumption of a fermented dairy product containing the probiotic Lactobacillus casei DN-114 001 reduces the duration of respiratory infections in the elderly in a randomised controlled trial[J]. British Journal of Nutrition, 2010, 103(1): 58-68.

[47] Makino S, Ikegami S, Kume A, et al. Reducing the risk of infection in the elderly by dietary intake of yoghurt fermented with Lactobacillus delbrueckii ssp. bulgaricus OLL1073R-1 [J]. Br J Nutr, 2010, 104 (7): 998-1006.

[48] 陈前利. 阿昔洛韦片联合香菇菌多糖片治疗复发性单纯性疱疹的临床分析[J]. 心理月刊, 2020, 16: 213.

[49] King Jr J C, Cummings G E, Guo N, et al. A double-blind, placebo-controlled, pilot study of bovine lactoferrin supplementation in bottle-fed infants[J]. J Pediatr Gastroenterol Nutr, 2007, 44(2): 245-251.

第六章

疲　劳

第一节　疲劳概述

一、疲劳无处不在

Ricci 等在 2007 年对美国劳动人群进行了一项调查，结果显示，38% 的员工报告说感到疲劳，其中三分之二的人提出在最近两周内工作效率降低。2008 年，Boksem 和 Tops 等调查发现，荷兰劳动人口中有一半的女性和三分之一的男性会抱怨疲劳。与 15 年前的类似报告相比，这一比例增长了近三分之一。健康人群中感到疲劳的比例可高达 45%。人群中疲劳时间持续 6 个月以上的有 2%～11%（慢性疲劳疾病范畴）。

中国大百科全书将"疲劳"定义为：以肌肉活动为主的体力劳动，或以精神和思维活动为主的脑力劳动，经过一定的时间和达到一定的程度后出现的作业能力的下降、疲劳感、肌肉酸痛或全身无力的现象。体力疲劳是肌肉感觉到能量或力量缺乏，常表现在一定体力活动之后。精神疲劳就是我们自觉倦怠、精力差或周身疲惫的感觉，缺乏动机及警觉，表现为头脑昏沉，四肢乏力，做事、思考时注意力不集中，记忆力差，工作效率低下，易出错，阅读障碍，学习和理解困难。

疲劳在健康或疾病人群中都十分常见。但是如果疲劳持续存在，可能就是在提醒你的身体出现了某些问题。美国疾病控制中心(CDC)将反复发作和持续 6 个月以上的疲劳定义为"慢性疲劳综合征"(CFS)。慢性疲劳综合征主要表现为持续的疲劳感，可能也会出现情绪低落，记忆力减退，注意力难以集中，关节和肌肉疼痛、头晕、头痛、淋巴结节和睡眠障碍等。普通人群患病率高达 2.54%。

二、自测疲劳程度

随着工业的发展，环境污染加剧，生活节奏加快，社会竞争增加，现代社会的人们体力活动减少，膳食结构不合理，身体素质降低，人们长期处于超负荷运行状态，长此以往，就容易出现疲劳。疲劳感是人们对于疲劳的主观感受，而作业效率下降则是疲劳的客观反映。在日常生活中，如果你时常感到疲惫、困倦、工作能力和注意力下降，那么可能是你的身体发出了"求救信号"。

我们可以通过疲劳评定量表评定疲劳程度。英国心理医学研究室的 Chalder T. 等于 1993 年设计编制了 FS-14(fatigue scale)量表。该疲劳评定量表中，1~8 项为体力疲劳相关题目，9~14 项为脑疲劳相关题目。若第 1~9、11、12 项答案为"是"，计为 1 分，答案为"否"，则计为"0"分。第 10、13、14 项反向计分，也就是说，回答"是"，计为 0 分；回答"否"，计为"1"分。最后，将 1~8 项的得分相加，就可以获得体力疲劳分数。将 9~14 项的分数相加，可以获得脑疲劳分数，体力疲劳分值最高为 8，脑力疲劳分值最高为 6，总分值最高为 14，分值越高，反映疲劳越严重。

表 6-1　疲劳评定量表(FS-14 量表)

	疲劳评定量表	是	否
1	你有过被疲劳困扰的经历吗？		
2	你是否需要更多的休息？		
3	你感觉到犯困或昏昏欲睡吗？		
4	你在着手做事情时是否感到费力？		
5	你在着手做事情时并不感到费力，但当你继续进行时是否感到力不从心？		

续表

	疲劳评定量表	是	否
6	你感觉到体力不够吗？		
7	你感觉到你的肌肉力量比以前减小了吗？		
8	你感觉到虚弱吗？		
9	你集中注意力有困难吗？		
10	你在思考问题时头脑像往常一样清晰、敏捷吗？		
11	你在讲话时出现不利落吗？		
12	讲话时，你发现找到一个合适的字眼很困难吗？		
13	你现在的记忆力像往常一样吗？		
14	你还喜欢做过去习惯做的事情吗？		

三、疲劳的相关知识

疲劳是人体肌肉工作或运动到一定时间出现的肌肉以及其他器官，甚至整个机体工作能力暂时下降的现象。它是机体的主观感受症状和保护性应激反应，是体力减弱或丧失的一种复杂的生理心理及病理现象的综合体现。

疲劳不仅存在于诸多躯体性、心理精神疾病及人体其他疾病的进程中，在健康人群中也多有发生。1982年，第五届国际运动生化会议将"运动性疲劳"定义为：机体生理过程不能将其机能持续在一特定水平，或各器官不能维持其预定的运动强度。疲劳症状的表现具有多样性，包括疲乏、困倦、无力、疲惫、酸痛等数十种疲劳感受症状。

疲劳产生的原因十分复杂。影响人体生理和心理功能状态的因素都可能会导致疲劳的发生，如社会环境、工作环境、人际关系、身体状况等因素。劳动过程中，人体承受了肉体和精神上的负荷，并且随着时间不断累积，最终导致疲劳的发生。其中，工作负荷的强度、速度和持续时间都会进一步影响疲劳程度。

现代社会中，多数人的体力劳动强度不同程度地减轻，但脑力疲劳却与日俱增。睡眠不足和长时间的工作，都是导致脑力疲劳的重要原因。

第二节　疲劳的形成机制

一、现代医学解读疲劳

疲劳的发生原因多种多样，一般认为，疲劳是一个复杂的多因素、多阶段过程，包括能量消耗、代谢产物积累、神经递质变化、自由基过度生成和神经内分泌紊乱。

（一）能量消耗

三磷酸腺苷（ATP）是支持肌肉收缩活动的直接能量，在运动过程中对 ATP 的需求会迅速增加。与静止的骨骼肌相比，在短跑运动中 ATP 的需要量可以增加 100 倍。葡萄糖是 ATP 的主要来源，运动中肌肉不仅会消耗肌糖原，也会利用血糖，血糖水平的下降会导致机体功能不足。

脑力活动需要消耗大量的能量。正常情况下，神经元只能通过葡萄糖来供给能量，维持大脑的代谢每日需要 100~120g 葡萄糖。如果脑力活动大幅度增加，而葡萄糖或能量的供给相对或绝对减少，就会导致脑细胞能量耗竭，精神活动能力下降，最后出现疲劳的症状。这时，通常会伴随着睡意增加、工作效率受损以及警觉性的下降。当人感到疲劳时，脑氨浓度显著上升导致脑内 ATP 合成速率的降低，以及大脑中 ATP 水平和血糖含量下降，从而出现大脑细胞工作能力下降，最终导致中枢疲劳状态。

（二）代谢产物积累

当机体剧烈运动持续较长时间，肌肉将处于相对缺氧状态。此时，葡萄糖进行无氧分解为肌肉提供能量，同时产生乳酸。研究显示，剧烈运动情况下肌肉中的乳酸含量比安静时增加约 30 倍。乳酸的积累使肌细胞 pH 下降。pH 下降会使肌浆网上的钙离子泵效率降低，影响肌纤维的收缩特性，从而产生疲劳。剧烈运动或长时间工作，导致体内渗透压平衡、酸碱平衡、水分平衡等失调，从而使工

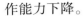

作能力下降。

(三)神经递质变化

神经递质是中枢神经活动的重要物质基础。大脑功能并不是由单一的神经递质系统决定的。经过实验研究推测，与脑力疲劳相关的神经递质主要是多巴胺（DA）和5-羟色胺（5-HT），含有这两种递质的神经元分别称为多巴胺能神经元和5-羟色胺能神经元，它们的功能状态相对平衡，对维持正常精神状态具有重要意义。

长时间运动时，大脑5-HT活动增加，导致嗜睡和运动能力降低。睡眠剥夺试验表明，受试者脑内DA含量下降，而5-HT含量升高，通过提高脑内DA的含量或降低5-HT，可缓解脑力疲劳的症状。

(四)自由基过度生成

肌肉收缩活动耗氧量很高，因此在体育锻炼过程中会不断产生自由基（ROS）。过量的ROS会扰乱骨骼肌细胞中Ca^{2+}稳态，导致肌纤维损伤，诱导炎症反应。

肌浆网（SR）参与Ca^{2+}稳态调节，提高肌肉收缩效率。肌浆网上的Ca^{2+}释放通道雷尼丁受体（RyR）和Ca^{2+}-ATP酶（SERCA）都含有对氧化还原调节敏感的巯基。暴露于ROS可促进RyR的激活，导致SR Ca^{2+}释放升高。氧化应激会通过靶向RyR和SERCA来影响SR Ca^{2+}稳态。ROS还会导致肌丝对钙的反应性降低。ROS还可以直接对肌凝蛋白重链蛋白和肌钙蛋白C的结构造成氧化损伤，从而导致功能损害。

(五)神经内分泌紊乱

下丘脑、垂体、肾上腺是HPA轴的主要组成部分。HPA轴是机体内分泌系统的重要调节通路，提供了将神经信息转换成生理反应的模式，其中，下丘脑是机体激素水平的控制中心。机体接收到的各种应激信号通过传入神经通路进入大脑皮层及边缘系统，再由此发出信号进入下丘脑，应激发生时，下丘脑室旁核（PVN）分泌促肾上腺皮质素释放激素（CRH），CRH经垂体门脉血流到达垂体，与相应受体结合，刺激垂体分泌促肾上腺皮质激素（ACTH），ACTH 经血液循环到达肾上腺，与相应受体结合后，刺激肾上腺皮质合成和分泌糖皮质激素（GC），主要为氢化可的松（CORT）。CORT 的分泌又可以反馈抑制 ACTH 和 CRH 的生成，这样就形成了 HPA 轴的环行调节通路。由下丘脑、垂体和肾上腺组成由上到下三级管理功能轴，CRH、ACTH 和 CORT 的释放从三个层次反映了 HPA 轴的功能。

然而，在长期炎症应力下，炎症因子会对 HPA 轴产生抑制作用，例如 TNF-α 会抑制 ACTH 诱导的皮质醇的释放，并通过降低肾上腺素细胞色素 P450 氧化酶类 mRNA 的合成增加雄激素的合成。另外，CFS 患者体内巨噬细胞 M1 激活，除了导致 TNF-α 等促炎因子的产生增加，还会导致以白介素-10（IL-10）与转化生长因子-β（TGF-β）增加为特征的调节性 T 细胞（Treg）免疫应答的激活，IL-10 与 TGF-β 的偶联继而抑制 HPA 轴活动，从而减少皮质酮的产生。当 HPA 轴功能减退，皮质酮 CORT 分泌水平下降，就会引起人体乏力、软弱、精神萎靡、食欲减退、肌肉或关节疼痛等一系列疲劳症状。

尽管经过了 100 多年的不懈努力，关于精神疲劳起源和机制的成熟理论仍未形成，与疲劳机制相关的研究还在不断进行着。

二、中医解读疲劳

《黄帝内经》中有对疲劳的详细论述，其他典籍中也多有记载，如《素问·宣明五气》中："久视伤血，久卧伤气，久坐伤肉，久立伤骨，久行伤筋。"《灵枢·惑论》云："故神劳则魂魄散、志意乱。"《素问·举痛论》曰："有所劳倦，形气衰少"，《素问·四时刺逆从论》载："夏刺经脉，血气乃竭，令人解亦。"由此可知劳则伤气、耗气，活动过度也可引起疲劳，而且思虑过度、气血不足均是产生疲劳的原因。

疲劳产生的病因有外感，有内伤，有内外相合而致，外感包括暑、湿、风、寒等，其中以暑、湿为多，外感暑热伤气、伤津，以致体倦身热，汗多脉虚；外感湿邪，损伤阳气，多表现为周身困重，四肢倦怠；内伤包括饮食、劳倦、七情等，其中以过劳最为常见，包括劳力、劳神和房劳过度。

形体疲劳多由脾气虚弱、肝肾不足，兼感潮触冷，经脉不舒所致，故宜补气健脾、滋养肝肾、活血通络，可以人参、黄芪、当归、桂枝、薏仁、姜黄、杜仲、牛膝、枳壳、枸杞等配方内服；兼以舒筋活血、行气通络的伸筋草、川芎、路路通、丝瓜络、艾叶、当归、桂枝等熏洗或熏蒸外用治疗。

神志疲劳多由心血不足、神志失调所致，可用人参、麦冬、天冬、当归、枳壳、酸枣仁、丹参等养血宁心安神；还可用健脾补心之药，如甘草、大枣、淮山药、玉竹、小麦等，健补脾气而不辛燥，配伍养心药，如桑椹子、酸枣仁、五味子、天门冬敛心阴，滋阴补血安神，又以牡蛎加强其安神的作用。诸药合用，共奏养心安神之效。

第三节　疲劳的缓解

一、药物干预

(一)西医药物

现代社会中，虽然大多数人的体力劳动强度有所减轻，但脑力劳动强度却明显加重，再加上生活节奏加快、社会竞争压力增大，导致精神疲劳人群不断扩大，脑力疲劳程度不断加重。由此发展而来的慢性疲劳综合征，正威胁着人们的身心健康。目前几乎没有药物能治愈这种疾病，但药物可以帮助缓解和控制症状，尤其是对由各种疾病原因引起的慢性疲劳综合征，这些药物包括止痛药、非甾体类抗炎药、抗惊厥药、抗抑郁药、麻醉药、抗病毒和免疫调节药物。

由于抑郁症和慢性疲劳综合征之间有密切联系，所以 CFS 患者经常服用抗抑郁药物来治疗继发性抑郁或情绪波动。奈法唑酮可以改善情绪、疲劳和睡眠障碍。三环类抗抑郁药可以小剂量服用，以提高睡眠质量和减轻疼痛，如三环阿米替林，可以缓解失眠和精力不足；其他三环类药物(多塞平、地西帕明、去甲替林、氯米帕明和亚米帕明)可以改善睡眠和缓解疼痛，但是可能需要 3~4 周时间才能起效。同时，抗抑郁药物的使用仍存在很多争议，CFS 患者对高剂量的抗抑郁药物常常出现不耐受现象。当慢性疲劳综合征患者伴有多种症状，通过药物治疗改善的效果并不理想。

（二）中医药物

中医学认为，体力产生与耐力维持的物质基础是机体内的精津气血，这些物质的化生与输布与五脏功能密切相关。运动性疲劳与脏之虚损与功能失调有关。形体疲劳多由脾气虚弱、肝肾不足，兼感潮触冷、经脉不舒所致，故宜补气健脾、滋养肝肾、活血通络，以人参、黄芪、当归、桂枝、薏仁、姜黄、杜仲、牛膝、枳壳、枸杞等配方内服；兼以舒筋活血、行气通络的伸筋草、川芎、路路通、丝瓜络、艾叶、当归、桂枝等熏洗或熏蒸外用治疗。

对于精神疲劳，目前中医治疗还没有统一的治疗方案，中医多根据病人的不同辨证分型进行治疗。有研究显示，运用归脾汤治疗心脾两虚型慢性疲劳综合征患者，总有效率达85%。

归脾汤由黄芪、酸枣仁、党参、龙眼肉、白术、远志、当归等组成，通过补益心脾、安神益气之法，使神疲乏力、心悸、气短、失眠、腹胀得到缓解。其中，黄芪始载于《神农本草经》，味甘，其性微温，属脾、肺二经，具有健脾补中、益卫固表、脱毒生肌、利尿的功效。该方有气血双补，心脾同治之功，重在补脾气，脾气得补，心神自然得养。诸药合用，共成健脾与养心同施、益气与补血相融之剂，为治疗思虑过度、劳伤心脾、气血两虚之良方。

温胆汤合四逆散可以明显改善肝郁脾虚型疲劳综合征引发的各临床症状，能够提高机体免疫力，增加机体耐受力，明显改善神疲乏力、胸脘痞闷、食少纳呆、抑郁善怒等症状，对照实验中，对体力和情致的改善不明显，治疗组有效率明显优于盐酸氟西汀胶囊对照组。温胆汤源于孙思邈的《备急千金要方》，该方为理气化痰、和胃利胆的重要方剂，药理表明，温胆汤能提高机体免疫力，对抑郁症、癫狂等具有一定的治疗作用。四逆散源于张仲景的《伤寒论》，该方为透邪解郁、疏肝健脾的有效方剂，药理研究表明，该方可刺激机体免疫因子，对机体脂质代谢紊乱有明显的改善作用。此合用方剂药物组成为半夏、竹茹、炙甘草、柴胡、芍药、枳实、生姜、橘皮，该方具开郁散结、理气健脾之效。

二、中医方法

中医缓解疲劳的方法还包括针灸、推拿、拔罐等物理疗法。其中，针灸疗法具有行气活血、补益肾气、健脾和胃、舒筋止痛、缓解疲劳的作用。针灸背俞穴也被应用于慢性疲劳综合征的治疗，并取得良好的临床效果。齐惠景等（2015）采用醒脑开窍法针灸配合捏脊对慢性疲劳综合征进行治疗，4个疗程后，39例患者总有效率达89.74%。梁蔚莉等（2018）采用背俞穴隔药饼灸治疗慢性疲劳综合征患者，结果患者疲劳量表FS-14评分降低，匹兹堡睡眠质量指数（PSQI）降低，该法能够显著改善疲劳状态及睡眠质量。

按压推拿法是一种以手指为主，垂直按压人体的推拿方法，融合了中医针灸学和传统推拿术的精华。陈媛清等（2014）研究发现，推拿手法配合捏脊法，可明显提高治疗气虚型CFS的疗效。

拔罐产生的温热和负压具有调节脏腑气机、改善脏腑功能、鼓动气血运行、增强人体抗疲劳机能的作用。临床上常采用背部走罐治疗慢性疲劳综合征。陈翔等（2014）运用走罐法与闪罐法治疗慢性疲劳综合征，两组分别接受走罐治疗和闪罐治疗的患者在治疗后生活质量均有所改善，且走罐组效果更佳。

综上所述，中医物理疗法可以调节脏腑功能，调补全身阳气，充养全身经脉，调和气血，从而使疲劳、乏力、失眠、疼痛等症状得到缓解。

三、营养补充剂

（一）咖啡因

咖啡因是最常用的提神成分，它的来源有茶、巧克力、可乐等。咖啡因能够同时缓解体力疲劳和精神疲劳。咖啡因通过激活肌浆网上的兰尼碱敏感钙通道，促进细胞内的钙离子释放，增加肌纤维对钙的敏感性，导致肌肉收缩增强；促进脂肪氧化动员，有效节省糖原；增加静息肌肉中乙酰辅酶A和柠檬酸盐的浓度而抑制糖原分解，通过抑制磷酸二酯酶提高运动时肌肉中环磷酸腺苷（cAMP）的含量，从而促进新陈代谢，增强力量，提高运动能力。

咖啡因还能够作为中枢神经系统兴奋剂，改善情绪和认知能力，缓解精神疲劳。咖啡因的中枢神经系统效应是通过它在腺苷受体的 A1 和 A2A 亚型上的拮抗作用介导的。行为测试表明，服用咖啡因后，信息处理效率普遍提高，同时脑电图数据分析结果也支持咖啡因的认知改善能力。Maridakis 等（2009）发现，服用 100mg 咖啡因后，POMS-BF 情绪问卷和持续注意力认知测试结果都有改善，提示咖啡因可以有效改善精神疲劳。美国睡眠医学研究院发现，咖啡因（剂量为 70～150mg）能够在急性睡眠剥夺之后改善任务表现，增加警觉性。

但是如果一次性摄入过量的咖啡因，则会产生不良反应。咖啡因中毒的常见特征包括焦虑、躁动、不安、失眠、胃肠道紊乱、震颤、精神运动性躁动。一般来说，危及生命的咖啡因过量摄入，大部分是由于使用含咖啡因的药物造成的，而且与血液浓度超过 80mg/L 有关，而不是由含咖啡因的食物或饮料导致的。

（二）人参

人参是传统的滋补名贵药材，具有大补元气、复脉固脱、补脾益肺、生津养血、安神益智等功效。李时珍《本草纲目》记载：“人参甘温无毒，治男妇一切虚证……劳倦内伤……”人参中主要活性成分为人参皂苷，具有显著抗中枢疲劳的作用。

临床实验结果显示，纤维肌痛症患者连续 12 周服用人参提取物，视觉模拟评分（VAS）显示疼痛减轻，疲劳缓解，睡眠改善，疲劳的平均得分显著降低。原发性慢性疲劳患者连续服用人参提取物 4 周，可降低活性氧（ROS）和丙二醛（MDA）水平，增加谷胱甘肽（GSH）浓度，降低总疲劳程度数值量表评分。

人参皂苷通过提高 HPA 轴敏感性，刺激垂体分泌 ACTH，在 cAMP 的介导下刺激肾上腺分泌皮质酮，维持 HPA 轴的兴奋性。人参皂苷还能通过增加海马中去甲肾上腺素（NE）、DA，降低 γ-氨基丁酸（GABA）和 5-HT 水平，降低 5-HT/多巴胺的比值，延后疲劳的产生，加速疲劳期的恢复速度。

（三）枸杞

枸杞味甘、性平，具有补肝益肾之功效。《本草纲目》云：“久服坚筋骨，轻身不老，耐寒暑。”中医常用枸杞来治疗肝肾阴亏、腰膝酸软、头晕、健忘、目眩、目昏多泪、消渴等病症。

枸杞能够通过减弱肾上腺激素反应，下调皮质醇、脱氢表雄酮和乳酸水平，缓解运动后疲劳。枸杞多糖能够显著改善运动负荷适应性，增强耐力，加速疲劳的消除。其原因在于枸杞多糖可增强肌肉和肝糖原的储存，增加运动前后乳酸盐脱氢酶(LDH)的活性，降低剧烈运动后血尿素氮的增加，加速运动后血尿素氮的清除。枸杞多糖还具有较强的抗氧化能力，能明显提高 SOD，降低 MDA，延长运动时间。此外，枸杞多糖还能使骨骼肌组织脂质过氧化水平降低和抗氧化酶活性增加，改善细胞内钙稳态失衡，增加线粒体膜电位，抑制线粒体流动性和肿胀，改善线粒体功能。

在心理疲劳模型中，枸杞多糖能够改善自主活动、焦虑、学习和记忆衰退状况。连续服用 120mL 枸杞果汁，能够使运动表现、活动专注力、精神敏锐度、平静度显著提高，睡眠质量改善，不易惊醒，健康、满足和幸福感等方面的评分显著提升。

（四）辅酶 Q10

辅酶 Q10(又称泛素-10)是细胞能量生产和执行抗氧化功能的重要营养物质。与健康的人相比，慢性疲劳综合征患者的 CoQ10 水平降低，而且他们往往存在线粒体功能障碍，这使得 ATP 的产生减少，引发其他不适症状。

有研究显示，服用辅酶 Q10 连续 12 周，能够改善慢性疲劳症状(例如夜间醒来)。还有研究显示，单独使用还原型烟酰胺腺嘌呤二核苷酸(NADH)或联合使用 CoQ10，可以减少慢性疲劳综合征患者的疲劳感受。CoQ10 和 NADH 通过改善线粒体氧化磷酸化增加细胞 ATP 的产生，有助于缓解疲劳和其他慢性疲劳症状。

四、运动疗法

运动也能够缓解疲劳，提高记忆力和注意力。综合多项研究结果发现，进行有氧运动，能够提高心肺功能，改善信息处理的速度和注意力。其作用机制在于，短时有氧运动可增加相关脑区的血流量，提高大脑的摄氧量和新陈代谢，增加神经网络的信息传递；中等强度的有氧运动还能够促进脑源性神经营养因子的分泌，增加神经元的活动性和敏感性，从而提升认知能力。

运动疗法有助于减轻疲劳症状。多项研究显示，患有慢性疲劳综合征的人可采用运动疗法，此疗法对疲劳感、睡眠、生理功能、整体健康的感知变化有着积极影响。人们也可以选择在家锻炼，每周锻炼 3~5 次，每次锻炼持续 5~15 分钟，锻炼方式也很多样，可采用有氧运动疗法，如散步、游泳、骑自行车或跳舞。合理地锻炼身体可以促进人体气血畅通，缓解疲劳，但应注意运动适度，过量运动则会增加身体负担，加重疲劳程度。

除此以外，还可以通过聆听音乐、睡眠、安静休息等方法缓解疲劳，这些方法大多能够暂停大脑的某一项功能，使得相关脑区进行能量和功能的恢复，是成本低、效果好的疲劳缓解方式。

📝 参考文献

[1] Finsterer J, Mahjoub S Z. Fatigue in healthy and diseased individuals[J]. Am J Hosp Palliat Care, 2014, 31 (5): 562-575.

[2] Reeves W C, Jones J F, Maloney E, et al. Prevalence of chronic fatigue syndrome in metropolitan, urban, and rural Georgia[J]. Population Health Metrics, 2007, 5(1): 5.

[3] Chalder T, Berelowitz G, Pawlikowska T, et al. Development of a fatigue scale[J]. Journal of Psychosomatic Research, 1993, 37(2): 147-153.

[4] 孙林辉, 朱鹏烨, 袁晓芳, 等. 脑疲劳测度方法对比实验研究[J]. 人类工效学, 2018, 24(06): 32-38.

[5] 宋爱芹, 李印龙, 翟景花, 等. FAI 与 FS-14 对济宁市女性医护人员疲劳评定的关联性分析[J]. 济宁医学院学报, 2010, 33(002): 140-142.

[6] 刘珊, 贾丹兵, 李乃民, 等. 基于疲劳学的特征及分类浅析[C]. 福州: 中国中西医结合学会诊断专业委员会年会, 2009.

[7] Ma X, Chen H, Cao L, et al. Mechanisms of physical fatigue and its applications in nutritional interventions[J]. Journal of Agricultural and Food Chemistry, 2021.

[8] Meeusen R, Watson P, Hasegawa H, et al. Central fatigue[J]. Sports Medicine, 2006, 36(10): 881-909.

[9] Morris G, Anderson G, Maes M. Hypothalamic-pituitary-adrenal hypofunction in myalgic encephalomyelitis (ME)/chronic fatigue syndrome(CFS) as a consequence of activated immune-inflammatory and oxidative and nitrosative pathways[J]. Molecular Neurobiology, 2017, 54(9): 6806-6819.

[10] Hockey G R J. A motivational control theory of cognitive fatigue. In: Ackerman PL, editor. Cognitive fatigue: multidisciplinary perspectives on current research and future applications [J]. Washington: American

Psychological Association, New York: IEEE, 2011: 167-87.

[11] 梅荣军, 王宇航, 赵虎. 慢性疲劳综合症中医辨证分型研究近况[J]. 中医药信息, 2011, 28(3): 149-152.

[12] Cleare A J, Reid S, Chalder T, et al. Chronic fatigue syndrome[J]. BMJ Clin Evid, 2015, 28: 1101.

[13] Pae C U, Marks D M, Patkar A A, et al. Pharmacological treatment of chronic fatigue syndrome: Focusing on the role of antidepressants[J]. Expert Opinion on Pharmacotherapy, 2009, 10(10): 1561-1570.

[14] Clemons A, Vasiadi M, Kempuraj D, et al. Amitriptyline and prochlorperazine inhibit pro-inflammatory mediator release from human mast cells-Possible relevance to chronic fatigue syndrome[J]. Journal of Clinical Psycho-pharmacology, 2011, 31(3): 385.

[15] Yancey J R, Thomas S M. Chronic fatigue syndrome: Diagnosis and treatment[J]. American Family Physician, 2012, 86(8): 741-746.

[16] 尹艳, 王奕丹, 左冬冬, 等. 中西医治疗慢性疲劳综合征研究进展[J]. 中医药信息, 2019, 36(04): 122-125.

[17] 欧洋, 肖蕾, 李京, 等. 归脾汤加减治疗心脾两虚型慢性疲劳综合征的临床研究[J]. 中医药信息, 2018, 35(02): 87-90.

[18] 高静, 庞敏. 温胆汤合四逆散治疗肝郁脾虚型疲劳综合征的临床研究[J]. 中医药信息, 2016, 33(01): 72-75.

[19] 齐惠景, 齐惠涛, 李兴超, 等. 醒脑开窍法治疗慢性疲劳综合征[J]. 中华针灸电子杂志, 2015, 4(04): 164-166.

[20] 梁蔚莉, 何采辉, 易展. 背俞穴隔药饼灸治疗慢性疲劳综合征疗效观察[J]. 上海针灸杂志, 2018, 37(08): 843-846.

[21] 陈媛清, 杨广印, 杨素音. 推拿治疗气虚型慢性疲劳综合征39例[J]. 福建中医药, 2014, 45(01): 23-24.

[22] 陈翔. 走罐法与闪罐法干预慢性疲劳综合征的临床对比性研究[D]. 北京: 北京中医药大学, 2014.

[23] 王潭, 席娜娜, 郑荣远. 咖啡因作为中枢腺苷受体拮抗剂的应用[J]. 国际药学研究杂志, 2009, 36(04): 249-253.

[24] Graham T E, Battram D S, Dela F, et al. Does caffeine alter muscle carbohydrate and fat metabolism during exercise [J]. Appl Physiol Nutr Metab, 2008, 33(6): 1311-1318.

[25] Lorist M M, Tops M. Caffeine, fatigue, and cognition[J]. Brain and Cognition, 2003, 53(1): 82-94.

[26] Maridakis V, Herring M P, O'Connor P J. Sensitirity to change in cognitive performance and mood measures of energy and fatigue in response to differing doses of caffeine or breakfast[J]. Int J neurosci, 2009, 119(7): 975-994.

[27] Bonnet M H, Balkin T J, Dinges D F, et al. The use of stimulants to modify performance during sleep loss: A

review by the sleep deprivation and stimulant task force of the American academy of sleep Medicine［J］. Sleep, 2005, 28(9): 1163-1187.

［28］ Cappelletti S, Piacentino D, Fineschi V, et al. Caffeine-related deaths: Manner of deaths and categories at risk［J］. Nutrients, 2018, 10(5): 611.

［29］ 姚根兰, 张娅萍, 欧阳柳凤, 等. 人参抗疲劳作用的研究进展［J］. 世界中西医结合杂志, 2015, 000 (008): 1174-1177.

［30］ 刘飞祥, 林子璇, 张怀亮, 等. 人参抗疲劳的作用机制和潜在靶点研究［J］. 中国中药杂志, 2019, 44(24): 5479-5487.

［31］ 张祥, 张晶莹, 宋昕恬, 等. 人参皂苷的抗疲劳作用研究［J］. 安徽农业科学, 2018, 46(05): 12-14.

［32］ Braz A S, Morais L C S, Paula A P, et al. Effects of Panax ginseng extract in patients with fibromyalgia: A 12-week, randomized, double-blind, placebo-controlled trial［J］. Revista Brasileira de Psiquiatria, 2013, 35 (1): 21-28.

［33］ 陈昱, 李念. 人参总皂苷对运动性疲劳大鼠海马组织中单胺类递质的影响［J］. 西安体育学院学报, 2011, 28(01): 99-101, 128.

［34］ 李慧, 刘淑莹, 王冰. 人参皂苷对 HPA 轴作用的研究进展［J］. 药学学报, 2014, 49(5): 569-575.

［35］ Hiai S, Yokoyama H, Oura H. Features of ginseng saponin-induced corticosterone secretion［J］. Endocrinologia Japonica, 1979, 26(6): 737-740.

［36］ Amagase H, Nance D M. Lycium barbarum fruit(Goji) attenuates the adrenal steroid response to an exercise challenge and the feeling of tiredness: A randomized, double-blind, placebo-controlled human clinical study［J］. Journal of Food Research, 2012, 1(2): 3.

［37］ Zhao R, Cai Y, Shao X, et al. Improving the activity of Lycium barbarum polysaccharide on sub-health mice［J］. Food & Function, 2015, 6(6): 2033-2040.

［38］ 王建华, 张民, 甘璐, 等. 枸杞多糖-2 的抗羟基自由基氧化作用［J］. 食品科学, 2001, 22(1): 11-13.

［39］ 韩朔. 枸杞多糖对脑力疲劳型心理亚健康模型大鼠认知功能的影响［D］. 安徽: 皖南医学院, 2017.

［40］ Maes M, Mihaylova I, Kubera M, et al. Coenzyme Q10 deficiency in myalgic encephalomyelitis/chronic fatigue syndrome(ME/CFS) is related to fatigue, autonomic and neurocognitive symptoms and is another risk factor explaining the early mortality in ME/CFS due to cardi［J］. Neuroendocrinology Letters, 2009, 30(4): 470-476.

［41］ Fukuda S, Nojima J, Kajimoto O, et al. Ubiquinol-10 supplementation improves autonomic nervous function and cognitive function in chronic fatigue syndrome［J］. Biofactors, 2016, 42(4): 431-440.

［42］ Forsyth L M, Preuss H G, MacDowell A L, et al. Therapeutic effects of oral NADH on the symptoms of patients with chronic fatigue syndrome［J］. Annals of Allergy, Asthma & Immunology, 1999, 82(2): 185-191.

［43］ Castro-Marrero J, Cordero M D, Segundo M J, et al. Does oral coenzyme Q10 plus NADH supplementation improve fatigue and biochemical parameters in chronic fatigue syndrome? [J]. Antioxid Redox Signal, 2015, 22(8): 679-685.

[44] Angevaren M, Aufdemkampe G, Verhaar H J J, et al. Physical activity and enhanced fitness to improve cognitive function in older people without known cognitive impairment[J]. Cochrane Database of Systematic Reviews, 2008(2).

[45] Colcombe S J, Erickson K I, Scalf P E, et al. Aerobic exercise training increases brain volume in aging humans [J]. J Gerontol A Biol Sci Med Sci, 2006, 61(11): 1166-1170.

[46] Ferris L T, Williams J S, Shen C L. The effect of acute exercise on serum brain-derived neurotrophic factor levels and cognitive function [J]. Med Sci Sports Exerc, 2007, 39(4): 728-734.

[47] Adachi N, Numakawa T, Richards M, et al. New insight in expression, transport, and secretion of brain derived neurotrophic factor: Implications in brain -related diseases [J]. World J Biol Chem, 2014, 5 (4): 409.

[48] Gunstad J, Benitez A, Smith J, et al. Serum brain derived neurological factor is associated with cognitive function in healthy older adults [J]. Geriatric Psychiatry Neural, 2008, 21(3): 166-170.

[49] Larun L, Brurberg K G, Odgaard-Jensen J, et al. Exercise therapy for chronic fatigue syndrome[J]. Cochrane Database of Systematic Reviews, 2019(10).

第七章
血脂偏高

第一节　血脂偏高亚健康问题的表现

一、血脂偏高的危害

我国成年人血脂异常总体患病率(定义为存在任一类型的血脂异常)近年来大幅升高。2002 年、2010 年、2011 年和 2012 年中国 18 岁以上人群血脂异常总体患病率分别为 18.6%、34.0%、39.91% 和 40.4%。

目前,血清总胆固醇(TC)、总甘油三酯(TG)、低密度脂蛋白胆固醇(LDL-C)和高密度脂蛋白胆固醇(HDL-C)仍是临床血脂检测最常用的基本项目。

表 7-1　各项指标检测方法

指标	检测方法	误差要求
血清 TC	包括化学法、色谱法和酶法等,其中酶法最为简便,易自动化,分析性能良好,是目前 TC 常规测定普遍使用的方法	±3%
血清 TG	包括化学法、色谱法和酶法等,其中酶法是目前普遍采用的 TG 常规测定方法	±5%

续表

指标	检测方法	误差要求
血清 HDL-C	包括超速离心法、电泳法、色谱法，沉淀法、匀相法等。目前 HDL-C 常规测定的主要方法为匀相法，包括清除法、PEG 修饰酶法、选择性抑制法、免疫分离法等，匀相法的最大优点是使用方便，不需样品处理，分析性能良好，但部分方法可能存在特异性问题	±5%
血清 LDL-C	包括超速离心法、电泳法、色谱法、公式计算法、沉淀法、匀相法等。匀相法是我国目前测定 LDL-C 的主要方法，包括清除法、环芳烃法、可溶性反应法和保护胜试剂法等，这类方法使用方便，可分析高 TG 样品，但部分方法可能存在特异性问题	±4%

动脉粥样硬化心血管疾病（ASCVD）为临床中常见的疾病之一，主要包括冠心病、卒中和外周血管疾病，具有高致死率和高致残率，ASCVD 死亡占居民疾病死亡构成40%以上，居首位。LDL-C 或 TC 水平对个体或群体 ASCVD 发病危险具有独立的作用。全面评价 ASCVD 总体危险，是防治血脂异常的必要前提。根据个体 ASCVD 危险分层，可有助于判断血脂异常干预的目标水平。

血脂异常危险等级分为极高危、高危、中危、低危，其中，前两种危险程度可以直接确定，中危与低危则需要评估 10 年 ASCVD 的发病风险。

符合下列任意条件者，直接列为高危或极高危人群。

极高危：ADCVD 患者，包括急性冠脉综合征、稳定性冠心病、血运重建术后、缺血性心肌病、缺血性脑卒中、短暂性脑缺血发作、外周动脉粥样硬化病等。

高危：LDL-C≥4.9mmol/L 或 TC≥7.2mmol/L，糖尿病患者 1.8mmol/L≤LDL-C<4.9mmol/L 或 3.1mmol/L≤TC<7.2mmol/L 且年龄≥40 岁。

二、非酒精性脂肪肝

脂肪肝中非酒精性脂肪肝（non-alcoholic fatty liver disease，NAFLD）发生率较高，亚洲多数国家患病率均在 25%以上，其诊断首先需要排除乙醇滥用等可能导致肝脂肪变的各种病因。NAFLD 评估需要判断肝脂肪变、纤维化、脂肪性肝炎症（NASH）等是否存在，对严重情况进行评估，进而实施合适的治疗。

（1）排除酒精、药物等因素。无过量饮酒史，折合乙醇量为：男性小于30g/日，女性小于20g/日。在排除酒精因素之后，仍需排除药物副作用因素，如他莫昔芬、糖皮质激素等。自身免疫性肝炎、炎症性肠病等也会导致脂肪肝发生，在确定 NAFLD 时，需要予以排除。NAFLD 更多是由于营养过剩、胰岛素抵抗、代谢紊乱而造成。肥胖、2 型糖尿病、心血管疾病等会对 NAFLD 产生促进作用，临床上需予以重视。

（2）肝脂肪变。肝脂肪变与肝脏炎症损伤程度、纤维化相关度高，诊断工具主要为 B 超、磁共振波谱分析。前者应用范围广，但是敏感性低；后者准确性高，但是费用较高，普及率不高。肝脂肪变诊断还需结合 BMI 指数、腰围、血清 TG、GGT 等指标，以便于更全面地评估肝脂肪变。

（3）脂肪性肝炎。临床上 NAFLD 患者中 10%～30% 会发生脂肪性肝炎（NASH），而脂肪性肝炎是肝硬化及肝癌发生的中间阶段。NASH 诊断金标准为肝活组织检查。NAFLD 发展严重时则演变为 NASH，表现为 5% 以上肝细胞脂肪变合并小叶内炎症以及肝细胞气球样变性。

（4）肝纤维化。肝纤维化一旦出现，则表明肝脏出现不良病理性的特征，药物干预之下是可逆的。基于 FibroScan 的振动控制瞬时弹性成像（VCTE）检测的肝弹性值，可以区分是否存在肝纤维化，效果要优于临床参数、血清标记物组合的多种预测模型。肝纤维化进一步发展，则可引发肝硬化。

（5）代谢和心血管因素。NAFLD 与心血管因素，如腹型肥胖、高血压、高甘油三酯血症、低高密度脂蛋白胆固醇血症、高血糖等关系紧密，多互为因果关系。NAFLD 患者需要及时评估上述风险因素，进行相对疾病管控。

第二节　血脂偏高相关基础知识

一、血脂偏高

血脂偏高通常指血清中总胆固醇（TC）和甘油三酯（TG）水平高于正常水平，

高密度脂蛋白胆固醇（HDL-C）低于正常水平，上述两种情况皆属于高血脂。

高血脂按照病因分类，可分为继发性高脂血症及原发性高脂血症。继发性高脂血症是指由于其他疾病所引起的血脂异常，继发性病因包括肥胖、糖尿病、肾病综合征、甲状腺功能减退症等。原发性高血脂则主要由单一或者多基因突变所致，部分人群可由基因突变与不良生活方式共同作用导致，不良习惯包括高能量、高脂肪、高糖饮食以及过量饮酒。

高血脂中 TG 与 TC 升高是动脉粥样硬化心血管疾病（ASCVD）发生发展中最主要的致病性危险因素。因此，防控血脂异常对于预防 ASCVD 显得极为重要。

目前临床诊断多以实验室检查结果为主。血脂异常评定的指标包括总胆固醇（TC）、低密度脂蛋白胆固醇（LDL-C）、高密度脂蛋白胆固醇（HDL-C）、非高密度脂蛋白胆固醇（非-HDL-C）、甘油三酯（TG）。

表 7-2　血脂水平分级标准　　　　　　　　　　（单位：mmol/L）

分级		TC	LDL-C	HDL-C	TG
正常	理想水平	—	浓度<2.6	—	—
	合适水平	浓度<5.2	浓度<3.4	—	浓度<1.7
异常	边缘水平	5.2≤浓度<6.2	3.4≤浓度<4.1	—	1.7≤浓度<2.3
	升高	浓度≥6.2	浓度≥4.1	—	浓度≥2.3
	降低	—	—	浓度<1.0	—

注：数据来源于《血脂异常基层诊疗指南（2019 年）》。

高血脂的临床表现较少，往往是在患者因其他疾病以及心血管疾病并发症就诊时得以发现并确诊。定期监测血脂水平变化是防治血脂异常及 ASCVD 的重要方法。

二、脂肪肝危害

NAFLD 是胰岛素抵抗（insulin resistance，IR）和遗传易感所引发的代谢应激性肝损伤。NAFLD 同时与肥胖、2 型糖尿病、ASCVD、MetS① 密切相关，在肥胖、2 型糖尿病人群中发病率最高分别可达 90%、70%，高脂血症患者中发病率最高可达 92%。

NAFLD 发生的关键危险因素为高热量膳食、久坐少动等不良生活习惯；其他危险因素还包括腰围增粗、IR、基因位点变异；独立因素包括高尿酸血症、红细胞增多症、甲状腺功能减退等。

NAFLD 可显著增加肝硬化、冠心病、脑卒中、骨质疏松、慢性肾脏疾病的患病风险。NAFLD 患者全因死亡率显著增高，主要死因是心血管疾病和肝外恶性肿瘤。据统计，NAFLD 患者年肝病病死率为 0.77‰，全因死亡率为 15.44‰。因而，NAFLD 患者应额外警惕自身肝病的病情进展和继发心血管疾病的风险。

NAFLD 患者起病隐匿且肝病进展缓慢，初期多无明显症状，体检发现部分存在肝脏增大，少数患者存在乏力，右上腹不适，存在睡眠障碍、便秘等。因无特异性症状和体征，大部分患者因偶然发现血清谷丙转氨酶（ALT）和 γ-谷氨酰转肽酶（GGT）增高或者影像学检查发现弥漫性脂肪肝而疑诊为 NAFLD。

三、血脂偏高与脂肪肝

高血脂症一般认为是引起脂肪肝的危险因素，饮酒、肥胖或患有糖尿病的脂肪肝患者中常见高血脂症。即使无明显病因的脂肪肝患者，也常伴有血脂代谢紊乱，现有研究表明，高三酰甘油和高三酰甘油伴高胆固醇者脂肪肝的发病率明显高于血脂正常者。高血脂症会提升心血管疾病发病率以及死亡率，特别是在

---

① MetS 是指心血管危险因素的聚集体，表现为存在 3 项及以上代谢性危险因素，包括腹型肥胖、高血压、高甘油三酯血症、低高密度脂蛋白胆固醇血症、高血糖。

NAFLD 人群中。NAFLD 患者具备更高水平低密度脂蛋白(LDL)、低水平 HDL-C,而在肥胖以及 MetS 患者人群中,升高 LDL 是 CVD 风险因素之一。胰岛素抵抗是 NAFLD 人群脂蛋白异常原因之一,研究发现,胰岛素敏感与脂质稳态的相关性大于肥胖或者 NASH。胰岛素除了已知对于糖的调控外,其还是脂质代谢的关键激素。胰岛素能够促进三酰甘油在脂肪中的储存,抑制极低密度脂蛋白(VLDL)产生,提高脂蛋白酶活性,并增加富含甘油三酯脂蛋白(TRL)代谢。TG 升高、低 HDL-C、高浓度 LDL 颗粒呈现的胰岛素抵抗状态,与 NAFLD 人群接近。

第三节　血脂偏高形成机制

一、血脂偏高与 ASCVD 的本质

血脂是血清中胆固醇、甘油三酯、类脂的总称,前两种物质对于临床意义较大。血脂必须与载脂蛋白相结合才能溶于水,二者结合为脂蛋白(Lp)。脂蛋白根据密度大小能分为五大类:乳糜微粒(CM)、极低密度脂蛋白(VLDL)、中间密度脂蛋白(IDL)、低密度脂蛋白(LDL)、高密度脂蛋白(HDL)。

正常人在空腹 12 小时之后,血浆中的 CM 能被完全消除。现有研究发现,餐后高脂血症,以 CM 浓度升高为主要特征。CM 同时也是冠心病的发病危险因素,代谢残粒能被巨噬细胞表面受体摄取。VLDL 含量增多进一步上调胆固醇含量,对于血管内壁沉积作用增强。VLDL 高含量伴随着小颗粒的 LDL 产生,LDL 在 ROS 作用下氧化为 oxLDL,oxLDL 被巨噬细胞吸收积累转为泡沫细胞,而泡沫细胞集聚并作用在血管壁内膜上形成动脉粥样硬化斑块。

LDL 致动脉粥样作用远高于其他脂蛋白,胆固醇含量中 60% ~ 70% 储存在 LDL 中,LDL 与 LDL 受体结合为负反馈调节,结合活性决定 LDL 代谢速率。过量的 LDL 会穿过动脉内膜层,聚集于动脉壁内,产生致动脉粥样作用。LDL 在氧自由基的作用下,化学修饰通过不同机制加速动脉粥样硬化。

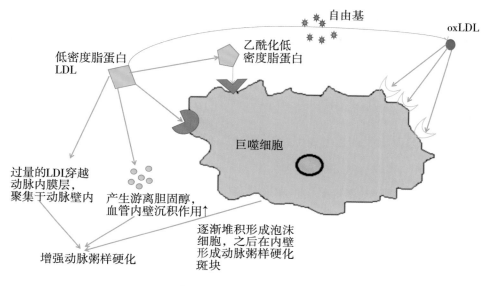

图 7-1 LDL 与动脉粥样硬化

二、脂肪肝的生物学机制

NAFLD 发病机制现阶段尚未明确。随着研究的不断深入，发现多重机制参与 NAFLD 的形成过程，主要为脂质代谢失衡、胰岛素抵抗（IR）、炎症小体激活、内质网应激、肠道微生物失调、遗传学和表观遗传学变化、环状 RNA。

（一）脂质代谢失衡

NAFLD 的显著特征是甘油三酯（TG）增多，游离脂肪酸（FFAs）与甘油酯化作用得到 TG。FFAs 主要来源于食物、肝脏脂质新生（DNL）、脂肪分解。过量 FFAs 摄入机体，肝脏通过自我保护机制将 FFAs 酯化为 TG，该过程不存在毒性。一旦 FFAs 摄入量超过处理限度，剩余的脂肪酸会就形成脂毒性物质，造成肝组织氧化损伤，VLDL 合成或分泌减少，会加剧肝脂肪形成。脂毒性物质还会导致肝细胞受损、死亡，以致肝硬化和肝细胞癌变。NAFLD 患者脂肪质量增加还与 DNL

相关。含糖食物过量摄入会促进 DNL，通过氧化应激和 TNF-α 上调，增加肝脂肪变性风险。当 NAFLD 患者仍不断过量摄取果糖时，会使肝脏 ATP 耗竭，肝细胞应激增强，纤维化风险上升。细胞自噬功能调节脂质代谢，肝脂肪变性则会下调细胞自噬，进一步阻碍脂质代谢，肝脏质量增加。

(二)胰岛素抵抗(IR)

IR 是 NAFLD 引发的重要机制之一。过多 FFAs 会激活丝氨酸激酶，影响胰岛素信号通路，导致 IR，脂肪组织分解异常，FFAs 向肝脏移动并积累在肝脏。此外，IR 会抑制 FFAs 的 β 氧化，加剧肝脂肪变性。IR 还会通过 REBP-1c 通路，增加肝脏脂肪变。

(三)炎症小体激活

研究发现，肝细胞炎性小体激活是导致代谢异常及肝纤维化的介质。如过量 FFAs 等外界不良刺激，会激活炎症小体，通过释放 IL-lβ 和 IL-18，抑制 PPAR-α，间接促进 TNF-α 诱导的细胞死亡。炎性小体颗粒释放诱发肝星状细胞活化和肝纤维化。

(四)内质网应激

内质网内蛋白折叠出现错误时，未折叠蛋白反应(UPR)激活，清除错误折叠蛋白。UPR 功能异常可导致细胞凋亡。NAFLD 患者的高血糖和高血脂水平可引发 UPR 反应，激活 c-jun 终端激酶，导致炎症和凋亡通路的激活。UPR 还可激活 SREBP-lc 通路，诱发肝脂肪变。

(五)肠道微生物失衡

NAFLD 患者肠道微生物丰富度降低，细菌生长率较高，肠道通透性增加，脂肪肝炎患病概率升高。微生物失衡会通过作用于肠道法尼醇受体(FXR)信号传导、成纤维细胞生长因子，扰乱胆汁酸与脂质合成，促进 DNL，减少 VLDL 清除，促进炎症通路激活。

（六）遗传学和表观遗传学变化

遗传因素与环境共同作用，引发 NAFLD，其中 PNPLA3-I148M 变异抑制正常的蛋白酶降解，扰乱脂滴代谢，加速脂肪变性。肥胖因素会升高 PNPLA3-I148M 变异概率。DNA 甲基化是脂肪变性发展至 NASH 的重要因素。肥胖 NAFLD 人群可观察到关键代谢相关基因发生甲基化，这种甲基化在肥胖减弱后得到逆转。

第四节　血脂偏高的缓解

一、高血脂的预防与缓解

（一）生活方式调节

1. 饮食调节

高血脂与饮食密切相关，高血脂患者需要控制总体脂肪酸的摄入量。对于 ASCVD 等高危患者，脂肪的摄入不应超过总能量的 20%~30%；普通人群控制在 10%；对于高 TG 患者，每日烹调油应少于 30g，尽可能摄入富含多不饱和脂肪酸来源的鱼油、植物油等。碳水化合物的每日摄入量需占总能量的 50%~65%，每日摄入膳食纤维 25~40g。日常能量摄入减少 300~500kcal。

2. 运动

研究发现，运动能降低血清中 TG 含量，有助于预防高血脂。锻炼时间控制在每周 5~7 天，每次半小时。耐力训练、有氧运动，以及抗阻训练等体育锻炼方式，对于改善血脂有积极作用。肥胖是血脂异常的危险因素之一。保持健康体重有利于血脂控制，合理的 BMI 指数为 $20.0~23.9kg/m^2$。超重与肥胖人群需减少体重 10% 以上。

3. 起居

高血脂患者需养成良好睡眠习惯，每天睡眠时间应控制在 7~8h，老年人群可适当减少。每日睡前保持良好的情绪，尽量放松自己。失眠人群应该多尝试腹式呼吸训练法。严重者应积极寻求专业医师帮助，尽快恢复正常睡眠习惯。

4. 情志

长期过度心理压力以及忧郁、愤怒、悲哀，为情志失调，它会促使高血脂、脂肪肝的发展。脂肪肝是由于脂质代谢紊乱导致，中医上属于积证范围，而积证与情志失调关系密切。脂肪肝防治工作中，要重视调畅气机，舒缓情志，身心并治。情志畅达则肝之疏泄功能正常，肝之疏泄则气血和调，脾胃健运，湿行痰消，无瘀无积。人们需要通过多种途径减轻工作压力，及时排解生活中的不良情绪，要以健康的心态调整人际关系。良好的心境对于高血脂、脂肪肝治疗至关重要。

(二)中医调节方法

按照中医标准，血脂异常可分为肝肾阴虚证、痰浊阻遏证、阴虚阳亢证、气滞血瘀证。中医上可以选取中药汤剂、中成药、针灸等进行调脂。

1. 中药汤剂

痰浊内阻证治以化痰祛湿，代表方：温胆汤加减。脾虚湿盛证治以健脾化痰，代表方：胃苓汤加减。气滞血瘀证治以行气活血，代表方：血府逐瘀汤。肝肾阴虚证治以补益肝肾，代表方：一贯煎合杞菊地黄丸加减。

2. 中成药

中成药广泛应用于调脂，但是在安全性与远期治疗效果方面还需深入研究，缺乏大样本量观察数据支撑。临床常用的药物为荷丹片/胶囊、丹蒌片、血脂康胶囊、通心络胶囊、心可舒片、养心氏片等。

3. 针灸

根据经络理论，选取合理手法、精准选穴，不同时期采取不同针灸方法施治可有助于调脂。常见针灸方法有耳针、体针、腹针等。

二、脂肪肝的预防与缓解

(一)生活方式调节

预防非酒精性脂肪肝重在降低体重、减小腰围，通过饮食与锻炼降低非酒精性脂肪肝发生的风险，纠正生活习惯的同时，避免轻症脂肪肝患者肝脏增大问题，也能有助于预防肝病的发展及动脉粥样硬化心血管疾病等继发性疾病的发生。

1. 饮食

调整饮食结构，多摄入谷物类食物、富含 ω-3 不饱和脂肪酸、膳食纤维，一日三餐定量，避免晚餐热量摄入过度。对于 NAFLD 患者，需要严格控制热量摄入，每日减少 500~1000kcal 热量，同时科学安排饮食结构，减少脂肪、含糖饮料、糕点及深加工食物等的摄入。

2. 运动

坚持有氧运动，每周 5 次，每日中等强度运动 30min，轻度运动 20min。研究发现，慢跑可以降低体重、BMI 指数、总胆固醇，提升血红蛋白数量，可有助于防治 NAFLD。

3. 起居

脂肪肝是胰岛素抵抗（insulin resistance，IR）、脂质代谢紊乱所致，良好的作息习惯有利于减少脂肪代谢紊乱出现的概率，保持良好的胰岛素功能，对于维持体重、减少肥胖也大有好处。

4. 情志

中医认为脂肪肝的形成与情志失调密切相关，因此保持一个低压力、愉悦的心理状态，是预防脂肪肝的关键。当今社会节奏加快，极易引发不良情绪，因此学会排解不良情绪尤为重要，可培养一些业余爱好，如读书、写作、散步等，如果依靠自身仍不能解决，则需要及时寻求亲人朋友以及专业人员帮助，以便尽早从抑郁、焦虑、烦躁等状态下摆脱出来。

（二）中医调节方法

中医对于治疗 NAFLD 具备整体思维、辨证论治的独特优势，临床功效显著，应用前景广阔。

1. 单味中药

单味中药用于 NAFLD 治疗已见诸以临床前动物实验为主的多项研究。据研究报道，丹参中的有效成分丹酚酸、丹参总酮可通过促进脂质代谢、抗脂质过氧化等途径发挥 NAFLD 治疗作用。此外，在动物实验中，姜黄中的姜黄素可以降低 NAFLD 实验动物家兔的血脂水平，减少肝脏脂质合成与聚积，改善肝脏变性及纤维化程度，进而防治 NAFLD。

2. 中药复方

现代功效研究显示，在临床辨证的基础上，中药复方能够针对性地改善 NAFLD，发挥显著保肝降脂功能，其主要作用机制包括降低血清中 TGF-β1、升高 SOD 水平等。现已报道的组方有加味楂曲饮、健脾化湿汤、舒肝消脂方等。

3. 针灸

现今在临床与动物模型上均可见针灸技术改善 NAFLD 的报道。临床研究发现，患者取丰隆、足三里、太冲等穴位加以针灸可有效治疗 NAFLD。

三、其他调节方法

(一) ω-3 多不饱和脂肪酸类

ω-3 多不饱和脂肪酸(ω-3PUFAs)是人体必需脂肪酸，人体自身无法合成，因第一个双键的位置在 3、4 位上而得名，包括亚麻酸(ALA，C18：3 ω-3)、亚麻油酸(SDA，C18：4 ω-3)、二十碳五烯酸(EPA，C20：5 ω-3)、二十二碳五烯酸(DPA，C22：5 ω-3)、二十二碳六烯酸(DHA，C22：6 ω-3)。ω-3 多不饱和脂肪酸有动物来源以及植物来源，动物来源为鱼油、虾油、海豹油，植物来源主要为亚麻籽油、核桃油、车前叶蓝蓟籽油、藻油、紫苏子油、火麻仁油、美藤果油等。动物来源中的鱼油本身腥味重，而且存在有机物积累风险。与鱼油 DHA 相比，藻油 DHA 则容易被人体吸收及代谢，且生物利用度高，植物来源更加广泛、绿色、健康。

ω-3 不饱和脂肪酸(海产品来源)对人体血脂健康有益，其中鱼油、虾油已被研究证实具备降低高血脂功能。鱼油中富含 EPA、DHA，补充鱼油能够降低高血脂患者 TG 含量。相比于鱼油，虾油 EPA 与 DHA 比例高，而且多为磷脂型结构，生物吸收度更高。DHA 降低 TG 的功能优于 EPA，但是对比于 EPA，DHA 会使得 LDL-C 水平升高更加明显。现阶段临床研究发现，DHA 可以升高 HDL-C，效果优于安慰剂组。若要达到 TG 含量下降 25%~30%，鱼油每日推荐量为 2~4g。

海藻是高营养的有机食物。海藻中的纤维素可以降低胆固醇水平，其他活性成分，如褐藻糖胶、牛磺酸、藻胆蛋白和岩藻黄素等，也具备潜在的降低胆固醇功能。海藻降血脂功能在体外实验中也得到了证实。海藻提取物中羊栖菜多糖可以对法尼酯 X 受体拮抗进而降低胆固醇的合成。多数动物实验显示，海藻可以降低胆固醇，提高 HDL-C。海藻提取藻油成分与鱼油相似，富含 EPA、DHA，临床研究显示，藻油可以降 TG 含量，轻微提高 HDL-C、LDL-C。临床研究显示，1g EPA、DHA 的混合物，当二者含量百分比在 44%～51%、32%～39% 范围内时，都体现出较好降低甘油三酯效果。

（二）中药材类

中医采用中药单味药或复方制剂能够取得较好降血脂功效。

单味药主要表现为降低胆固醇、甘油三酯。已报道蒲黄、灵芝、人参、当归、五加皮、山楂、川芎、荷叶、沙棘、大豆、薤白、陈皮、怀牛膝、半夏、漏芦和柴胡等可以降低胆固醇含量，达到降血脂功效。绞股蓝、大黄、何首乌、女贞子、银杏叶、枸杞、三七、冬虫夏草、葛根、桑寄生、茶叶、水蛭、姜黄、大蒜、虎杖、马齿苋、决明子和月见草等则能降低甘油三酯。

复方制剂大多用于健脾益气、补益肝肾、活血化瘀、滋阴养血、疏肝利胆和利水消痰。丹参、黄芪、泽泻、川芎与何首乌等组成的益气活血方能够对脂代谢及脂蛋白进行调节，使实验性高脂血症大鼠的血清 TC、TG 水平和 LDL-C 水平得到降低，使 HDL-C 水平得到升高。

（三）食品类

大豆植物甾醇是植物中的天然活性成分，多项研究表明，植物甾醇具有显著的降血脂活性，可以有效地降低血液胆固醇和甘油三酯水平，含有植物甾醇的食品也被用作治疗性饮食，用于改善血脂异常的症状。由于植物甾醇与胆固醇的化学结构比较相似，早期的研究者们认为，植物甾醇的降脂作用是通过竞争性抑制膳食胆固醇在肠道的吸收实现的。现阶段动物实验及临床实验报道发现，植物甾醇酯降血脂主要是干扰肠道脂肪酸的吸收，调节肝脏的脂质代谢以及减少肝脏 VLDL 的分泌等。

红曲米由大米在红曲霉菌之下发酵而成，其中活性成分具备降血脂功能。第一个用于高胆固醇的药物洛伐他汀就是在红曲米中发现的。红曲米发酵物中，含有活性物红曲素。红曲素与洛伐他汀的作用机制为抑制 HMG-CoA 还原酶，降低胆固醇合成。红曲米还被发现含有甾醇(β-谷甾醇、菜油甾醇、豆甾醇和皂苷)、异黄酮和异黄酮苷类以及单不饱和脂肪酸，这些都能降低低密度脂蛋白胆固醇 LDL-C。因红曲米含洛伐他汀，故补充红曲米可以减低 20% ~ 30% 的 LDL-C、10% ~ 20%的 TG。

在我国进行的几项试验表明，在动物和人类模型中，食用红酵母大米可使胆固醇浓度降低 11% ~ 32%，使三酰基甘油浓度降低 12% ~ 19%。在随机、双盲、安慰剂对照实验中，部分美国人、挪威人在分别摄入红曲米 12 周、16 周后，也发现血脂降低的结果。对于 8 ~ 16 岁患有杂合子家族性高胆固醇血症以及常见高脂血症人群，红曲米也体现出降低血脂的功能。红曲米在美国作为药物管理，而其他一些国家则不需要处方就可以购买。红曲米适用于儿童以及不愿服用传统药物人群。

纳豆产生于我国古代，是一种发酵食品，主要是由纳豆枯草杆菌发酵而来。纳豆最早是由日本学者须见洋行发现的，纳豆具有很强的溶栓作用。研究者将纳豆红曲混合，制为胶囊，含有纳豆和红曲双倍活性成分，两者混合产生的降脂功效比单一物质更好。通过高脂动物实验模型可知，纳豆激酶具有良好的预防和降低血脂作用。

动物实验研究发现，绿茶提取物能显著降低高脂饮食引起的体重增加和血清中 TC、TG、LDL-C 水平的上升，显著提高血清 HDL-C 水平；明显减少肝细胞中脂滴的形成；减轻肝小叶炎症脂肪变性和防止肝纤维化；显著提高血清和肝脏的 SOD、GSH-Px 和 CAT 活性，降低 MDA 含量。

临床实验证明，多种菌株，如鼠李糖乳杆菌、植物乳杆菌、嗜酸乳杆菌、干酪乳杆菌、副干酪乳杆菌、长双歧杆菌、双歧杆菌、粪肠球菌、罗伊氏乳杆菌、加氏乳杆菌、短双歧杆菌和食淀粉乳杆菌等，能够有效地调节血清中脂质。迄今为止，国内外已经有大量的文献报道了不同益生菌降血脂的效果。其中，关于乳酸菌和双歧杆菌降血脂的研究比较多。

参考文献

[1] 中华医学会, 中华医学会杂志社, 中华医学会全科医学分会, 等. 血脂异常基层诊疗指南(2019年)[J]. 中华全科医师杂志, 2019, 18(5)：406-416.

[2] Eslam M, Sanyal A J, George J, et al. MAFLD：A consensus-driven proposed nomenclature for metabolic associated fatty liver disease[J]. Gastroenterology, 2020, 158(7)：1999-2014.

[3] 中华医学会. 血脂异常基层诊疗指南(2019年)[J]. 中华全科医师杂志, 2019, 018(005)：406-416.

[4] 中华医学会肝病学分会脂肪肝和酒精性肝病学组, 中国医师协会脂肪性肝病专家委员会, 范建高, 等. 非酒精性脂肪性肝病防治指南(2018年更新版)[J]. 实用肝脏病杂志, 2018, 21(02)：30-39.

[5] Nk A, Dpm B, Csm C. Non-alcoholic fatty liver disease and dyslipidemia：An update[J]. Metabolism, 2016, 65(8)：1109-1123.

[6] Amor A J, Perea V. Dyslipidemia in nonalcoholic fatty liver disease[J]. Current Opinion in Endocrinology Diabetes and Obesity, 2019, 26(2)：1.

[7] 马飞. 不同形式的运动项目对血脂异常患者运动干预的研究进展[J]. 职业与健康, 2015(16)：2283-2285.

[8] 孙家元, 孙慧本. 浅述从情志失调论治脂肪肝[J]. 中国实用医药, 2007, 2(32).

[9] 刘志元, 傅振磊, 张广军. 中老年妇女非酒精性脂肪肝的运动疗法[J]. 体育科研, 2009.

[10] 张技, 李白雪, 张传涛, 等. 非酒精性脂肪肝的中医药治疗研究进展[J]. 中药与临床, 2014, 5(001)：63-64.

[11] 周宗涛, 邓利明, 胡丽君, 等. 非酒精性脂肪肝药物治疗靶点及药物研究进展[J]. 中国新药杂志, 2020, 29(12)：1363-1374.

[12] 杨敏, 魏冰, 孟橘, 等. ω-3多不饱和脂肪酸的来源及生理功能研究进展[J]. 中国油脂, 2019, 44(10)：110-115.

[13] Berge K, Musa-Veloso K, Harwood M, et al. Krill oil supplementation lowers serum triglycerides without increasing low-density lipoprotein cholesterol in adults with borderline high or high triglyceride levels[J]. Nutrition Research, 2014, 34(2)：126-133.

[14] Weintraub H. Update on marine omega-3 fatty acids：Management of dyslipidemia and current omega-3 treatment options[J]. Atherosclerosis, 2013, 230(2)：381-389.

[15] Chai S K, Kim B, Pham T X, et al. Hypolipidemic effect of a blue-green alga (Nostoc commune) is attributed to its nonlipid fraction by decreasing intestinal cholesterol absorption in C57BL/6J Mice[J]. Journal of Medicinal Food, 2015, 18(11).

[16] Chen Z, Liu J, Fu Z, et al. 24(S)-Saringosterol from edible marine seaweed Sargassum fusiforme is a novel selective LXRβ agonist. [J]. J Agric Food Chem, 2014, 62(26)：6130-6137.

[17] Mckenney J M, Sica D. Role of prescription omega-3 fatty acids in the treatment of hypertriglyceridemia. [J].

Pharmacotherapy the Journal of Human Pharmacology & Drug Therapy, 2012, 27(5).

[18] 董晓芳. 降血脂中药的研究现状及进展[J]. 世界最新医学信息文摘, 2016, 16(66): 202.

[19] 卢婧霞, 郑祖国, 徐志猛, 等. 植物甾醇降血脂机制研究进展[J]. 中国中药杂志, 2019, 44(21): 4552-4559.

[20] Cicero A, Derosa G, Parini A, et al. Red yeast rice improves lipid pattern, high-sensitivity C-reactive protein, and vascular remodeling parameters in moderately hypercholesterolemic Italian subjects[J]. Nutrition Research, 2013, 33(8): 622-628.

[21] Becker D J, French B, Morris P B, et al. Phytosterols, red yeast rice, and lifestyle changes instead of statins: A randomized, double-blinded, placebo-controlled trial [J]. American Heart Journal, 2013, 166 (1): 187-196.

[22] 张海粟, 王家林, 于江淼. 纳豆激酶的研究及展望[J]. 食品与发酵科技, 2019, 55(04): 92-95, 111.

[23] 廖素凤, 刘江洪, 杨志坚, 等. 茶树新品系 CFT-1 提取物的降脂作用及其机制研究[J]. 天然产物研究与开发, 2017, 29(11): 1831-1840, 1857.

[24] 张晓磊, 武岩峰, 宋秋梅, 等. 益生菌降血脂作用的研究进展[J]. 中国乳品工业, 2015, 43(5): 27-31, 64.

第八章

血糖与血压偏高

第一节　血糖与血压偏高问题的表现

一、血糖偏高

2015—2017 年中华医学会内分泌分会在全国 31 个省进行的甲状腺、碘营养状况和糖尿病的流行病学调查显示，我国 18 岁及以上人群糖尿病患病率为 11.2%。我国糖尿病以 2 型糖尿病为主，1 型糖尿病少见，男性高于女性，未诊断的糖尿病比例较高。城市化、老龄化、超重和肥胖患病率增加、遗传易感性是我国糖尿病流行的重要影响因素。

糖尿病如不加以控制或控制不当，易引发一系列严重的并发症，高血糖是引起糖尿病并发症的最主要因素。糖尿病并发症包括急性与慢性并发症，急性症状：糖尿病乳酸性中毒、糖尿病性酮尿酸中毒及高渗性高血糖症状；慢性症状：糖尿病心脏病、糖尿病性脑血管病变、糖尿病高血压、糖尿病性神经病变等。

血糖偏高是指血糖含量高于正常水平，但是未达到疾病状态。血糖偏高的标准是指空腹血糖不低于 6.1mmol/L 但小于 7.0mmol/L，或者餐后 2 小时血糖 7.8mmol/L 但小于 11.1mmol/L。血糖偏高人群在我国超过 1 亿人，如果不加干预，将有 5%~10% 会发展为糖尿病。血糖偏高人群一般无症状表现出来，多为体检或者其他疾病检查时发现。

我国的健康调查显示，90%的糖尿病患者为 2 型糖尿病，因此血糖偏高者中有很大风险发展为糖尿病。血糖偏高者中有一部分人群血糖调节受损，使得血糖持续升高，这种持续较长时间的血糖偏高会导致血管受损，长期亚健康状态会影响生活质量，急需采取必要的措施。

多数血糖偏高人群还伴有血脂、血压异常问题。血脂偏高问题已在上一章阐述，在此不再赘述。

二、血压偏高

血压偏高一般是指成年人在未服用抗高血压药、无高血压病史的情况下，两次测量的血压为 120～139mmHg/80～90mmHg。血压偏高问题世界范围内发达国家和发展中国家跨越年龄、性别、种族和地理界限的一种常见的亚健康问题。根据《国家基层高血压防治管理手册（2020 版）》显示，我国目前高血压患病率约占成人人口的四分之一，知晓率和治疗率不足 50%，而控制率最高约 15%，提示在高血压防控方面，我国仍有较大的改善空间。

血压偏高是心血管疾病的独立危险因素，随着血压的升高，心血管疾病风险相应升高。研究显示，随着收缩压水平的升高，发生动脉硬化性心血管疾病（ASCVD）事件增加，收缩压每升高 10mmHg，ASCVD 发生风险上升数倍。血压偏高人群一般都存在着多种心血管危险因素，因此在考虑血压偏高人群的 ASCVD 发生风险时，需要将人群的共通因素，如年龄、性别、吸烟和血脂等计算在内。

血压偏高是正常血压向高血压进展的过渡阶段，血压偏高虽然没有达到临床高血压的诊断标准，但是实质上已对人体血管产生了损害。加强血压监测，及时处理血压偏高问题，对于减少血管问题具有积极意义。

第二节 血糖与血压偏高形成机制

一、糖的吸收与调节

血糖的来源主要为食物摄取、肝糖原分解、非糖类物质通过糖异生作用产生葡萄糖。

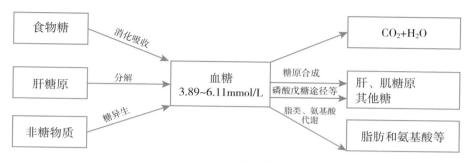

图 8-1　血糖代谢图

　　糖可以分为单糖、寡糖和多糖。单糖分为丙糖、戊糖和己糖（葡萄糖、半乳糖、果糖等）。人体由于缺少相应的酶，不能水解和利用纤维素。糖类只有分解为单糖时才能被小肠上皮细胞所吸收。淀粉、蔗糖和乳糖是人类膳食中含量最多的可消化的碳水化合物。膳食淀粉和双糖在吸收前必须被分解为组成它们的单糖。

　　在微绒毛膜上，刷状缘酶（双糖酶）将消化生成的和摄入的低聚糖和双糖水解为单糖，这些单糖能通过主动或被动运输而被吸收。在肠黏膜上皮细胞的纹状缘上存在着一种转运体蛋白，它能选择性地把葡萄糖和半乳糖从纹状的肠腔面运入细胞内，然后再扩散入血。

　　血糖的去路主要为分解供能，合成糖原，转为非糖物质，浓度过高时由尿液排出。

　　正常人体内血糖，在神经系统、激素、组织器官共同调节下，可以维持动态平衡。

一、血糖偏高形成机制

　　人体内的葡萄糖具有重要的生理作用，是机体的主要能量来源，也是结构物质的重要组成部分。在生理情况下，机体的内在调节系统能够保持糖代谢处于平衡状态，使血糖浓度限制在一个可控的范围内。机体调节糖代谢的内分泌激素中，由胰岛 β 细胞分泌的胰岛素是体内唯一的降血糖激素，它能增强靶细胞对葡萄糖的摄取利用，同时促进糖原、脂肪、蛋白质合成；胰高血糖素、肾上腺素、糖皮质激素和生长激素等均能使血糖水平升高。

值得注意的是，生理情况下的暂时性的高血糖是正常的生理现象。临床出现持久性的异常高血糖状态，也就是我们俗称的糖尿病，须予以警惕和干预。糖尿病是由胰岛素绝对或相对不足，或利用低下引起的以糖、脂、蛋白质代谢紊乱为主要特征的慢性代谢性疾病，可引发多系统损伤损害，导致眼、肾、神经、心脏、血管等组织、器官的慢性进行性病变、功能衰退及衰竭。

胰岛素分泌障碍、胰岛素抵抗、胰岛血糖素分泌失调，被认为是导致异常高血糖状态的关键机制，最新研究还提示，肠促胰素效应受损及肠道菌群代谢变化也与糖尿病的发病相关。

（一）胰岛素分泌障碍

胰岛 β 细胞群的数量多少和胰岛素的分泌功能是调控稳定血糖水平的基本条件。任何引起胰岛 β 细胞结构和功能破坏的因素均可导致胰岛素分泌障碍，使血液中的胰岛素含量降低，引发糖尿病。目前已发现自身免疫因素、遗传因素及环境因素均与胰岛 β 细胞的损害有关。

1. 免疫因素

胰岛 β 细胞的进行性损害是胰岛素分泌不足的关键环节，其中90%是由免疫细胞介导的。细胞免疫异常在胰岛自身免疫性损伤过程中尤为关键，各种细胞因子的共同作用可恶化胰岛 β 细胞自身免疫性损伤，并放大破坏性的炎症反应。各种因子或其他介质的直接或间接作用可引起胰岛 β 细胞凋亡。此外，胰岛细胞自身抗体的产生也与 β 细胞的损伤存在关联。

2. 遗传因素

在胰岛素分泌障碍的过程中，遗传易感性可能起重要作用，某些相关基因突变可触发或加重胰岛 β 细胞自身免疫性损伤过程。

3. 环境因素

胰岛 β 细胞破坏的有关环境因素主要有病毒感染、化学因素、饮食因素等。

（二）胰岛素抵抗

胰岛素抵抗是指胰岛素作用的靶组织和靶器官（主要是肝脏、骨骼肌和脂肪组织）对胰岛素生物作用的敏感性降低，引起血糖异常升高，而血液中胰岛素含量正常或高于正常。胰岛素抵抗的发生与遗传缺陷高度相关。

（三）胰高血糖素分泌失调

胰高血糖素是由胰岛 α 细胞分泌的一种直链多肽，与胰岛素的作用相拮抗，是维持血糖稳态的关键性调节激素。高胰高血糖素血症所致肝葡萄糖生成过多（肝糖原分解和糖异生），是糖尿病的重要致病机制，具体机制包括：胰高血糖素分泌的抑制机制受损、胰岛 α 细胞对葡萄糖的敏感性下降、胰高血糖素对 β 细胞的作用异常、胰岛 α 细胞的胰岛素抵抗机制等。

（四）其他

1. 肠促胰素效应受损

肠促胰素效应受损与 T2DM 患者代谢异常密切相关。肠促胰素包括胰升糖素样肽 1（GLP-1）和葡萄糖依赖性促胰岛素分泌肽（GIP）。在糖耐量正常的健康受试者中，肠促胰素对总体胰岛素分泌反应的贡献度为 50%~70%；而 T2DM 患者的肠促胰素分泌减少，肠促胰素对总体胰岛素分泌反应的贡献度不足 20%，从而导致餐后高血糖的发生和发展。

2. 肠道菌群代谢变化

2018 年的一项研究发现，肠道菌群能够影响细胞对胰岛素作出反应的方式，T2DM 患者的肠道菌群与组氨酸的不同代谢可导致咪唑丙酸形成，咪唑丙酸可破坏细胞对胰岛素作出反应的能力。近些年，越来越多的研究成果显示肠道菌群代谢变化与糖尿病之间存在着关联。

二、血压偏高形成机制

血压是血管内流动的血液对于管壁形成的冲击作用。心脏收缩时，大动脉产生较大压力，叫做收缩压。当心脏舒张时，动脉借助于大动脉的弹性回缩产生的压力，推动血液继续向前流动，叫做舒张压。二者之差称作脉压。正常人的收缩压为小于 120mmHg，舒张压小于 80mmHg。

血压是整个人体血压循环的体现，人体血液循环由体循环和肺循环两条途径构成的双循环。血液由左心室射出，经主动脉及其各级分支流到全身的毛细血管，之后与组织液进行营养物质和代谢废物的交换，动脉血变为静脉血。再经过各级静脉汇合成上、下腔静脉流回右心房，这一循环为体循环。血液由右心室射出，经肺动脉流到肺毛细血管，再次与肺气泡进行气体交换，吸收氧气并排除二氧化碳，静脉血变为动脉血，经肺静脉流回左心室，这一循环为肺循环。

人类对于血压的正确认知经历了上百年的探索。"血液循环"概念是英国的哈维于 1628 年提出的。1661 年意大利的马尔皮基发现毛细血管连接动脉与静脉，论证了哈维血液循环理论的正确性。人类最早观察到血压现象是在 1733 年，一位名叫黑尔斯的英国医生在行医过程中发现，受伤的战士开始时血流喷射成柱状，之后血流喷射减弱。血流喷射现象让黑尔斯想到了一个词"压力"，之后黑尔斯成功用玻璃管测量了一匹马的动脉血压。在发现血压现象 100 多年之后的 1856 年，法国外科医生让·法弗尔第一次使用水银测量器测定了人的血压：115~120mmHg。如今，为了避免水银的危害，人们设计了电子血压计，使用微型气压泵代替人工挤压皮球，使得测量血压变得更加稳定、安全、方便。

血压偏高的产生机制复杂，血压的调节受心输出量和外周阻力的影响以及很多解剖、生理、生化方面因素的影响。

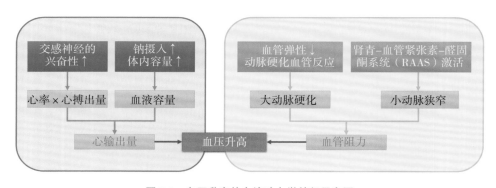

图 8-2　血压升高的血液动力学特征示意图

（一）遗传

高血压具有家庭聚集性，遗传因素对血压的变异影响占 30%～50%，这是环境与多种遗传基因表达的相互作用的结果。目前有关基因多态性与血压的关联性的候选基因多直接或间接与控制肾脏钠的重吸收有关，如调控肾素-血管紧张素-醛固酮系统（RAAS）的基因、α-内收蛋白基因等。

（二）心输出量

心输出量增加主要出现在高血压发病的初始阶段，此阶段的心率增加也是高动力循环的表现，促进心输出量增加；然后通过促进心输出量增加而致循环血量增加。一旦高血压呈持续状态，机体的自动调节机制使心输出量不再增高或恢复至正常状态，同时促进外周阻力增高，这些变化是血压持续升高阶段的主要影响因素。

（三）钠摄入

钠摄入增多引起心脏前负荷增加，促进心输出量增加。高钠摄入可激活加压机制，包括细胞内钙增加、胰岛素抵抗、心房利钠肽的矛盾升高，血管紧张素 I 受体上调。

（四）水钠潴留

在高血压发病过程中，肾脏本身的排钠异常起到重要作用。高血压人群中存在肾单位异质性，肾素分泌失衡；不适当的循环肾素-血管紧张素水平削弱钠排泄；随着年龄增高，肾单位数目降低，缺血也将削弱钠排泄。

（五）肾素-血管紧张素系统（RAS）

在 RAS 中，血管紧张素原在肾素的作用下水解为血管紧张素 I，后者在血管紧张素转换酶（ACE）的作用下转换为血管紧张素 II，通过作用于血管紧张素 I 受体产生活性作用，其作用主要在于促进动脉血管收缩，促进心肌收缩增强，提高心输出量；促进肾脏水钠重吸收增加，促进肾上腺皮质醛固酮分泌增加。RAS

作用于多器官，对血压的升高起到重要促进作用。

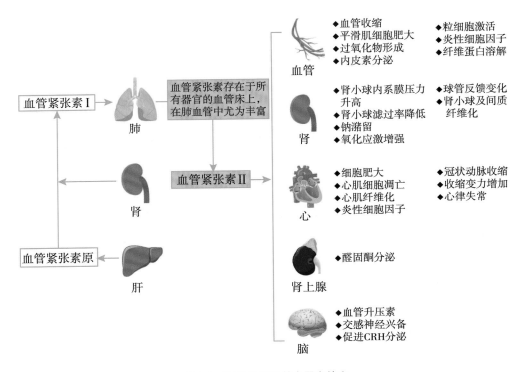

图 8-3　RAS 激活及其多器官效应

（六）交感神经系统

交感神经系统的兴奋不但对高血压形成的早期阶段起作用，也参与高钠、肥胖、缺少活动等因素引起的高血压。RAS 与交感神经系统产生交互作用，促进血压水平的升高。

（七）动脉血管重构

大动脉的弹性减弱、僵硬程度增高，是引起收缩压增高、脉压降低的主要原因，在老年患者中尤为明显。阻力动脉和小动脉的重塑和管壁增厚导致外周阻力增高，无论何种原因导致的高血压，均由于外周阻力增加而长期维持。

第三节　血糖与血压偏高的缓解

一、血糖偏高的缓解

（一）预防为先

依照《我国 2 型糖尿病防治指南（2020 年版）》，2 型糖尿病（T2DM）实行三级预防。

一级预防：在一般人群中开展健康教育，提高人群的知晓度和参与度，倡导合理膳食、控制体重、适度运动、限盐、戒烟、限酒、心理平衡的健康生活方式，提高社会人群整体的糖尿病防治意识。

二级预防：在高危人群中开展糖尿病筛查，及时发现糖尿病，及时进行干预，在已诊断的患者中预防糖尿病并发症的发生。

三级预防：延缓 T2DM 患者并发症的进展，降低致残率和死亡率，从而改善生活质量和延长寿命。

（二）缓解路径

T2DM 的治疗策略应该是综合性的，包括血糖、血压、血脂、体重的控制，抗血小板治疗和改善生活方式等措施。

1. 医学营养调整

饮食干预是控制高血糖的基础，美国糖尿病学会在 1971 年提出了"医学营养学治疗"理念，即在临床条件下对特定疾病的营养问题采取特殊营养干预措施。

能量：按照 105～126kJ（25～30kcal）/（kg·d）计算能量摄入，再根据患者个体情况进行系数微调，不推荐长期接受极低能量（<800kcal/d）的营养治疗。

脂肪：占总能量的 20%～30%，优质脂肪（如单不饱和脂肪酸和 n-3 多不饱和脂肪酸组成的脂肪）可放宽至 35%。应限制饱和脂肪酸、反式脂肪酸的摄入。鱼油、藻油、海豹油、美藤果油、部分坚果及种子类食物有助于改善血糖和血脂，可适当增加食用。

碳水化合物：占总能量的 50%～65%，餐后血糖控制不佳的患者可适当降低碳水化合物的供能比。进餐时应选择低血糖生成指数碳水化合物，可适当增加非淀粉类蔬菜、水果、全谷类食物，减少精加工谷类。进餐应定时定量，增加膳食纤维的摄入，严格控制蔗糖、果糖制品摄入，可适当摄入糖醇和非营养性甜味剂。

蛋白质：肾功能正常的患者推荐供能比为 15%～20%，保证优质蛋白占一半以上。有显性蛋白尿或肾小球滤过率下降的糖尿病患者应控制蛋白质摄入在 0.8g/(kg·d)。

饮酒：不推荐饮酒。若饮酒，须限量，并警惕酒精可能诱发的低血糖。

盐：控制盐在每天 5g 以内，限制含盐高的食物（味精、酱油、腌制食品），合并高血压的患者须进一步限量。

2. 运动调节

成年 T2DM 患者每周至少 150 分钟中等强度有氧运动。中等强度的体育运动包括健步走、太极拳、骑车、乒乓球、羽毛球和高尔夫球等。如无禁忌，每周最好进行 2～3 次抗阻运动（间隔≥48 小时）。增加日常身体运动，减少静坐时间。

3. 戒烟

鼓励患者戒烟，注重戒烟期间的体重管理。

4. 中医调节方法

中医学将糖尿病归为"消渴病"或"糖络病"等。对于糖尿病，中医辨证方法包括：三消辨证、三型辨证（阴虚燥热、气阴两虚、阴阳两虚）等，根据不同阶段的核心病机进行分型论治。

糖尿病前期重在早期预防，提倡治未病。其中肥胖或超重者多属痰湿，中等体型或消瘦者多属阴虚。痰湿者以消膏转浊为要，气滞痰阻者治以理气化痰，脾虚痰湿者治以健脾化痰，化热者佐以清热；阴虚气滞者治以养阴理气，消瘦者则勿忘养阴。

除了辨证施治外，药食同源中草药也被证明具有降糖的潜力，或可应用于辅助降糖。临床研究发现，姜黄的代表性功效成分姜黄素可有效预防 T2DM 的发生，糖尿病前期受试者连续摄入姜黄素提取物 9 个月，可有助于保护胰岛 β 细胞的功能，预防 T2DM 病程的发展。另有临床数据证明，连续 16 周饮用绿茶提取物（500mg/次，一日三次）可显著改善 T2DM 患者的胰岛素抵抗，并提升 GLP-1

表达水平。

二、血压偏高的缓解

(一)改善生活方式

1. 减少钠盐摄入，增加钾摄入

为预防高血压和降低高血压患者的血压，钠的摄入量减少至2400mg/d(相当于6g氯化钠)。所有高血压患者均应采取各种措施限制钠盐摄入量，包括：减少烹调用盐及含钠高的调味品(包括味精、酱油)；避免或减少含钠盐量高的加工食品(如咸菜、火腿、各类炒货和腌制品)；烹调时尽可能使用定量盐勺，以便起到警示作用。

增加膳食中钾摄入量可降低血压，主要措施为：增加富钾食物(新鲜蔬菜、水果和豆类)的摄入量；肾功能良好者可选择低钠富钾替代盐。不建议服用钾补充剂来降低血压。

2. 合理膳食

高血压患者和有高血压风险的正常血压者，饮食应以水果、蔬菜、低脂奶制品、富含使用纤维的全谷物、植物来源的蛋白质为主，减少饱和脂肪和反式脂肪酸摄入。

3. 控制体重

推荐将体重维持在健康范围(BMI = $18.5 \sim 23.9$ kg/m^2，男性腰围<90cm，女性腰围<85cm)。控制体重方法包括控制能量摄入、增加体力活动和行为干预。提倡有规律的中等强度有氧运动，减少久坐时间。

4. 戒烟

建议高血压患者戒烟。

5. 限制饮酒

建议高血压患者不饮酒。如饮酒，应少量并选择低度酒，避免饮用高度烈性酒。

6. 增加运动

除日常生活的活动外，应安排每周4~7日，每天累计30~60分钟的中等强度有氧运动(如步行、慢跑、骑车、游泳等),可适度安排阻抗和平衡运动。高危患者运动前应进行评估。

7. 减轻精神压力,保持心理平衡和良好睡眠

高血压患者应进行压力管理,如有明显焦虑或抑郁症状,应及时干预;如病情严重,应转诊到专业医疗机构就诊,避免由于精神压力导致血压波动。

(二)中医调节方法

目前中医药治疗高血压尚缺乏高质量的临床研究证据。有限的临床证据表明,多种药食同源中草药具有显著的降血压功效。临床数据显示,每日早餐前摄入玫瑰茄水提物(含9.6mg花青素)连续服用4周,可显著降低高血压患者的收缩压及舒张压,其降压作用与卡托普利(25mg/次,2次/天)相当,且耐受性良好。此外,玫瑰茄提取物可显著降低血浆ACE活性,降低血清钠离子浓度,但对血清钾离子浓度没有明显调控作用。临床研究发现,山楂也具有降血压的潜力,每日摄入1200mg山楂提取物,连续服用16周,有助于降低T2DM患者的舒张压,且未见药草相互作用。

参考文献

[1] Prevalence of diabetes recorded in China using 2018 diagnostic criteria from the American Diabetes Association: National cross sectional study[J]. British Medical Journal, 2020, 28(4).

[2] 中华医学会糖尿病学分会. 中国2型糖尿病防治指南(2020年版)[J]. 中华糖尿病杂志, 2021, 13(4): 315-409.

[3] 胡大一, 张宇清, 孙宁玲. 高血压基层诊疗指南(2019年)[J]. 中华全科医师杂志, 2019, 18(4): 301-313.

[4] 金惠铭, 王建枝. 病理生理学[M]. 第8版. 北京: 人民卫生出版社, 2013.

[5] Song Gaojie, Yang Dehua, Wang Yuxia, et al. Human GLP-1 receptor transmembrane domain structure in complex with allosteric modulators[J]. Nature, 2017, 546.

[6] Koh A, Molinaro A, M Ståhlman, et al. Microbially produced imidazole propionate impairs insulin signaling through mTORC1[J]. Cell, 2018, 175.

[7] 中华中医药学会. 糖尿病中医防治指南[M]. 北京: 中国中医药出版社, 2007.

[8] Chuengsamarn S, Rattanamongkolgul S, Luechapudiporn R, et al. Curcumin extract for prevention of type 2

diabetes[J]. Diabetes Care, 2012, 35(11): 2121-2127.

[9] Liu C Y, Huang C J, Huang L H, et al. Effects of green tea extract on insulin resistance and glucagon-like peptide 1 in patients with type 2 diabetes and lipid abnormalities: A randomized, double-blinded, and placebo-controlled trial[J]. PLoS One, 2014, 9(3): e91163.

[10] Herrera-Arellano A, Flores-Romero S, Chávez-Soto M A, et al. Effectiveness and tolerability of a standardized extract from Hibiscus sabdariffa in patients with mild to moderate hypertension: A controlled and randomized clinical trial[J]. Phytomedicine, 2004, 11(5): 375-382.

[11] Herrera-Arellano A, Miranda-Sánchez J, Avila-Castro P, et al. Clinical effects produced by a standardized herbal medicinal product of Hibiscus sabdariffa on patients with hypertension: A randomized, double-blind, lisinopril-controlled clinical trial[J]. Planta Medica, 2007, 73(1): 6-12.

[12] Walker A F, Marakis G, Simpson E, et al. Hypotensive effects of hawthorn for patients with diabetes taking prescription drugs: A randomised controlled trial[J]. British Journal of General Practice, 2006, 56(527): 437-443.

第九章
肠道亚健康

第一节 肠道亚健康问题的表现

肠道是人体营养吸收与物质排泄的重要场所。维护肠道的屏障功能，有利于抵御不良疾病的干扰。肠道在外界不良刺激之下，短期内会出现消化、吸收与排遗障碍，表现为便秘、腹痛、腹泻、腹胀、菌群失衡、消化不良等问题，如在挑食、饮食辛辣油腻等不良外界条件之下排便不规律、排便困难；部分人群在服用油炸、豆类食物时或咀嚼不充分时，会引发消化差及腹胀的感觉；在辛辣、寒冷、环境变化等刺激(非免疫类)之下，容易腹痛、腹泻，肠道状态不稳；饮食不洁导致肠道菌群失衡；精神情绪波动引发腹痛、腹胀以及排便习惯和(或)大便性状改变。这些常见的肠道问题与肠道的功能异常相关。解决这些常见的肠道问题可以阻止其向疾病发展，提升生活质量。

在肠道健康问题中，肠道菌群紊乱会通过细菌的过度生长代谢产气，因而使得机体出现下腹胀的问题，同时肠道菌群在菌群代谢异常时，活性代谢酶以及短链脂肪酸等影响肠道神经系统，减缓肠道运输。便秘人群肠道中内容物堆积发酵，会产生气体，引发下腹胀的感觉。肠易激综合征便秘人群中，部分会出现腹痛的现象，在外界干预的作用之下，当便秘问题得到解决时，腹痛也会随之缓解。因此，在众多肠道健康问题中，便秘与其他肠道健康问题关联较多。

排遗障碍是粪便排出异常的统称，主要以自我评估为主，症状表现包括排便困难、排便时间超过 15 分钟、排便过程中有排便不尽感等。便秘就是排遗障碍中最显著表现。

便秘可分为器质性便秘与功能性便秘。器质性便秘是指由于器官发生病理性变化而造成的便秘，如消化道疾病、内分泌代谢疾病等，需要专业的医学治疗。功能性便秘是指由于肠道功能产生暂时性障碍而造成的便秘，临床主要表现为排便次数少于 3 次/周，伴有排便间隔时间延长、排便困难等，主要与生活规律改变，以及情绪抑郁、饮食习惯、生活习惯、药物作用等相关，可以通过功能性保健食品以及改变生活习惯等调节改善。

功能性便秘的诊断要点在于时间上的界定，要求第一次症状的发作时间必须已经超过 6 个月，近 3 个月的持续时间超过 3 天以上。以下内容出现至少 2 次以上即可认为是功能性便秘：排便费力；便干结或坚硬；有排便不尽感；有肛门直肠梗阻、肛门阻塞感；排便需要用手协助，如手指辅助排便、盆底支撑排便等，每周排便少于 3 次。需要注意的是，短期内出现上述问题属于暂时性便秘。

便秘严重影响人们的生活和身心健康，降低工作，学习效率，会带来痔疮、肛裂、直肠前突等病症。

第二节　肠道功能相关知识

一、小肠结构与功能

小肠全长为 6.7~7.6 米，总吸收表面积约为 4500 平方米，其表面是绒毛、黏膜横向褶皱形成的环形皱襞。小肠包括十二指肠、空肠和回肠。十二指肠上端始于幽门，下端接结肠，呈"C"形，包绕胰头，按照走向分为上部、降部、水平部和上升部，表面覆有腹膜，血管分布丰富。十二指肠肠腺位于肠黏膜下层内，分泌物呈碱性，起润滑和保护十二指肠黏膜不受酸腐蚀作用。绒毛上伸出很多突起。小肠绒毛分泌双糖酶和肽酶，使双糖和多肽水解成单糖，二肽水解成氨基酸。同时存在特定物质的分子受体，选择性吸收营养（铁和钙：十二指肠和上空肠；铁、维生素 B_{12}：回肠）。表面转运蛋白负责钠离子、d-葡萄糖和氨基酸吸收。绒毛的运动由肌动蛋白负责，刷状缘上肌球蛋白负责。

　　食糜由胃进入十二指肠后，开始在小肠内的消化。小肠内消化是整个消化过程中最重要的阶段。食糜受到胰液、胆汁和小肠液的化学性消化以及小肠运动的机械性消化；许多营养物质都在小肠被吸收入机体。食物通过小肠，消化过程基本完成；未被消化的食物残渣，从小肠进入大肠。

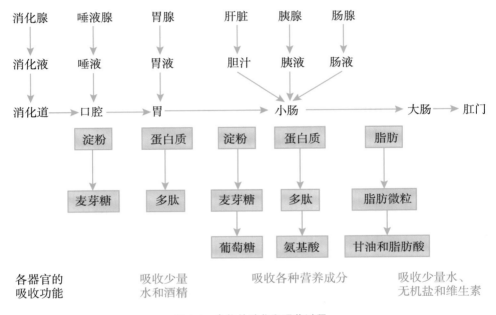

图 9-1　食物的消化和吸收过程

二、大肠结构与功能

　　大肠的总长度约为 150cm，直径约为 6cm。大肠可分为盲肠、升结肠、横结肠降结肠和乙状、结肠。构成结肠壁的各层在某些方面与小肠相似，但也存在不同，结肠上附带结肠带、肠脂垂等结构，排列有黏膜腺和许多杯状细胞，缺少小肠特有的绒毛和皱襞循环。大肠肌肉内层呈紧密的螺旋状，收缩导致肠腔及其内容物的分隔。螺旋结构的收缩过程导致结肠内容物前后移动。结肠运动受到多种因素调控，包括神经、肌肉、内容物等。

人类的大肠内没有重要的消化活动。大肠的主要功能在于通过肠黏膜吸收水分，大肠还为消化后的残余物质提供暂时贮存所。由于大肠内细菌的发酵腐败作用，食物残渣形成了粪便。粪便中除食物残渣外，还包括各种代谢废物，例如脱落的肠上皮细胞和大量的细菌、血液，以及通过肠壁排至肠腔的某些金属盐类。

大肠内存在许多细菌，主要来自食物和空气，由口腔入胃，最后到达大肠。肠道菌群主要集中在远端肠道，结肠菌群级别为 10^{11} CFU/g 肠内容物。大肠内部细菌的不仅在粪便形成上发挥作用，还能代谢产生对机体有益物质，例如合成维生素 K 与维生素 B，因此可维持肠道微生物平衡，有利于发挥其有益作用。

三、营养物质吸收

（一）糖的吸收

糖可以分为单糖、寡糖和多糖。寡糖和多糖都必须水解为葡萄糖才能被吸收利用。人体由于缺少相应的酶，不能水解和利用纤维素。糖类只有分解为单糖时才能被小肠上皮细胞所吸收。

淀粉、蔗糖和乳糖是人类膳食中含量最多的可消化的碳水化合物。膳食淀粉和双糖在吸收前必须被分解为组成它们的单糖。膳食淀粉由两种主要的多糖组成：直链淀粉和支链淀粉。唾液淀粉酶及胰淀粉酶均有助于它们的消化。被淀粉酶消化后的产物为低聚糖和双糖，这两种产物随后在微绒毛膜上被进一步降解。在微绒毛膜上，刷状缘酶（双糖酶）将消化生成的和摄入的低聚糖和双糖水解为单糖，这些单糖能通过主动或被动运输而被吸收。

（二）蛋白质的吸收

蛋白质的消化始于胃，由胃蛋白酶水解。胃蛋白酶所能达到的蛋白水解量取决于其他膳食成分组成、胃动力及 pH 值。在十二指肠中，几种蛋白酶共同作用，把蛋白质消化成氨基酸或二肽和三肽。与胃蛋白酶原一样，胰酶是以无活性的酶原形式分泌的，这些酶原通过肽键水解而被激活。随着胰酶的消化，氨基酸、二肽和三肽可在刷状缘膜通过高效钠离子依赖性氨基酸协同转运蛋白而被吸收。

（三）脂肪的吸收

脂肪水解始于胃，通过舌脂肪酶和胃脂肪酶发挥水解作用，其中舌脂肪酶是由舌轮廓乳头附近的冯埃伯纳腺分泌的。脂肪乳化液进入十二指肠内，并与胰脂肪酶接触，后者将每个甘油三酯分子酶解为 1 分子 2-单甘油酯和 2 分子脂肪酸。胰脂肪酶活性的优化取决于辅脂酶的存在，辅脂酶可以将脂肪酶锚定于甘油三酯脂滴上，并防止胆盐灭活脂肪酶。胃脂解作用释放的游离脂肪酸有助于刺激胰脂肪酶和辅脂酶分泌，这两种酶负责大部分的脂肪水解作用。

（四）胆固醇的吸收

进入肠道的胆固醇主要有两个来源：一是从食物中来的，二是从肝细胞分泌的胆汁中来的。胆汁来源的胆固醇是游离的，食物来源的胆固醇是酯化的。酯化的胆固醇必须在肠腔中经消化液中的胆固醇酯酶的作用，水解为游离胆固醇后才能被吸收。游离的胆固醇通过形成混合微胶粒，在小肠上部被吸收。被吸收的胆固醇大部分在小肠黏膜中又重新酯化，生成胆固醇酯，最后与载脂蛋白一起组成乳糜微粒经由淋巴系统进入血循环。食物中胆固醇含量越高，其吸收也越多。

（五）维生素的吸收

肠道有多种转运机制来促进维生素穿越肠道屏障被吸收。一些营养素（如类胡萝卜素）仅通过被动扩散吸收，而许多其他营养素的吸收则是靠载体介导的非耗能过程或是主动运输系统，如叶酸盐和钙。对于多种微量营养素，在小肠的不同部位转运方式各不相同。

四、正常排便过程

食物通过人体口腔内咀嚼之后进入食管，该过程较快速。当食物到达与胃的交界处时，食管下括约肌放松，食物进入胃。食物在胃部被研磨成小的颗粒之后，胃窦通过蠕动收缩将幽门括约肌打开，胃内容物传输到小肠的十二指肠部分。

小肠上局部的收缩运动会对相邻的小肠节段产生压力梯度，从而推动小肠整体的运动。蠕动收缩可以定义为一个前进的环或波，通常只在较短的节段，并以 $1\sim2\text{cm/min}$ 的速度移动。肌内 Cajal 间质细胞（ICC）是肠运动起搏器，产生电慢波，是肠运动的发起者。间质细胞与圆形和纵向平滑肌细胞电耦合，慢波从肌内 ICC 传导至平滑肌细胞，在肌肉组织中产生阶段性收缩模式。

小肠吸收之后的残渣物质进入结肠，通常能够在结肠中保存十余小时。直肠多数时间为空着的，当粪便积聚在降结肠和乙状结肠时，便会通过推进蠕动使得粪便进入直肠。当粪便进入直肠时，肠壁放松，粪便则对直肠产生压力。直肠充盈感通过肛管内部神经传递至大脑，控制外括约肌放松，开始产生排便反应。

五、肠道屏障功能

肠道屏障功能是指肠道上皮具有分隔肠腔内物质，防止致病性抗原侵入的功能。正常情况下，肠道具有屏障作用，可有效地阻挡肠道内寄生菌及其毒素向肠腔外组织、器官移位，防止机体受内源性微生物及其毒素的侵害。肠道屏障功能分为机械屏障、生物屏障、免疫屏障。

机械屏障肠包括黏膜上皮细胞、细胞连接蛋白复合物、上皮基膜。肠黏膜上皮屏障是肠黏膜物理结构的解剖屏障，由肠黏膜表面的黏液层、肠上皮本身及其紧密连接蛋白、黏膜下固有层等组成。相邻上皮细胞间隙，在连续的细胞层中建立扩散屏障，起着封闭细胞间隙的作用，可防止肠腔内物质自由经过细胞间隙，穿过上皮细胞层。

生物屏障主要以肠道厌氧菌为主，兼性厌氧或需氧菌仅占肠道菌群数量的 0.1%。肠道内微生物对肠屏障功能扮演着双重角色，一方面，其作为抗原，对肠黏膜屏障存在潜在危险；另一方面，肠道内寄生菌可为肠黏膜细胞提供某些营养成分，维持肠道微生态系统平衡，激活肠道免疫系统，构成肠道屏障功能组成部分。

肠道免疫屏障主要由肠道免疫系统的细胞群组成，通过细胞免疫和体液免疫以防止致病性抗原对机体的伤害。淋巴细胞是免疫系统的主要成分，肠道拥有人体最大的黏膜相关淋巴样组织。肠黏膜免疫反应就是由免疫球蛋白介导的，其与细菌上的特异抗原结合，防止它们的黏附，而没有黏附，感染就不会发生。

第三节　肠道亚健康形成机制

一、便秘

(一)小肠运动减弱与便秘

胃肠激素是一类氨基酸组成的肽类，其是由位于胃肠黏膜层内的 40 多种分泌细胞所分泌，该激素能够与神经系统协作，调节消化器官的运动、分泌、吸收。胃肠激素失调可引起消化道功能紊乱，其机制复杂，便秘会导致激素异常。

(二)结肠运动减弱与便秘

1. 肠道运动功能受损

慢性便秘(STC)患者各个区域 ICC 明显减少，部分病例黏膜下环肌表面 ICC 几乎消失。HE 等(2000)研究发现，慢传输型便秘患者的结肠部位全层 ICC 数量减少，体积减小。ICC 的减少必将影响肠慢波的产生，扰乱肠神经系统与平滑肌间的信息传递，进而导致平滑肌收缩性下降，致使排便困难。

2. 药物因素

阿片类、吗啡类、精神类药物等的副反应所引起的便秘，在临床研究上已经得到了更多的关注，这类药物会损害肠壁神经，导致排便反射减退，排便困难。

3. 肠道菌群失衡

便秘人群乳酸菌、双歧杆菌、拟杆菌属减少，潜在致病菌铜绿假单胞菌和空肠弯曲杆菌增多。粪球菌、罗氏菌属、粪杆菌在便秘人群的粪便中明显增多。

(三)直肠肛管运动不协调与便秘

当一种或多种维持大便失禁的机制被破坏到其他机制无法弥补的程度时，便会发生排便失调。肛门括约肌无力，直肠顺应性降低，直肠感觉增加或减少等，都会导致排便失调。过度紧张可能会导致会阴下降增加，也会使肛门直肠角更加钝化，导致便秘。粪便滞留可能通过调节直肠张力和黏弹性，或通过影响传入神经通路，降低直肠感觉，从而导致便秘问题。

（四）便秘中医理论

内因：《素问·五脏别论》中记载，"魄门亦为五脏使"，认为便秘基本病位虽在于大肠，但与心、肺、脾、胃、肝、肾等脏腑功能密切相关。心藏神，"五脏六腑，心为之主"，若心神失用，肠失"君命"，启闭失常，可致大便数日不解。

外因：《本草纲目·主治》第三卷中记载，"大便秘结，有热、有风、有血、有湿、有虚、有阴、有脾约、有三焦约、有前后关格"。

中医认为，便秘通常为外界损伤机体所致，外感风邪，致热燥在里，耗损人的津液，则大便干燥不通。

二、腹泻

（一）儿童腹泻

儿童的肠道抵抗力弱于成年人，屏障功能不完全，易受到外界的不良刺激的作用。

儿童在成长过程中，肠道的稳定性不如成年人，对外界的刺激更加敏感。儿童肠道绒毛和微绒毛发育不完整，肠黏液覆盖稀少，成分也与成人不同。功能上，儿童未成熟肠道黏膜屏障功能和肠道免疫系统发育均不完善。儿童肠道通透性高于成人，而肠激酶和胰蛋白酶活性低于成年期。对微生物毒素的降解能力低于成年人。一些食物过敏也会导致腹泻，食物过敏是免疫系统的反应，是身体的自然防御系统。

（二）凉性食物导致的腹泻

凉性食物会对刺激肠道上的一些特定的位点，受到刺激的肠道会通过加快肠道的蠕动来缓解外界的不良因素，进而导致腹泻的发生。

研究显示，凉性食物刺激肠道平滑肌的过度收缩，引发腹泻问题。低温刺激瞬时受体电位（TRP）通道受体，主要刺激 TRPM8、TRPA1。TRP 通道家族可以通过诱导膜电位变化，参与决定内在控制机制的最终输出。

（三）精神波动引发的腹泻

肠道与大脑的联系被称为脑肠轴，出现在人体发育阶段，一直贯穿整个生命阶段当中。也就是说，就是人的情感和认知功能会影响到肠道功能。当人们在情绪紧张的时候，大脑对于肠道的信号调节出现异常，可进一步导致腹泻的问题。研究发现，此类腹泻与5-羟色胺、皮质醇水平异常有关。

三、腹胀

油炸类食品中的脂肪会延缓胃排空的速度，使得整体消化速度降低，会出现饱腹感，进而降低食物的摄入。脂肪的消化过程中，刺激小肠近端的 I 细胞释放胃肠道激素，导致胃饥饿素下降，使得饥饿感下降，当只将脂肪类作为唯一食物来源的时候，会产生腹胀，出现几天不想进食的现象。

简单和复杂碳水化合物和膳食纤维的消化不良和吸收不良通常与胀气有关。未被吸收的碳水化合物被推进到结肠，作为肠道细菌的营养基质，释放出氢气和短链脂肪酸。研究显示，纤维补充剂会引起腹胀感，但不会增加排气频率，而乳果糖使得腹胀感与排气频率都增加。

小肠细菌过度繁殖也是腹胀的原因之一。正常的空肠和回肠的细菌总数在 $10^{3\sim4}\sim10^{7\sim9}$ CFU/mL，结肠部位可以达到 10^{12} CFU/mL。小肠细菌过度生长是指近端肠液中存在大于 10^5 CFU/mL 的细菌，主要微生物为链球菌、大肠杆菌、乳酸菌和拟杆菌。研究表明，在抗生素治疗后，腹胀会短暂缓解。

四、菌群失调

在外就餐时，因为饮食不洁，导致病原菌进入到肠道，干扰正常的肠道菌群，引发肠道健康问题。外来致病菌能够通过多种手段对抗肠道常驻菌，包括利用替代营养或生态位、加快宿主炎症、产生毒素等，进而引发身体疾病。

五、吸收不良

吸收不良主要包括小肠吸收障碍与儿童积食造成的营养吸收异常。

近端小肠吸收营养物质非常多。细菌代谢增加并扰乱了结肠的调节机制，使得内容物运输延迟。延迟的小肠运输本身并不损害小肠的吸收能力。延迟的转运可促进小肠细菌过度生长，这些细菌会消耗摄入大量和微量营养素，因此可能导致营养不良。

中医所说的积食，即"积滞"，"积"为堆积，"滞"为停滞，食停中脘，积而不化。食物在肠道内部堵塞，直接影响肠道营养的吸收，排便异常，在外则会表现出在积食初期，儿童往往表现为食欲减退，不想吃东西。积食时间一长，可能会肚子饿，但吃完又觉得肚胀或肚痛，反复如此。积食若经久不愈，会影响儿童的营养吸收和生长发育。

六、腹痛

（一）脑肠轴异常引发腹痛

炎症性肠炎（IBD）是一类病因尚不明确的慢性且破坏性大的非特异性肠道炎症性肠病，会引起消化系统损害甚至功能丧失，可表现为腹痛。发病诱因可能与环境、感染、免疫、遗传和精神因素等有关。多项研究认为，IBD 的发生发展与心理因素密切相关。IBD 归属为中医"休息痢""久痢"和"肠澼"等病范畴，主要由内伤七情、饮食所伤、外邪内侵、脾胃虚弱所致。其中，七情所伤与 IBD 患者抑郁、焦虑等心理精神相关。中医认为，内伤七情导致的 IBD 大部分为肝郁脾虚型。

（二）食物过敏引发腹痛

食物过敏指的是一种复杂的变态反应性疾病，人的免疫系统把进入人体内的

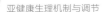

某种或多种食物当成有害物质，从而针对这些物质产生过度的保护性免疫反应。研究表明，食物中致敏的食物抗原成分通过肠道细胞透过肠黏膜屏障进入胃肠黏膜固有层，细胞因子引起肠道炎症反应，肠道神经免疫内分泌网络失控，导致胃肠功能紊乱，从而发生腹胀、腹痛等腹部不适症状。

(三)环境变化诱发的腹痛

当环境变化时，人们腹泻发作，发生 IBS 风险比平日高 5 倍。腹痛、腹泻持续时间和性别都会影响 IBS 的发生率。肠道微生物破坏导致多种相互关联的途径失常，包括脑肠轴、神经内分泌系统调节和免疫系统稳态扰乱，并可能引发 IBS-D 的症状。IBS-D 患者肠道的微生物组成与健康人群以及其他类型的 IBS 皆不相同。有肠胃炎患病史的人会增加患 IBS-D 的概率。

第四节　肠道亚健康的缓解

一、便秘的防治

(一)膳食补充剂与食品现状

1. 膳食补充剂

膳食补充剂主要以芦荟、决明子、大黄、番泻叶等植物为主要的功效成分，具备一定的导泻功能。这类补充剂以刺激性泻剂为主，其中，以芦荟甙为代表的蒽醌类泻素是典型的刺激性泻剂，少部分补充剂添加了容积性泻剂膳食纤维。

2. 食品

普通食品达到通便功效，主要起作用的是植物性纤维。一项人体临床实验结果显示，连续服用 50g 干西梅 8 周，相当于纤维量 6g/d，对照组服用 11g 车前草(纤维量 6g/d)，西梅组每周自主性排便次数增加优于服用车前草对照组。小鼠实验的结果也显示西梅具有促进排便的功能。

(二)物理调节方法

1. 物理调节方法

(1)针灸。针灸治疗慢性功能性便秘的治疗理论有两种模式：以经络脏腑学说为理论核心的传统模式，以及以神经电生理学说为理论核心的现代模式。基于传统理论，选取特定穴位针刺，可通调肠腑，促进结肠运动。

(2)生物反馈。生物反馈疗法源于美国生理学家 Miller 的"内脏学习"研究。1968 年，Miller 成功地训练小鼠形成心率、血压与肠胃蠕动的双向条件反射，由此得到了生物反馈训练的理论基础。生物反馈疗法相较于泻药，不良反应较少，但是生物疗法需要长周期训练，患者很难坚持，因此生物反馈疗法在短期内适用，而在长期则不适用。

二、其他肠道问题的缓解

(一)膳食补充剂与食品现状

1. 腹泻

腹泻药物的干预途径主要是通过改善大便黏稠度，减少大便次数，或减轻大便重量来改善腹泻症状。止泻药物中一些成分减缓了肠道传输，增加吸收的时间，减少大便量，吸收液体和电解质。一些药物通过刺激黏膜来增加吸收率。例如，口服补充液通过刺激葡萄糖和氨基酸介导，改善体液和电解质吸收。目前，有新的药物可通过阻止肠道分泌，干扰黏膜氯离子分泌，控制液体和电解质。矿物质吸收剂增强肠道粪便硬度，不能减轻大便重量，但会影响大便的黏稠度，使腹泻更容易控制。

2. 腹胀

腹胀干预取决于症状产生的原因。器质性病因需要手术或服特定的药物加以治疗。功能性障碍则可能需要使用对饮食消化反应刺激的酶制剂、降低表面张力的吸附剂、丰富肠道菌群或增加肠道转运的药物。外源性辅助酶能促进食物残渣的消化，减少腹胀问题。对于乳糖不耐受人群，可以服用带有细菌代谢产物 β-半乳糖酶的产品，嗜酸乳杆菌、双歧杆菌和保加利亚乳杆菌可减少乳糖不耐受患者的腹胀。

3. 菌群失调

调节肠道菌群，可以采用中药与益生菌、益生元。机体内的肠道菌群对口服中药的药理作用的发挥起着重要作用，同时，中药有助于维持机体肠道菌群的平衡。已报道能够调节肠道菌群中药单味药有人参、党参、白术、黄芩等，中药复方制剂有复方苍术方(苍术、蒲公英、薏苡仁、山楂)、厚朴复方制剂(厚朴、白术、熟地黄、地精)、二术止泻汤(炒白术、炒苍术、藿香、乌梅炭)、四磨汤(乌药、人参、枳壳、槟榔)等。

4. 吸收不良

肠道内容物的转运减缓可使得小肠细菌过度生长，进一步通过促进小肠的定植转变为结肠细菌。这些细菌会消耗摄入大量和微量营养素，因此可能导致营养不良。此外，细菌通过胆汁酸酶会破坏末端回肠胆汁酸的吸收，可能会消耗胆汁酸量，干扰脂质吸收。因此，对于吸收不良的干预可以从保护胆道健康促进脂质的吸收，增加植物蛋白(对乳糖不耐受人群)入手，还能通过益生菌促进小肠吸收。

5. 腹痛

腹痛药物主要是针对中枢疼痛机制，包括抗抑郁药、抗焦虑药、抗精神病药，具体主要有三环类抗抑郁药、选择性5-羟色胺再摄取抑制剂、5-羟色胺和去甲肾上腺素再摄取抑制剂。

(二)物理调节方法

1. 针灸

针灸有助于缓解腹泻、腹痛、腹胀、消化不良、肠道菌群失调。中医在针灸技术的使用上采取分型论治，把握整体表现，因而在临床上，解决此类肠道问题治愈率较高。

2. 体外辅助调节

胃肠功能治疗仪通过外加电流驱动肠道的电节律，促使肠道节律性的收缩与运动，恢复肠道因运动紊乱而导致的不适。该方法的主要适应证为功能性便秘、腹胀、腹痛、肠易激综合征等肠道问题。

📝 参考文献

[1] 李军祥，陈誩，肖冰，等. 消化性溃疡中西医结合诊疗共识意见(2017年)[J]. 中国中西医结合消化杂志, 2018.

[2] 吴国豪. 肠道屏障功能[J]. 肠外与肠内营养, 2004, 11(1)：44-47.

[3] He C L, Burgart L, Wang L, et al. Decreased interstitial cell of cajal volume in patients with slow-transit constipation[J]. Gastroenterology, 2000, 1(1)：14-21.

[4] 周益平. 小儿胃肠功能障碍与胃肠保护[J]. 中国小儿急救医学, 2010, 017(004)：369-371.

[5] Remes-Troche J M. "Too hot" or "too cold"：Effects of meal temperature on gastric function[J]. Digestive Diseases and Sciences, 2013, 58(9)：2439-2440.

[6] Boesmans W, Owsianik G, Tack J, et al. TRP channels in neurogastroenterology：Opportunities for therapeutic intervention[J]. British Journal of Pharmacology, 2011, 162(1).

[7] Hasler W L. Gas and Bloating[J]. Gastroenterology and Hepatology, 2006, 2(9)：654-662.

[8] Edy Stermer, Anat Lubezky, Israel Potasman, et al. Is traveler's diarrhea a significant risk factor for the development of irritable bowel syndrome? A prospective study[J]. Clinical Infectious Diseases, 2006, 43(7)：898-901.

[9] Lacy B E. Diagnosis and treatment of diarrhea-predominant irritable bowel syndrome[J]. Int J Gen Med, 2016, 9：7-17.

[10] Attaluri A, Donahoe R, Valestin J, et al. Randomised clinical trial：Dried plums (prunes) vs. psyllium for constipation[J]. Aliment Pharmacol Ther, 2011, 33(7)：822-828.

[11] Na J R, Oh K N, Park S U, et al. The laxative effects of Maesil (Prunus mume Siebold & Zucc.) on constipation induced by a low-fibre diet in a rat model[J]. Int J Food Sci Nutr, 2013, 64(3)：333-345.

[12] Schiller, Lawrence R. Antidiarrheal drug therapy[J]. Current Gastroenterology Reports, 2017, 19(5)：18.

[13] 陈秀琴，黄小洁，石达友，等. 中药与肠道菌群相互作用的研究进展[J]. 中草药, 2014(07)：1031-1036.

第十章
上呼吸道亚健康

第一节　上呼吸道亚健康问题的表现

亚健康是一种动态的变化状态，有可能发展为疾病，也可以通过治疗恢复为健康状态。调查结果显示，亚健康转变为疾病的人，疾病主要病种集中在呼吸系统、消化系统、内分泌系统等，这些疾病的发展过程缓慢，开始时表现为亚健康状态，若不积极预防，很容易发展为真正的疾病。呼吸系统的亚健康状态令人担忧，常表现为咳嗽、有痰、气喘、鼻塞等，有时这些症状反映疾病的早期表现，若积极处理，可以很快好转，但是若不加以重视，发展为慢性炎症，则容易引发上呼吸道亚健康，极大地影响生活质量。

当上呼吸道发生慢性炎症时，将会引发一系列繁杂的亚健康问题，包括变应性鼻炎、非变应性鼻炎、慢性咽喉炎、慢性扁桃体炎等。这些问题给生活带来极大不便，其中大家最为熟悉的莫过于过敏性鼻炎（变应性鼻炎）和慢性咽炎。

一、过敏性鼻炎

过敏性鼻炎是鼻黏膜接触吸入性过敏原后由 IgE 介导的以嗜酸性粒细胞为主的鼻黏膜炎症，典型的临床症状为鼻塞、清水样鼻涕、阵发性喷嚏、鼻痒等，可伴有眼痒流泪等眼部症状。过敏性鼻炎患者鼻子经常堵塞不通，说话的时候总是感到呼吸不顺畅，不得不用嘴巴呼吸；鼻涕总是止不住，像流水一样往下淌；遇到特殊气味、温度变化、花粉、柳絮、粉尘等不同刺激，会连接打喷嚏；发病时，嗅觉感觉明显减退，嗅东西十分费劲，甚至食欲也随之受到影响。

日常生活中，过敏性鼻炎和普通感冒易混淆，应学会鉴别。

表 10-1　过敏性鼻炎与普通感冒症状鉴别

鉴　别	过敏性鼻炎	普通感冒
发作季节	每年固定时间或常年	冬、春季高发
症状持续时间	一般>2 周	7~10 天
发热及全身不适	无	常有
咽痛	无	多数有
眼痒	多数	无
鼻涕颜色	清水样	初为白色，后变为黄色
鼻痒喷嚏	较明显	轻或中度
白细胞	正常	正常或略低
嗜酸性粒细胞	多数升高	正常
过敏原检测	阳性	阴性
个人及家族史	可有湿疹、反复咳嗽及过敏史，可有家族过敏史	无特殊

值得注意的是，过敏性鼻炎并不仅是简单的"过敏"，不要掉以轻心。当发现轻度过敏性鼻炎的时候，就必须加以重视；否则，随着时间的推移，将会引发多种并发症的严重后果，发病部位将不仅限于鼻腔。过敏性鼻炎的常见并发症包括支气管哮喘、过敏性结膜炎、慢性鼻窦炎、上气道咳嗽综合征、中耳炎、鼻息肉、睡眠障碍等。

在过去数年中，过敏性鼻炎患病率上升速度惊人。流行病学数据显示，在2005—2011 年，我国成人过敏性鼻炎患病率从 11.1% 升高到 17.6%，患病人数增加了 1 亿人。我国已公布的儿童和成人过敏性鼻炎患病率数据表明，大部分发达城市的工业化程度和工业总产值可能反映了这些城市的过敏性鼻炎的患病率。过敏性鼻炎长期迁延不愈，是哮喘、慢性阻塞性肺疾病、心脑血管疾病、糖尿病等系统慢性病的源头性疾病。

二、慢性咽炎

慢性咽炎是咽部黏膜、黏膜下及其淋巴组织发生的慢性炎症。慢性咽炎多发生于成年人，尤其是经常抽烟喝酒、喜欢吃辣、用嗓过度人群，粉尘环境工作者及鼻炎患者最为高发。慢性咽炎往往病程绵长，症状易反复发作，不易治愈。

慢性咽炎可进一步划分为慢性单纯性咽炎、慢性肥厚性咽炎、萎缩性咽炎和干燥性咽炎。

慢性咽炎一般无全身症状，咽部会有异物感、痒感、灼热感、干燥感或微痛感，常有黏稠分泌物附着于咽后壁，使患者晨起时出现频繁的刺激性咳嗽，伴恶心；无痰或仅有颗粒状藕粉样分泌物咳出，萎缩性咽炎患者有时可咳出带臭味的痂皮。慢性咽炎患者常感觉嗓子像有东西卡着，会想要不停咳嗽将它咳出；觉得嗓子像火烧，热辣辣的疼，或像刀割，呼吸的时候感觉更加明显；感到痰液增多，或者进入稍冷的地方就开始不住地咳嗽；容易感到声音嘶哑；严重时，突然之间会不明原因地出现吞咽困难的情况。

慢性咽炎的进一步分型需要进行咽部检查方可区分。

慢性单纯性咽炎：见咽部黏膜弥漫性充血，呈暗红色。

慢性肥厚性咽炎：在咽部黏膜暗红色弥漫性充血的背景下，咽淋巴组织显著增生。

慢性萎缩性咽炎：咽部不适感以干燥感觉最为突出，咽部检查见黏膜干燥、薄、发亮、脓痂附着。

相对于过敏性鼻炎，慢性咽炎受关注较少，目前暂缺全国性的流行病学调查数据，地方性数据也报道甚少，属于不被重视的流行病。然而，有限的流行病学数据警示，慢性咽炎的流行程度可能已远超过敏性鼻炎，可见提高国民对于慢性咽炎的认知度和重视度迫在眉睫。

据统计，2012 年 1—4 月共有 1.2 万人次在温州医科大学附属第二医院接受体检，其中 47% 的受检者被诊断患有不同程度的慢性咽炎。2006 年，一项研究采用问卷的方式对中国台湾地区的慢性咽炎流行病学概况进行调查，研究者成功回收问卷 903 份，其中约有 77.6% 的受试者已出现疑似慢性咽炎的咽部不适症状（咽干、吞咽刺痛、异物感等）。该研究还发现，慢性咽炎症状的严重程度与年龄、性别、职业、教育程度、身体质量指数（BMI）、族群等均存在相关性，其中老年、男性、工人、受教育程度低、BMI 过高等因素是慢性咽炎重症状的危险因素，推测可能与居住环境、工作环境和生活习惯等相关。研究者将慢性咽炎的病因归纳为外界因素和全身因素，外界因素包括环境污染、饮食习惯、嗜好辛辣、好烟酒及季节气候等，全身因素则包括过敏体质、每日睡眠时间、个人病史、家族病史、一年患感冒次数等。

咽炎不只是嗓子的问题，咽部向上连接鼻咽，向下通过喉咽连接气管和食管，向前则连接口腔，暴露于空气中。就像是一个 T 字路口，无论哪条道出问题，都可能引发咽部黏膜的慢性炎症。

第二节　上呼吸道相关知识

一、上、下呼吸道

呼吸道是人通过肺呼吸时气流所经过的通道，医学上把呼吸道分为上呼吸道和下呼吸道。鼻腔、咽、喉合称为上呼吸道，气管、支气管和肺部器官合称为下呼吸道或气管树。

二、上呼吸道生理结构及功能

（一）鼻腔

鼻腔内表面为黏膜，由上皮和固有层构成；黏膜下方与软骨、骨或骨骼肌相连，依据鼻黏膜的部位和功能，分为前庭部、呼吸部和嗅部。

1. 前庭部

前庭部为鼻腔入口处。鼻翼内表面为未角化的复层扁平上皮，近外鼻孔处上皮出现角化，与皮肤相移行，并有鼻毛和皮脂腺。鼻毛能阻挡空气中的尘埃等

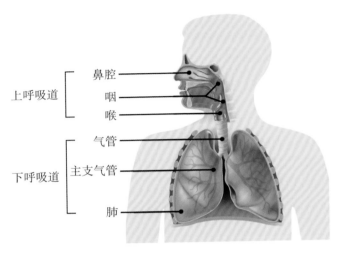

上呼吸道 { 鼻腔 咽 喉

下呼吸道 { 气管 主支气管 肺

图 10-1　人体呼吸道示意图

异物。

2. 呼吸部

呼吸部占鼻黏膜的大部分，富含血管。上皮为假复层纤毛柱状，杯状细胞较多。纤毛向咽部摆动，将黏着的细菌及尘埃颗粒推向咽部而被咳出。固有层内有黏液性腺、浆液性腺和混合性腺，还有丰富的静脉丛与淋巴组织。腺分泌物与杯状细胞分泌物共同形成一层黏液覆盖于纤毛上，丰富的血流通过散热和渗出而对吸入的空气加温或加湿。

3. 嗅部

人嗅部黏膜面积约为 $2cm^2$，上皮为假复层纤毛柱状，含嗅细胞、支持细胞和基细胞，特称嗅上皮。嗅细胞呈梭形，夹在支持细胞之间，为双极神经元，是体内唯一存在于上皮中的感觉神经元。嗅细胞树突伸至上皮游离面，末端膨大形成球状嗅泡。从嗅泡发出 10~30 根较长的嗅毛。嗅毛的细胞膜内有多种受体，分别接受不同化学物质的刺激，使嗅细胞产生冲动，传入中枢，产生嗅觉。支持细胞呈高柱状，顶部宽大，基部较细，游离面有许多微绒毛，起支持和分隔嗅细胞的作用，相当于神经胶质细胞。基细胞呈锥形，位于上皮深部，可增殖分化为嗅细胞和支持细胞。

固有层结缔组织中富含血管，并有许多浆液性嗅腺，分泌的浆液可溶解空气中的化学物质，刺激嗅毛。嗅腺不断分泌浆液，可清洗上皮表面，保持嗅细胞感受刺激的敏感性。

（二）咽

咽是呼吸道和消化道上端的共同通道，成人咽全长约 12cm。前面与鼻腔、口腔及喉相通，后壁与椎前筋膜相邻，两侧与颈部的大血管与神经毗邻。咽自上而下分为鼻咽、口咽、喉咽。

咽壁由表及里分为四层：黏膜层、纤维层、肌肉层和外膜层。黏膜层与咽鼓管、鼻腔、口腔和喉黏膜连续。鼻咽主要为假复层纤毛柱状上皮，口咽、喉咽为复层鳞状上皮，黏膜下有丰富的淋巴组织。肌肉层肌组相互协调，控制咽部运动。

咽的生理功能包括呼吸功能、言语形成、吞咽功能、通过咽反射完成的防御保护功能、中耳气压调节功能，以及扁桃体的免疫功能。

（三）喉

喉以软骨为支架，软骨之间以韧带和肌肉相连。会厌表面为黏膜，内部为会厌软骨（弹性软骨）。会厌舌面及喉面上部的黏膜上皮为复层扁平，内有味蕾，喉面基部为假复层纤毛柱状上皮。固有层的疏松结缔组织中有较多弹性纤维，并有混合性腺和淋巴组织。

咽侧壁黏膜形成两对皱襞，上为室襞，下为声襞，两者之间为喉室。室襞与喉室的黏膜及黏膜下层结构相似，上皮为假复层纤毛柱状，夹有杯状细胞。固有层和黏膜下层为疏松结缔组织，含有许多混合性腺和淋巴组织。声襞即声带，分为膜部和软骨部。膜部覆有复层扁平上皮，固有层较厚，大量弹性纤维与表面平行排列，形成致密板状结构。声带振动主要发生在膜部。声带的软骨部黏膜结构与室襞相仿。

第三节　上呼吸道亚健康形成机制

一、过敏性鼻炎与慢性咽炎的致病机理

（一）过敏性鼻炎

1. 病因分析

吸入过敏原是过敏性鼻炎的首要致病因素。气源性过敏原一般包括室内过敏原和室外过敏原。室外过敏原主要有花粉、真菌，与季节性/间歇性过敏性鼻炎的发病相关。室内过敏原中典型的有螨虫、动物皮屑、蟑螂、真菌，与常年性/持久性过敏性鼻炎的发病相关。接触职业相关的过敏原也会导致过敏性鼻炎的发病。但是源自食物来源的过敏原一般不会引发过敏性鼻炎。

找到当地区域特异性的过敏原，是有效管控过敏性鼻炎的首要工作，因此现代研究对我国境内的过敏原分布概况进行了深入的探究，研究发现，我国不同城市和区域的气源性过敏原存在明显地域性差异。一项研究对我国 17 个城市的 6304 例哮喘/鼻炎患者的皮肤点刺试验阳性数据进行分析，发现尘螨变应原 Der f（粉尘螨）、Der p（屋尘螨）、Blomia tropicalis（热带无爪螨）具有较高的阳性率，提示尘螨可能是我国过敏性鼻炎患者最为主要的气源性过敏原。

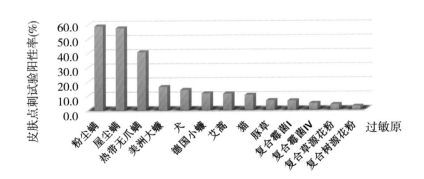

图 10-2　皮肤点刺试验阳性过敏原分布概况

2. 致病机制

过敏性鼻炎致敏的病因多样，其致病机制尚不清晰。遗传因素和IgE抗体产生的能力在过敏性鼻炎发病机制中十分关键。抗原（即过敏原）在进入鼻黏膜后，鼻黏膜和局部淋巴组织可产生IgE抗体。大多数致病性抗原为吸入性抗原，即气源性过敏原，如尘螨、花粉、真菌和宠物毛发等。在已致敏的个体中，吸入的抗原通过鼻黏膜穿过鼻黏膜上皮细胞，与肥大细胞上的IgE抗体结合。发生抗原-抗体反应后，肥大细胞会释放组胺和白三烯（LTs）等化学介质，这些化学介质可进一步刺激鼻黏膜的感觉神经末梢和血管，导致打喷嚏、水样流涕和鼻黏膜肿胀（鼻阻塞）等局部症状。在反应发生早期，活化的嗜酸性粒细胞及其他各种炎症细胞会通过细胞因子、化学介质和趋化因子浸润到抗原暴露的鼻黏膜。在反应发生后期，一般发生在抗原暴露后6~10h，由炎症细胞产生的白三烯等炎症介质可引起鼻黏膜肿胀，导致鼻塞。

Th1/Th2和Th17/Treg细胞免疫失衡也被认为在过敏性鼻炎致病机制中发挥重要作用。现代研究认为，过敏性鼻炎是一系列细胞间相互作用的结果，开始于抗原呈递细胞对抗原的摄取和加工处理，随后将抗原肽传递给Th0细胞，Th1/Th2细胞平衡发生相对偏移，Th2细胞应答增强，Th2细胞可诱导B细胞释放IgE抗体。Th2细胞可释放一系列的细胞因子，例如IL-4、IL-5及IL-13等，其中IL-4能够促进IgE的产生，IL-5能引起嗜酸性粒细胞的汇聚和活化。研究进一步发现，过敏性鼻炎的发生不仅与Th1/Th2细胞免疫失衡相关，Treg（调节性T细胞）/Th17细胞间的免疫失衡同样参与了过敏性鼻炎的病理过程。$CD4^+CD25^+$ Treg是调节性T细胞中最主要的表型之一，分泌细胞因子TGF-β1和IL-10，Foxp3是其重要的调控基因。Th17细胞是另一种新的T细胞亚群，以分泌IL-17细胞因子为特征，RORγt是其调节免疫平衡中关键的调控基因。临床研究显示，过敏性鼻炎患者外周血中Th17细胞百分率及IL-17水平显著升高，外周血中Treg细胞百分率及Treg细胞分泌的相关细胞因子显著下降，提示Treg/Th17细胞免疫失衡可能与过敏性鼻炎的发病机制密切相关。

（1）打喷嚏。喷嚏的发生源于组胺对鼻黏膜感觉神经（三叉神经）的刺激，刺激信号而后传播到延髓的喷嚏中枢。组胺对感觉神经的刺激作用因过敏而增强，继而引发打喷嚏反射。

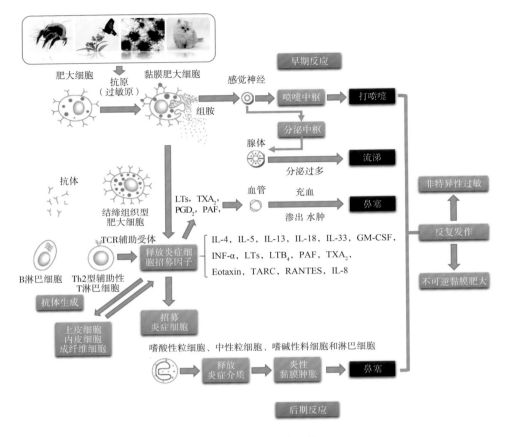

图 10-3　过敏性鼻炎发病机制图

（2）水样流涕。鼻黏膜的感觉神经刺激引起副交感神经兴奋，导致喷嚏反射的同时，副交感神经释放乙酰胆碱，乙酰胆碱通过与血管壁和腺体上的 M 受体结合引起血管扩张和腺体分泌。组胺等化学介质直接作用于鼻黏膜血管，引起血浆渗出。10%的鼻涕源于血浆渗出液，而绝大多数的鼻涕是由鼻腔腺体分泌的。

（3）鼻黏膜肿胀（鼻塞）。鼻黏膜肿胀是由鼻黏膜间质水肿引起的，与鼻黏膜血管充血和血浆渗出有关。鼻腔黏膜血管充血和血浆渗出主要是由于组胺、PAF、PGD_2，尤其是白三烯等化学介质的直接作用。在过敏反应后期，炎症细胞，特别是嗜酸性粒细胞浸润释放的白三烯还会进一步诱导鼻黏膜肿胀，进而导致鼻塞。

因此，过敏性鼻炎的早期反应是由 IgE 抗体介导的 I 型抗原-抗体反应引起的。然后，浸润的炎症细胞诱导后期反应的发生。持续的抗原刺激进而诱发慢性病变。

(二)慢性咽炎

1. 病因分析

慢性咽炎的发病病因呈现多样性，与其特殊的解剖结构存在密切关联。咽部向上连接鼻咽，向下通过喉咽连接气管和食管，向前则连接口腔，暴露于空气中。无论哪条道上出问题，都可能引发咽部黏膜的慢性炎症。慢性咽炎的病因可分为感染性因素和非感染性因素。

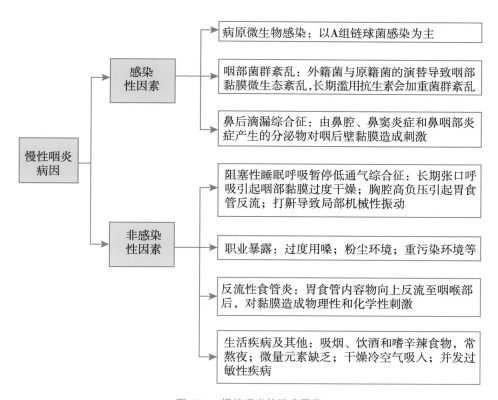

图 10-4　慢性咽炎的致病因素

对于感染性因素，病原微生物感染和菌群失调是引起慢性咽炎的重要病因，感染可导致咽部黏膜微生态环境失衡，长期滥用抗生素可加重菌群失调，且 A 组链球菌被认为是慢性咽炎最主要的致病微生物。鼻咽部的炎症也可能促进慢性咽炎的发生和发展。引起慢性咽炎的非感染性因素较多，主要有阻塞性睡眠呼吸暂停低通气综合征、职业暴露、反流性食管炎和过敏性疾病等，非感染性因素合并病原微生物感染可使病情顽固难治。

2. 致病机制

慢性咽炎的发病病因研究较多，但致病机制研究较少。神经生理学机制研究显示，咽后壁的神经末梢可感知咽后壁黏膜受到的各种物理、化学刺激，尤其是炎症刺激，各类刺激可诱导存在于感觉神经末梢的瞬时受体电位香草酸亚型-1（TRPV1，又被称为辣椒素受体亚型 1）表达增加，进而局部对各种刺激的敏感性增高，遇组胺、白三烯、缓激肽等炎症介质刺激后，产生咽痒、咽痛、灼热感、异物感等异常感受。胆碱能神经纤维感受到刺激，可致支气管平滑肌反射性增强，引发小气管收缩，收缩行为刺激末梢咳嗽感受器，引发咳嗽反射。

二、中医理论中过敏性鼻炎与慢性咽炎病机溯源

（一）过敏性鼻炎

现代医学中的变应性鼻炎（或称过敏性鼻炎）在传统中医学中能找到相应的病名，即"鼻鼽（qiú）"。鼻鼽是以突然和反复发作的鼻痒、连续喷嚏、流清涕、鼻塞为症状的一种疾病。"鼻鼽"最早见于《素问·脉解篇》，其曰："……头痛、鼻鼽、腹肿者，阳明并于上，上者则其孙络太阴也……"古籍中记载的"鼻鼽"的症状和现代医学对过敏性鼻炎的定义具有一定相关性。《素问玄机原病式·卷一》谓，"鼽者，鼻出清涕也"，"嚏，鼻中因痒而气喷作于声也"。

依据辨证分型，鼻鼽可分为肺气虚寒证、脾气虚弱证、肾阳不足证、肺经伏热证。

鼻鼽的治疗以宣通鼻窍、敛涕止嚏为原则。有肺气虚寒证者，治疗应温肺散寒，常用药为人参、诃子、细辛；有脾气虚弱证者，治疗应健脾益气，常用药为人参、黄芪、白术；有肾阳不足证者，治疗应温补肾阳，常用药为肉桂、熟地

黄、山药；有肺经伏热证者，治疗应清肺通窍，常用药为辛夷、黄芩、石膏。可配合外用药、针灸、按摩等治疗方法。

(二)慢性咽炎

现代医学中的慢性咽炎基本等同于中医描述的"慢喉痹"的概念。中医所述的慢喉痹是因脏腑虚弱，咽部失养，或邪滞于咽所致，以咽部不适、咽黏膜肿胀或萎缩为特征。

慢喉痹按证候分类，可分为肺肾阴虚证、脾气虚弱证、脾肾阳虚证、痰凝血瘀证。

慢喉痹治疗以扶正利咽为原则。有肺肾阴虚证者，治疗应养阴利咽，常用药为地黄、麦冬、百合等；有脾气虚弱证者，治疗应益气利咽，常用药为黄芪、人参、白术等；有脾肾阳虚证者，治疗应温阳利咽，常用药为附子、干姜、茯苓等；有痰凝血瘀证者，治疗应祛痰化瘀，常用药为贝母、瓜蒌皮、橘红等。可配合针灸等治疗方法。

第四节　上呼吸道亚健康的预防与缓解

一、过敏性鼻炎

(一)避免接触过敏原

尽可能避免或减少接触过敏原，减少过敏风险。

表 10-2　建议避免或减少接触过敏原的方法

减少屋内尘螨
1. 采用排气循环吸尘器清理室内，20s/m²，一周 2 次
2. 避免使用布艺沙发、地毯及榻榻米
3. 使用防螨床上用品覆盖床垫、床铺及枕头表面
4. 房间湿度维持在 50%，且室温维持在 20~25℃

避免接触花粉
1. 收集花粉信息
2. 花粉重度传播期，避免外出
3. 花粉重度传播期，关好门窗
4. 花粉重度传播期，外出佩戴口罩和眼镜
5. 外出避免穿羊毛外套
6. 回家进门前，抖去衣物及头发上的粉尘；洗脸，漱口，擤鼻涕
7. 清理房间

减少宠物过敏原（尤其是猫）
1. 如果可以，在妥善安置宠物的前提下，停止饲养宠物
2. 将宠物饲养于室外，并远离卧室
3. 常给宠物洗澡，并清理宠物居住环境
4. 将地毯换为地板
5. 改善通风，清理房间

（二）药物控制

1. 抗组胺药

口服抗组胺药对鼻局部症状有效，特别是主要由组胺介导的流涕、打喷嚏和鼻痒，但对鼻塞的效果较差。第一代抗组胺药由于可以透过血脑屏障，易引起诸如嗜睡、行为障碍和口干等不良反应，相对而言，第二代抗组胺药副作用较小。因此，口服第二代抗组胺药被建议作为间歇性和持续性过敏性鼻炎的一线治疗手段。当前，第三代抗组胺药也已面世，临床上应用的抗组胺药物主要是第二代和第三代药物，常见的口服抗组胺药包括西替利嗪、氯雷他定、左西替利嗪和地氯雷他定。

鼻用抗组胺疗法也被建议作为一线治疗手段。鼻用制剂属于靶向给药，可增加鼻组织中的局部药物浓度，同时减少全身效应。鼻用抗组胺药比口服抗组胺药起效快，所以特别适用于有间歇性症状的患者。较口服制剂，鼻用抗组胺药在缓解鼻塞方面也有一定优势。截至目前，我国市场仅有4款鼻用抗组胺药物，分别是爱赛平/AZEP（盐酸氮卓斯汀鼻喷剂）、敏奇（盐酸氮卓斯汀鼻喷剂）、立复汀（盐酸左卡巴斯汀鼻喷雾剂）及顺妥敏（色甘萘甲那敏鼻喷雾剂）。

2. 白三烯受体拮抗剂

阻断白三烯受体，从而阻断白三烯的最终器官反应，代表药物为孟鲁司特。

3. 鼻用糖皮质激素

鼻用糖皮质激素是治疗过敏性鼻炎最有效的抗炎药物，选择鼻用糖皮质激素局部黏膜的药物浓度较高，系统性不良反应的风险很小。鼻用糖皮质激素可有效改善过敏性鼻炎的所有症状。尤其针对鼻塞症状突出的患者，鼻用糖皮质激素可考虑作为一线治疗手段。鼻用糖皮质激素代表药物包括糠酸莫米松、曲安奈德、布地奈德、氟替卡松丙酸酯、二丙酸倍氯米松。

4. 肥大细胞稳定剂

肥大细胞稳定剂可以稳定肥大细胞和嗜碱性细胞的膜，以防止脱颗粒，从而抑制包括组胺在内的多种促炎介质的释放。肥大细胞稳定剂常被用作预防性治疗。肥大细胞稳定剂还可以部分缓解鼻痒、打喷嚏和流涕等症状，但对控制鼻塞效果不佳。代表性药物包括色甘酸钠、曲尼司特、吡嘧司特钾。

5. 鼻用血管收缩剂

外用血管收缩剂能收缩鼻黏膜血管，可临时改善鼻腔通畅，减轻过敏性鼻炎患者鼻塞症状，代表性药物有盐酸麻黄碱、盐酸伪麻黄碱、盐酸羟甲唑啉、盐酸赛洛唑啉。

6. 鼻用抗胆碱能药物

鼻用抗胆碱能药物可抑制鼻腺的水样分泌和气道血管的舒张，属于二线用药，代表药物有异丙托溴铵。

7. 生理盐水洗鼻

生理盐水洗鼻是一种简单而廉价的过敏性鼻炎和其他鼻疾病的辅助治疗方法。当生理盐水通过鼻腔时，可以湿润并清除阻碍鼻腔的黏液和痂，可立即改善呼吸感觉。该方法还可以有效去除或减少炎症介质和过敏蛋白，恢复受损鼻黏膜纤毛功能，并提高鼻腔用药的有效性。

8. 中草药疗法

中医主张辨证论治。肾阳虚者治以温阳补肾，常用金匮肾气丸和右归丸；肺气虚者治以温肺散寒，常用小青龙汤、桂枝杨和玉屏风散、苍耳子颗粒等；脾气虚者治以益气补脾，常用四君子汤、补中益气汤、参苓白术汤等。

现代药理研究发现，部分药食同源中草药同样具有防治过敏性鼻炎的潜力。

（1）紫苏叶，为唇形科植物紫苏 *Perilla frutescens*（L.）Britt. 的干燥叶（或带嫩枝），归肺、脾经，具有解表散寒，行气和胃的功效。中医主要用它治疗风寒感冒、咳嗽呕恶、妊娠呕吐、鱼蟹中毒。日式料理刺身菜品上可常见几片有点紫又有点绿的叶子，那就是紫苏叶，它们不仅仅是点缀，紫苏叶和刺身一并食用还可预防生冷食物引起的消化道不适，被称为刺身的"最佳伴侣"。

现代临床研究发现，富含迷迭香酸的紫苏提取物有利于改善轻度季节性过敏性鼻炎的临床症状。一项为期 21 天的随机、双盲、安慰剂对照的平行临床研究显示，季节性过敏性鼻炎患者在服用紫苏提取物片剂（含 50mg/d 或 200mg/d 迷迭香酸）后，鼻痒、流泪、眼痒的症状均显著改善，改善率分别为 55.6% 和 70%。临床前研究证实，紫苏叶提取物能够减轻气道上皮对过敏原的过敏和炎症反应，通过抑制 p38/JNK 和 NK-κB 信号通路的活化，抑制尘螨变应原 *Der p₂* 诱导的促敏因子（IL-4、IL-5、IL-13，GM-CSF）和促炎因子（IL-6、IL-8、MCP-1）表达增加。

日本学者 Rikiya Kamei 等从紫苏叶中成功分离得到一种新的黄烷酮类化合物，将其命名为 PDMF（8-hydroxy-5，7-dimethoxyflavanone）。他们惊喜地发现，PDMF 具有抑制 IgE 介导的 Ⅰ 型超敏反应的潜在活性。经验证，PDMF 具有极强的抗组胺活性，口服 PDMF 不仅可以抑制被动皮肤过敏反应，还可以防止日本雪松花粉症小鼠的过敏性鼻炎样症状。机制研究显示，PDMF 可抑制 Akt 磷酸化和细胞内 Ca^{2+} 内流。

（2）金银花，为忍冬科植物忍冬 *Lonicera japonica* Thunb. 的干燥花蕾或初开的花，它不仅是人们喜爱的观赏性植物，同时也是一味常用的药食同源中药，自古就是清热解毒的良药，在现代也广泛应用于食品饮料行业。

经动物实验验证，金银花提取物有助于改善过敏性鼻炎小鼠的过敏症状（挠鼻、喷嚏及流涕），减少模型小鼠鼻黏膜嗜酸性粒细胞数量，减少血清 IgE 抗体水平，可调节 Th1/Th2 和 Th17/Treg 细胞免疫平衡。绿原酸是金银花中代表性的活性功效成分，经过现代药理学研究论证，绿原酸可能是金银花抗过敏性鼻炎的重要物质基础。绿原酸能够显著减少 OVA 诱导的过敏性鼻炎小鼠的喷嚏及抓鼻次数，减少小鼠鼻腔分泌物量，降低小鼠血清组胺及 IgE 抗体水平，减少鼻腔灌洗液中细胞总数、嗜酸性粒细胞、中性粒细胞、淋巴细胞、巨噬细胞和上皮细胞的数量。绿原酸的抗过敏的作用机制也被证实与其对 Th1/Th2 和 Th17/Treg 细胞免疫平衡调控作用有关。

（三）特异性免疫疗法

特异性免疫疗法是通过免疫机制恢复对某一特定过敏原的免疫耐受性。该疗法需要几个月才能发挥作用，总疗程须维持 2~3 年，价格较昂贵。

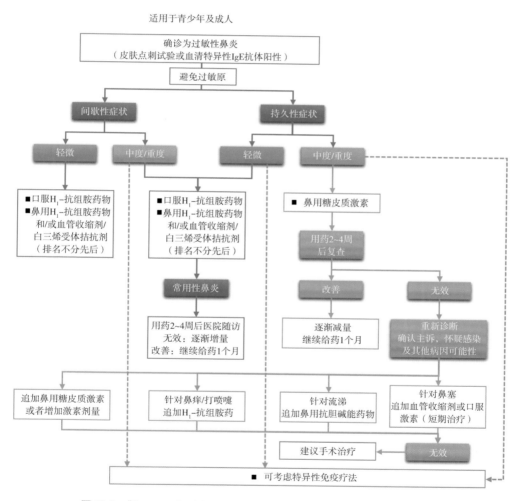

图 10-5 《Japanese Guidelines for Allergic Rhinitis 2020》治疗方式选择建议

（四）手术治疗

对于以下两类患者建议手术治疗。

第 1 类：接受至少 2 年药物治疗（抗组胺药物+糖皮质激素+白三烯受体拮抗剂+免疫疗法）后仍未达到满意效果，且症状显著影响生活质量者。

第 2 类：医师判定手术治疗较保守药物治疗可显著改善患者症状和生活质量者。

手术方式包括以改善鼻腔通气功能为目的的下鼻甲成形术和以降低鼻黏膜高反应性为目的的副交感神经切断术。

《Japanese Guidelines for Allergic Rhinitis 2020（日本过敏性鼻炎指南 2020）》就过敏性鼻炎药物及其他治疗方式的选择给出了更为详细的建议。

二、慢性咽炎

截至目前，全球未见权威的针对慢性咽炎的诊疗指南。目前临床也暂缺针对慢性咽炎的特效药物，而中医药在预防和控制慢性咽炎方面具有绝对优势。

（一）中医疗法

《中医耳鼻咽喉科常见病诊疗指南》就"慢喉痹"（相当于现代医学中的慢性咽炎）提出对应的中医治疗建议，即治疗"慢喉痹"需以扶正利咽为原则进行辨证论治。

肺肾阴虚：养阴利咽，常用药为百合固金汤加减或六味地黄丸。

脾气虚弱：益气利咽，常用药为补中益气汤加减或补中益气丸。

脾肾阳虚：温阳利咽，常用药为附子理中汤加减。

痰凝血瘀：常用药为贝母瓜蒌散加减。

中成药广泛应用于慢性咽炎的临床治疗，以标本兼治、毒副作用少等优势，在治疗咽喉疾病方面发挥巨大作用，市场占有率颇高。据统计，在咽喉用药零售市场中，中成药的市场份额占八成，且逐年上升，2016 上半年其市场份额已高达 84.6%。此外，非治疗型干预手段（保健食品和食品）也被应用于因烟酒过度或饮食不当、用嗓过度、咽喉症状较轻的人群。保健食品和药物联合服用，对慢性咽炎的治疗具有一定辅助作用。食品主要以糖果为主，一般具有清咽润喉的作用。

科学研究数据显示，桔梗、罗汉果等药食同源中草药能够有助于辅助治疗慢性咽炎，缓解慢性咽炎导致的咽喉不适症状。

（1）桔梗，为桔梗科植物桔梗 *Platycodon grandiflorum*（Jacq.）A. DC. 的干燥根。据《神农本草经》记载，桔梗性平，味苦、辛，具有化痰止咳，利咽开音，宣畅肺气，排脓消痈的功效。临床试验结果显示，连续 30 天嚼服桔梗饮片（3g/次，2 次/天）可显著改善慢性咽炎患者临床症状，总有效率可达到 87.5%。临床前功效研究证实，桔梗提取物具有抗炎、镇咳及祛痰功效。体外细胞实验显示，皂苷富集的桔梗提取物能抑制 iNOS 表达，抑制促炎因子 TNF-α、IL-6 和 IL-1β 的释放。采用小鼠浓氨水喷雾法和气管酚红排泄法分别比较 10 批来自不同产地桔梗总皂苷提取物的镇咳祛痰药效，研究发现，各产地的桔梗总皂苷提取物均可显著延长模型动物的咳嗽潜伏期，减少咳嗽次数，增加气管酚红排泄量。谱效分析表明，桔梗皂苷 D_3、桔梗皂苷 G_3 及桔梗皂苷 D 是桔梗皂苷提取物发挥其镇咳祛痰活性的重要物质基础。

（2）罗汉果，为葫芦科植物罗汉果 *Siraitia grosvenorii* 的干燥果实，味甘，性凉，归肺、大肠经。中医认为罗汉果具有清热润肺，利咽开音，滑肠通便之效，可用于治疗肺热燥咳，咽痛失音，肠燥便秘。罗汉果是一味家喻户晓的药食同源药材，也是凉茶和润喉糖的常用原料。

据临床文献报道，罗汉果泡水（每次半个，泡水 500mL，2~3 次/天）有利于缓解扁桃体炎和咽炎患者的临床症状。扁桃体炎患者与咽炎患者通过罗汉果治疗后，扁桃体炎患者的疼痛、脓肿消失率分别为 85.00% 与 80.00%，咽炎咽部不适、吞咽障碍等缓解率分别为 78.26% 与 82.61%，且罗汉果泡水干预对糖尿病患者未见负面影响。

采用氨水连续咽部喷雾法建立小鼠急性咽炎动物模型时发现，罗汉果水提物经口灌胃 5 天有助于改善模型小鼠的咽部病理变化，显著降低血清 IL-1β、IL-6、TNF-α 水平。采用小鼠氨水引咳法及小鼠气管酚红法分别考察罗汉果水提物的止咳和祛痰作用。实验结果显示，罗汉果提取物（生药 50g/kg）能显著减少小鼠咳嗽次数，延长咳嗽潜伏期，并能够显著增加小鼠气管酚红分泌量，提示罗汉果水提物具有显著止咳祛痰功效。谱效关系研究证明，氧化罗汉果苷 V 和罗汉果苷 V 对罗汉果祛痰功效的贡献率最大，而罗汉果的止咳功效则是多个功效成分共同作用的结果。

（二）一般治疗

治疗慢性咽炎一般需要先找出病因，针对病因治疗，根据病情选择适当的治疗方案。

应积极治疗鼻和鼻咽部疾病；有胃食道反流者服用抑酸剂；纠正便秘和消化道不良症状；积极治疗全身性疾病，增强机体抵抗力，坚持户外运动；积极戒掉烟酒等不良嗜好，保持室内空气清新，避免粉尘及有害气体；清淡饮食，保持口腔卫生。

想要清嗓时，可以做咽口水的动作，避免频繁清嗓。嗓子痛痒时，少说话、多休息，以免声带振动过度，加重病情。

（三）局部治疗

（1）慢性单纯性咽炎：常用复方硼酸溶液、呋喃西林溶液等含漱，以保持口腔、口咽的清洁，或者含服含片等缓解局部症状；也可用复方碘甘油、5%硝酸银溶液或 10%弱蛋白银溶液涂抹咽部。对于咽异物感症状较重者，可采用普鲁卡因进行局部封闭疗法。超声雾化也可有助于减轻局部症状。一般不应用抗生素治疗。

（2）慢性肥厚性咽炎：除上述治疗外，可用激光、低温冷冻治疗，但效果欠佳，症状易反复。

（3）萎缩性和干燥性咽炎：可用 2%碘甘油涂抹咽部，服用维生素 A、B_2、C、E，以促进黏膜上皮生长。

📝 参考文献

［1］Chen J Y, Yu K Q, Sun X M, et al. Effect of health-promoting lifestyle on outcomes of suboptimal health status［J］. Journal of Southern Medical University, 2016, 37(2): 184-191.

［2］中华医学会呼吸病学分会哮喘学组.上-下气道慢性炎症性疾病联合诊疗与管理专家共识［J］.中华医学杂志，2017，97（26）：2001-2022.

［3］Cheng L，Chen J，Fu Q，et al. Chinese society of allergy guidelines for diagnosis and treatment of allergic rhinitis［J］. Allergy Asthma Immunol Res，2018，10（4）：300-353.

［4］Wang X D，Zheng M，Lou H F，et al. An increased prevalence of self-reported allergic rhinitis in major Chinese cities from 2005 to 2011［J］. Allergy，2016，71：1170-1180.

［5］Chen J，Xiang J，Wang Y，et al. Health economics analysis of specific immunotherapy in allergic rhinitis accompanied with asthma［J］. Journal of Clinical Otorhinolaryngology Head and Neck Surgery，2013，27（17）：925.

［6］Nathan R A. The burden of allergic rhinitis［C］. Allergy Asthma Proc，2007，28：3-9.

［7］田勇泉.耳鼻咽喉头颈外科学［M］.第8版.北京：人民卫生出版社，2013.

［8］牟向东.慢性咽炎的诊断与治疗［J］.中国社区医师，2013，29（40）：21-22.

［9］http://www.wenzhou.gov.cn/art/2012/6/15/art_1230782_2349280.html.

［10］黄兰媖.台湾地区慢性咽炎流行病学调查暨中药临床疗效评估［D］.广州：广州中医药大学，2006.

［11］邹仲之.组织学与胚胎学［M］.北京：人民卫生出版社，2013.

［12］Zhang Y，Zhang L. Prevalence of allergic rhinitis in china［J］. Allergy Asthma Immunol Res，2014，6：105-113.

［13］Li J，Sun B，Huang Y，et al. A multicentre study assessing the prevalence of sensitizations in patients with asthma and/or rhinitis in China［J］. Allergy，2009，64：1083-1092.

［14］Kimihiro Okubo，Yuichi Kurono，Keiichi Ichimura，et al. Japanese guidelines for allergic rhinitis 2020［J］. Allergology International，3（69）：331-345.

［15］Romagnani S. The role of lymphocytes in allergic disease［J］. J Allergy Clin Immunol，2000，105：399-408.

［16］谭倩，刘志丹，李晓燕，等.Th17/Treg细胞失衡在变应性鼻炎中的作用研究进展［J］.中国免疫学杂志，2017，033（004）：638-640.

［17］陈其冰，王燕，李芬，等.慢性咽炎病因和发病机制研究进展［J］.听力学及言语疾病杂志，2019（2）：224-228.

［18］张晓阳，连心逸.咽痒咳嗽从风论治中西医理论依据［J］.中国中医药信息杂志，2015，22（9）：111-113.

［19］Bathala S，Eccles R. A review on the mechanism of sore throat in tonsillitis［J］. The Journal of Laryngology & Otology，2013，127（03）：227-232.

［20］Verones B，Oortgiesen M. Neurogenic inflammation and particulate matter（PM）air pollutants［J］. Neurotoxicology，2001，22（6）：795-810.

［21］汪冰，严道南，刘大新.中医耳鼻咽喉科常见病诊疗指南［J］.北京：中国中医药出版社，2012.

［22］佚名.慢喉痹的诊断依据，证候分类，疗效评定——中华人民共和国中医药行业标准《中医内科病证

诊断疗效标准》(ZY/T001.1—94)[J].辽宁中医药大学学报,2013(21):213.

[23] Takano H, Osakabe N, Sanbongi C, et al. Extract of perilla frutescens enriched for rosmarinic acid, a polyphenolic phytochemical, inhibits seasonal allergic rhinoconjunctivitis in humans[J]. Experimental Biology & Medicine, 2004: 247-254.

[24] Liu J-Y, Chen Y-C, Lin C-H, Kao S-H. Perilla frutescens leaf extract inhibits mite major allergen der p 2-induced gene expression of pro-allergic and pro-inflammatory cytokines in human bronchial epithelial cell BEAS-2B[J]. PLoS ONE, 2013, 8(10): e77458.

[25] Kamei R, Fujimura T, Matsuda M, et al. A flavanone derivative from the Asian medicinal herb (Perilla frutescens) potently suppresses IgE-mediated immediate hypersensitivity reactions [J]. Biochemical & Biophysical Research Communications, 2017, 483(1): 674.

[26] 简雷,肖才文,何庆文,等.金银花提取物对变应性鼻炎小鼠细胞因子表达的影响[J].华中科技大学学报(医学版),2017,03(46):51-56.

[27] Bai X, Chai Y, Shi W, et al. Lonicera japonica polysaccharides attenuate ovalbumin-induced allergic rhinitis by regulation of Th17 cells in BALB/c mice[J]. Journal of Functional Foods, 2019, 65: 103758.

[28] 李洪辛,姜洪彬,刘姝男,等.绿原酸对小鼠变应性鼻炎的作用及其机制研究[J].中国生化药物杂志,2015(6):1-5.

[29] Shi Z, Jiang W, Chen X, et al. Chlorogenic acid ameliorated allergic rhinitis-related symptoms in mice by regulating Th17 cells[J]. Biosci Rep, 2020, 40(11): BSR20201643.

[30] Dong F, Tan J, Zheng Y. Chlorogenic acid alleviates allergic inflammatory responses through regulating Th1/Th2 balance in ovalbumin-induced allergic rhinitis mice[J]. Med Sci Monit, 2020, 26: e923358.

[31] 张兰英.嚼服桔梗治疗慢性咽炎疗效观察[J].中国实用医药,2014,9(16):226.

[32] Lee Soyeon, Han Eun Hye, Lim Mi Kyung, et al. Fermented platycodon grandiflorum extracts relieve airway inflammation and cough reflex sensitivity in vivo[J]. Journal of Medicinal Food, 2020.

[33] 张迟,王新红,曾金祥,等.基于谱效关系的桔梗镇咳祛痰活性成分研究[J/OL].中药材,2020(08):1920-1927[2020-11-30].https://doi-org-s.webvpn.jmu.edu.cn/10.13863/j.issn1001-4454.2020.08.023.

[34] 迟禹.罗汉果对治疗扁桃体炎、咽炎的疗效观察[J].世界最新医学信息文摘,2018,18(49):169.

[35] 刘岩,刘志洋.罗汉果水提液对于急性咽炎模型大鼠的治疗作用[J].中国实验方剂学杂志,2014,20(19):159-162.

[36] 陈敏,王翠红.罗汉果中罗汉果皂苷提取工艺的优化及其止咳祛痰作用[J].中成药,2019(5):1129-1132.

[37] 林吴.罗汉果祛痰作用及其谱效关系研究[D].南宁:广西中医药大学,2014.

[38] 唐慧勤.罗汉果止咳作用的谱效关系研究[D].南宁:广西中医药大学,2016.

第十一章
眼亚健康

第一节　眼亚健康问题的表现

眼睛是心灵的窗户，是人类感官中最重要的器官，它能辨别不同的颜色、不同的光线，是我们获取大部分信息的源泉。同时它也是人体的"导航系统"和重要装备，帮助我们认识这个色彩缤纷的世界。

在一个以视力为基础的世界中，视觉是我们感官中最主要的部分，在我们人生中的每个关键阶段都发挥重要作用。新生儿依靠视觉认识并与母亲建立联系；幼儿通过视觉掌握平衡并学会直立行走；学生通过视觉阅读并汲取新的知识；上班族通过视觉参加工作并产生社会价值；长者通过视觉享受生活，颐养天年。

视疲劳、角膜炎症、眼压升高、飞蚊症等眼亚健康问题往往困扰着人们。在2019年的"世界爱眼日"前夕，世界卫生组织发布了全球首份《世界视力报告》。据统计，全球范围内有超过22亿的视力障碍者(视力受损或失明人群)。其中，超10亿人是因近视、远视、青光眼和白内障等未能得到必要治疗所致，还有8亿多人因没有眼镜而面临生活不便。最令人担忧的是，预测数据显示，由于人口增长、老龄化和生活方式的改变，未来几年全球对眼部护理的需求将激增。《世界视力报告》指出，亚太地区高收入国家和东亚地区国家是眼健康问题的重灾区。

在现代社会中，人们对于手机、电脑、电视等电子设备过分依赖，视疲劳成为最突出的眼亚健康问题，主要表现为眼睛干涩、眼部疼痛、视物模糊。除此之外，还会出现畏光与流泪症状。在美国 7000 万电脑操作者中，有 90% 的操作者由于每天使用电脑超过 3h 而出现视疲劳的症状。

成年人中，随着年龄的增加，除了因结构的退行性改变造成的视力下降以外，还有因疾病、体内激素变化或用眼不当引起的眼表不适，包括眼睛干涩、疼痛、流泪、畏光等，合称为干眼症。基于美国 18 岁以上人口所作的干眼症调查发现，美国成年人中约有 1640 万患有干眼症，总体患病率达 9.3%。在不同年龄组中，女性干眼症的患病率约为男性的 2 倍。通过对 1960—2014 年间对视疲劳发生率的总结发现，儿童 7 岁已经开始出现视疲劳问题，多种族多年龄青少年眼疲劳的合并发生率超过 19.7%。可见，随着电脑、手机等视频终端的普及，视疲劳的问题呈现出年轻化趋势。

第二节　眼相关知识

一、眼睛的生理结构

人的眼睛近似球形，位于眼眶内。正常成年人其前后径平均为 24mm，垂直径平均 23mm。最前端突出于眶外 12~14mm，受眼睑保护。眼球包括眼球壁、眼内腔和内容物、神经、血管等组织。眼球分为许多部分，主要包括巩膜、瞳孔、虹膜、角膜、晶状体、玻璃体、视网膜和脉络膜，这些部分的协同作用，使人眼产生清晰的视觉。

（一）巩膜

巩膜即眼睛的白色部分，是眼球壁的最外一层，由致密的胶原和弹力纤维构成，结构坚韧，不透明，俗称白眼仁，具有保护眼球的功能。

（二）瞳孔

瞳孔为眼睛中心的黑点，是光线进入眼睛的通道，在亮光处缩小，在暗光处散大。瞳孔大小随年龄、人种、屈光状态、光线强弱、目标远近及情绪变化而有

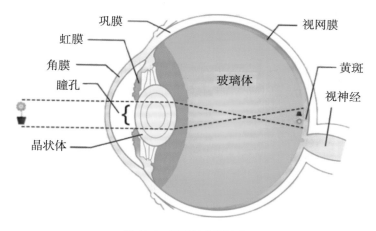

图 11-1 眼睛的主要结构

不同。一般为 2~5mm，平均为 4mm 左右。

（三）虹膜

虹膜为眼睛带颜色的部分，位于瞳孔周围。虹膜含有两层作用相反的平滑肌，分别是瞳孔括约肌和瞳孔开大肌，括约肌的收缩使瞳孔缩小，开大肌扩张使瞳孔散大，以此控制进入眼睛的光量。

（四）角膜

角膜为眼球前壁的一层透明膜，略呈横椭圆形，约 1mm 厚，主要由无血管的结缔组织构成，覆盖虹膜与瞳孔。角膜前面微微突起，像球面一样弯曲，有折光作用。

（五）晶状体

晶状体由晶状体囊、晶状上皮、晶体纤维和悬韧带组成，位于瞳孔后部，功能类似于照相机镜头，将光线聚焦在眼睛后部的视网膜上。晶状体是眼球曲光系统的重要组成部分，为透明、双凸形扁圆体，无血管、富弹性，包以透明的被囊。

(六)睫状体

睫状体是晶状体周围由脉络膜前端肥厚而形成的细褶，以锯状缘为界，与脉络膜的其他部分相区别。睫状体主要由含有平滑肌或横纹肌的睫状肌与睫状体前端形成很多的睫状突构成。

(七)玻璃体

玻璃体为无色透明胶状体，位于晶状体后面，充满于晶状体和视网膜之间，并充满晶状体后面的空腔，支撑眼球结构，具有屈光、固定视网膜的作用。

(八)视网膜

视网膜位于眼球壁的内层，是眼睛后部的一层光敏感内膜。组织学上视网膜分为10层。其中，色素上皮层具有支持和营养光感受器细胞、遮光、散热以及再生和修复等作用；中央视网膜具有分辨颜色的能力；视网膜的黄斑区域是控制视力最敏锐的部分。

(九)脉络膜

脉络膜位于视网膜和巩膜之间，续连于睫状体后方，含有丰富的血管和色素细胞，脉络膜通过血液循环营养视网膜外层，含有的色素(主要为黑色素)起到遮光暗房作用，主要功能是营养视网膜外层及玻璃体，并具有遮光作用，使反射的物像清楚。

(十)眼部肌肉

眼部肌肉包括运动眼球和眼睑的肌肉。控制眼球运动的主要为眼外肌。眼外肌共有6条，包括4条直肌(上直肌、下直肌、内直肌和外直肌)和2条斜肌(上斜肌和下斜肌)，控制眼球的运动。

二、视觉信息的传导与加工

视觉是通过眼睛感知到外界环境中波长在一定范围内的电磁波，经大脑视觉中枢进行编码加工后的主观感觉。在视觉通路中视网膜是主要的感光部位，当物体发出或折射的光线经眼内屈光结构到达视网膜并形成倒像时，光电磁波会在视杆及视锥细胞内迅速进行能量转换并产生电兴奋，即动作电位并沿着视网膜神经节细胞的轴突（视神经纤维）向大脑皮质的视觉中枢传递。

第三节　眼亚健康形成机制

视疲劳产生的原因包括：眼部因素，如屈光不正、屈光参差、眼外肌肌力不平衡，调节功能及辐辏功能障碍、干眼症；神经因素，如副交感神经和视皮层高度兴奋；环境因素，如长时间近距离工作、工作或阅读环境照明不足、角膜接触镜佩戴、视频终端操作环境等。研究表明，视疲劳主要包括眼表损伤和眼内结构调节障碍，眼干涩、流泪主要是由眼表损伤造成，眼痛、畏光则主要是因为眼睛内部结构调节、肌肉收缩舒张疲劳和屈光不正引起的应力性改变。视疲劳的表现有眼睛干涩、眼睛疼痛、流泪与畏光四个方面。

一、眼睛干涩

眼睛干涩的主要原因是黏蛋白和泪液水液层的分泌减少以及角膜上皮细胞损伤。

（一）黏蛋白分泌减少

杯状细胞是结膜上皮主要的分泌性细胞，在眨眼过程中，杯状细胞分泌的黏蛋白均匀涂覆于角膜，起到润滑眼表上皮细胞的作用，并作为阻挡病原体和微生物的屏障，减少眼表细菌感染。杯状细胞分泌的黏蛋白在稳定泪膜方面具有重要作用，研究发现，泪液高渗透压诱导的炎症级联反应促使炎症因子释放，从而导致包括结膜上皮细胞在内的眼表上皮细胞的损伤、凋亡和数目减少。在泪液高渗条件下，炎症因子，如内毒素、白介素（IL）-1 和肿瘤坏死因子（TNF-)α 诱导细胞凋亡，导致泪膜黏蛋白的分泌减少，使泪膜稳定性的下降，最终造成眼表干

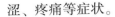

涩、疼痛等症状。

(二)泪液水液层分泌减少

泪液高渗透压下启动氧化应激通路，能够造成泪腺细胞的凋亡，继而导致泪液中的水液层分泌量的减少，形成眼睛的干涩。

泪液高渗激活转录因子(ATF)6、Ⅰ型内质网跨膜转运蛋白激酶1(IRE-1)和蛋白激酶样内质网激酶(PERK)内质网应激信号通路，提高了内质网应激促凋亡因子 CHOP 的表达，最终导致细胞凋亡。另外，PERK 对 CHOP 的上调抑制了蛋白激酶 B(Akt)的磷酸化，加重内质网应激，进一步导致细胞凋亡。

除此之外，泪液高渗诱发的炎症状态下泪腺失去神经支配的促泪液分泌功能。IL-1β 和 TNF-α 可直接抑制支配泪液分泌神经递质的释放，导致泪腺分泌受损。泪液蒸发增加造成的泪液高渗条件下，角膜传入神经的干燥反应效应下降，使刺激下的角膜神经功能"脱敏"，从而使角膜干燥刺激的流泪反射受到抑制。

(三)角膜上皮损伤

随着泪液、黏蛋白以及脂质分泌减少，眼表湿润度下降，加之空气干燥、视频终端使用等因素造成泪液的蒸发增加，就会形成泪液高渗透压。泪液高渗透压条件下，激活角膜上皮细胞中 JNK 和 ERK 信号通路，促进 NF-κB、AP-1 和 ATF 等转录因子产生，并引发角膜上皮细胞中促炎细胞因子 IL-1β、TNF-α 和 IL-8 的产生和表达，触发角膜上皮细胞内部凋亡通路，使角膜上皮损伤，导致眼表干涩、眼痛。另外，泪液高渗诱发角膜上皮细胞 ROS 的产生，增加的 ROS 水平激活 JNK 信号通路，从而促进 NF-κB 的产生，导致促炎症因子 IL-1β、TNF-α 的产生，另外，角膜上皮细胞受到炎症损伤后，ROS 对 JNK 信号通路的激活开启了由其介导的 CD95/CD95L 细胞凋亡信号通路，诱发角膜上皮细胞凋亡。除此之外，在泪液高渗条件下可绕过炎症因子直接导致角膜神经细胞凋亡，角膜神经损伤，其机制主要是泪液高渗条件下阳离子大量进入细胞，诱发 N-甲基-D-天冬氨酸(NMDA)受体激活诱导的神经元凋亡，角膜传入神经轴突变性、神经元凋亡，最终导致神经断裂，使角膜损伤，引起眼表干涩。

二、眼睛疼痛

由于眼表损伤刺激，如眼睛干涩加重后，眼睑与角膜之间的摩擦力增加，将引起眼睛眼表疼痛。另外，持续用眼过度造成的眼周与眼内肌肉调节异常，也是造成眼睛疼痛的重要原因。

（一）眼表损伤

角膜与结膜功能受三叉神经高度支配，当角膜上皮损伤、泪液分泌减少、黏蛋白分泌减少和角结膜上皮角质化造成眼表损伤后，向三叉神经传递痛觉信号。角膜向三叉神经的信号传递会诱导或增强光线造成的伤害反应。研究表明，睫状体边缘区与虹膜中也存在视网膜神经节细胞，其内的黑视素也在虹膜和睫状体边缘区表达并发挥功能，因此黑视素可能参与到角膜损伤相关的三叉神经痛觉反应，最终使结膜、巩膜和脉络膜在内的围膜组织中的血液循环受到抑制，造成眼睛疼痛。

（二）眼部肌肉调节过度

眼球正常功能的发挥受眼周与眼内肌肉的调节，肌肉调节异常是造成眼睛疼痛的重要原因。眼部轮匝肌是围绕眼睛的椭圆肌肉部分，从眼睑延伸至眉毛、太阳穴和脸颊。近距离工作时，眼部轮匝肌的眼眶部肌肉持续活动，可能造成眼部轮匝肌的组织损伤、缺血和炎症反应。研究表明，屈光不正或视疲劳状态下，眼部轮匝肌持续的低力量收缩，会导致与疼痛感相关的骨骼肌代谢改变，增加肌肉中乳酸、钾离子和谷氨酸盐的水平，谷氨酸盐与 NMDA 受体结合激活痛觉感受器，乳酸水平的上升降低 pH 值，使 H^+ 水平增加，H^+ 的增加进一步刺激痛感神经末梢的质子敏感受体，引发眼部疼痛。钾离子水平的上升造成神经末梢和传入纤维去极化，加重疼痛。

此外，眼睛长时间视近，眼球处于聚敛状态，眼内直肌不断向内压迫眼球造成眼压增加，也会造成眼睛的肿痛感。

（三）眼压增加

随着年龄的增加，晶状体体积增大，与虹膜距离缩短，晶状体厚度与眼轴之比也随着年龄增加，增大的晶状体使周边虹膜前移，房角变窄。此外，随着年龄的增加，机体为了适应生理需要，改变眼睛的屈光状态，晶状体悬韧带松弛，这种调节使得晶状体前表面凸度增加，前表面前移、变突、变厚，与虹膜接触面扩大，增加了瞳孔阻滞力，房水经瞳孔流入前房受阻，最终导致眼压升高。研究统计表明，50岁以后晶状体厚度增加0.75~1.1mm，向前移位0.4~0.6mm。另外，随着年龄增加，眼部副交感神经张力增强，血管神经调节中枢失调，血管舒缩功能紊乱，造成睫状体充血、渗出、水肿，睫状突前旋并顶压虹膜根部，向小梁网贴近，引起房角关闭，最终也会导致高眼压的形成。眼压的升高压迫眼眶内部的眶上神经，并刺激眶上三叉神经末梢，触发痛觉感受器，引起眼睛疼痛。

三、畏光和流泪

畏光又称"羞明"，多伴随于结膜炎、角膜炎等眼睛疾病，是眼睛疲劳的表现之一，眼睛不能耐受光线的刺激，常伴有眼睑痉挛、流泪。在视疲劳中，畏光是过度用眼产生的眼睛干涩感造成眼表干涩的表现，没有足够的泪液滋润，对外界的刺激会比较敏感。尤其是眼睛干涩导致的角膜上皮损伤引起神经障碍，促进了光线对眼底光感受器细胞的损伤，并诱发眼底痛觉神经元，形成畏光现象。

流泪发生的原因主要是由于视疲劳情况下，角膜过度干燥，瞬目过程中与眼睑摩擦力增加，产生眼表异物感，从而激活角膜和结膜中的传入感觉神经，激活泪腺中的传出副交感神经和交感神经，从而促进泪腺分泌泪液。

第四节　眼亚健康的改善

眼睛如果长时间不间断地工作，眼睛疲劳的程度就会加深，过后再休息的效果也不佳。如果每隔半小时或45分钟左右，能够短暂地让眼睛休息一下，就可以有效减缓眼睛疲劳，让眼睛更好地工作。当眼睛已经出现了干涩、疼痛的症状，甚至演变为干眼症，就需要用更多辅助手段来缓解眼部症状了。

一、临床疗法

（一）人工泪液

润滑眼表面是人工泪液的最主要功能，同时可补充缺少的泪液，稀释眼表面的可溶性炎症介质，降低泪液渗透压，并减少高渗透压引起的眼表面反应。

（二）润滑膏剂

眼用凝胶、膏剂在眼表面保持时间较长，但会使视力模糊，因此主要应用于重度干眼症患者或在夜间使用。

（三）局部抗炎及免疫抑制剂

常用药物有激素、非甾体类抗炎药物及免疫抑制剂，可根据不同的干眼类型和疾病发展情况单独或联合使用。

（四）物理疗法

1. 热敷

眼睛疲劳时，适宜温度的热敷有助于缓解眼周的疲劳感。可以用温热的毛巾敷在眼部，或者使用蒸汽眼罩，温度保持在 40~50℃，不仅能够舒缓眼睛疲劳，也有助于缓解眼睛干涩的情况。还可以使用硅胶眼罩，通过提供密闭环境，减少眼表面的空气流动及泪液的蒸发，达到保持泪液的目的。

2. 软性角膜接触镜

软性角膜接触镜适用于干眼伴角膜损伤者，尤其是角膜表面有丝状物时。使用时需要保持接触镜的湿润状态。

3. 泪道栓塞

对于单纯使用人工泪液难以缓解症状或使用次数过频（每天 4 次以上）的干眼

患者，可考虑泪道栓塞。

二、营养补充剂

(一)花青素

花青素是一类水溶性黄酮类化合物，可有效保护微血管，改善眼部供血。同时，花青素有利于加速视紫红质蛋白再生，从而在一定程度上减轻眼睛疲劳感和弱光的视力敏感性，促进眼周毛细血管血液循环，维持正常眼压，有效保护眼睛。富含花青素的食物包括蓝莓、越橘、枸杞、黑枸杞等。

(二)叶黄素

叶黄素是一种具有维生素 A 活性的类胡萝卜素，是存在于人眼视网膜黄斑区的主要色素，对视网膜的发育至关重要。叶黄素是脂溶性维生素的一种，其吸收光谱含有近蓝紫光，能够帮助眼睛的视网膜抵御紫外线。对眼睛来说，叶黄素是一种重要的发挥作用的抗氧化剂。叶黄素激活视网膜色素上皮细胞中的 Nrf-2 信号通路，发挥抗氧化作用，保护视网膜色素上皮细胞，还可逆转氧化损伤引起的视网膜色素上皮细胞 G2/M 期阻滞，提高细胞活力。人体补充大量叶黄素，有助于维持视力持久度。对近视者来说，补充叶黄素可以延缓其近视度数的增加。经常摄入叶黄素能有效防止电脑辐射对人体的损害。叶黄素及其异构体玉米黄质均是含有紫罗酮环的二羟基类胡萝卜素，广泛分布于绿叶蔬菜以及黄色或橙色水果中，如菠菜、黄玉米、胡萝卜、木瓜、枸杞等。

(三)DHA

DHA 俗称"脑黄金"，是一种天然存在于母乳、深海鱼类和某些植物中的不饱和脂肪酸，同时也属于 ω-3 不饱和脂肪酸家族。

DHA 是感光体外节段膜盘中的核心结构组分，参与光转导和视紫红质再生过程。DHA 可以与视紫红质特异性相互作用，改善视紫红质稳定性，促进光感受器细胞的结构和功能稳定。若视网膜组织和神经系统中 DHA 不足，则会导致视觉灵敏度下降，并伴随视网膜电流图波形改变，也会影响视网膜细胞信号机制，造成视物模糊。

📝 参考文献

［1］ World Health Organization. World Report on Vision［R］. 2019.

［2］ Marey H M, Mandour S S, El Morsy O A, et al. Impact of vernal keratoconjunctivitis on school children in Egypt［J］. Taylor & Francis, 2017, 32（5）: 543-549.

［3］ Blehm C, Vishnu S, Khattak A, et al. Computer vision syndrome: A review［J］. Survey of Ophthalmology, 2005, 50（3）: 253-262.

［4］ Farrand K F, Fridman M, Stillman I Ö, et al. Prevalence of diagnosed dry eye disease in the united states among adults aged 18 years and older［J］. American Journal of Ophthalmology, 2017, 182: 90-98.

［5］ Vilela M A P, Pellanda L C, Fassa A G, et al. Prevalence of asthenopia in children: A systematic review with meta-analysis［J］. Jornal De Pediatria, 2015, 91: 320-325.

［6］ Harris J J, Jolivet R, Engl E, et al. Energy-efficient information transfer by visual pathway synapses［J］. Current Biology, 2015, 25（24）: 3151-3160.

［7］ Hayes J R, Sheedy J E, Stelmack J A, et al. Computer use, symptoms, and quality of life［J］. Optometry and Vision Science, 2007, 84（8）: E738-E755.

［8］ Kang SS, Ha S J, Kim E S, et al. Effect of nerve growth factor on the in vitro induction of apoptosis of human conjunctival epithelial cells by hyperosmolar stress［J］. Investigative Ophthalmology & Visual Science, 2014, 55（1）: 535-541.

［9］ Wang P, Sheng M, Li B, et al. High osmotic pressure increases reactive oxygen species generation in rabbit corneal epithelial cells by endoplasmic reticulum［J］. American Journal of Translational Research, 2016, 8（2）: 860.

［10］ Li D Q, Luo L, Chen Z, et al. JNK and ERK MAP kinases mediate induction of IL-1β, TNF-α and IL-8 following hyperosmolar stress in human limbal epithelial cells［J］. Experimental Eye Research, 2006, 82（4）: 588-596.

［11］ Chen Y, Li M, Li B, et al. Effect of reactive oxygen species generation in rabbit corneal epithelial cells on inflammatory and apoptotic signaling pathways in the presence of high osmotic pressure［J］. PloS One, 2013, 8（8）: e72900.

［12］ Hirata H, Mizerska K, Marfurt C F, et al. Hyperosmolar tears induce functional and structural alterations of corneal nerves: Electrophysiological and anatomical evidence toward neurotoxicity［J］. Investigative Ophthalmology & Visual Science, 2015, 56（13）: 8125-8140.

［13］ Matynia A，Parikh S，Deot N，et al. Light aversion and corneal mechanical sensitivity are altered by intrinscally photosensitive retinal ganglion cells in a mouse model of corneal surface damage［J］. Experimental Eye Research，2015，137：57-62.

［14］ Thorud H M S，Helland M，Aarås A，et al. Eye-related pain induced by visually demanding computer work［J］. Optometry and Vision Science，2012，89（4）：E452-E464.

［15］ Morrison J C，Johnson E C，Cepurna W，et al. Understanding mechanisms of pressure-induced optic nerve damage［J］. Progress in Retinal and Eye Research，2005，24（2）：217-240.

［16］ Wu Y，Hallett M. Photophobia in neurologic disorders［J］. Translational Neuro-degeneration，2017，6（1）：1-6.

［17］ Tiwari R R. Eyestrain in working children of footwear making units of Agra，India［J］. Indian Ppediatrics，2013，50（4）：411-413.

［18］ Frede K，Ebert F，Kipp A P，et al. Lutein activates the transcription factor Nrf2 in human retinal pigment epithelial cells［J］. Journal of Agricultural and Food Chemistry，2017，65（29）：5944-5952.

［19］ Sánchez-Martín M J，Ramon E，Torrent-Burgués J，et al. Improved confor-mational stability of the visual G protein-coupled receptor rhodopsin by specific interaction with docosahexaenoic acid phospholipid［J］. ChemBioChem，2013，14（5）：639-644.

第十二章
肌肉、关节与骨骼亚健康

第一节 肌肉、关节与骨骼亚健康表现

现代生活快节奏、高压力，以及缺乏体育锻炼等，使得越来越多的人出现亚健康问题。众多亚健康表现中，肌肉关节与骨骼亚健康问题较易被人们感受到，而且这些问题也已受到越来越多的关注。

肌肉亚健康问题包括自我感觉肌肉酸痛、无力、僵硬、痉挛，以及肌肉轻微萎缩与弹性降低等。人们尤其是上班族人群由于缺乏锻炼，过度劳累，经常出现"过劳肌"，即肌肉状态不似所处年龄段本来应有的样子。根据江苏省常州市新北区政府 2020 年 8 月、9 月开展的一项亚健康调查显示，49%的人认为自己处于亚健康状态，经常出现肌肉、关节酸痛问题。

关节疼痛是关节亚健康的表现之一，此外还有关节僵硬、关节异常声响等表现。关节亚健康是过度劳损、身体机能衰退、不良生活习惯等多种因素导致的。随着现代生活水平提高，由于衰老而产生的关节不适越来越少，而更多是由于不良习惯导致关节不适，如久坐最容易产生关节不适。按照部位来分，膝盖、肩膀、腰背、脊椎是最易产生不适的关节部位。关节不适多见于长时间伏案工作、缺乏运动的人群，所以积极参与锻炼，避免久坐、久站，是缓解关节不适的重要手段。

骨骼亚健康问题也不容小觑。社会的进步，机械化和自动化程度的提高，电

视、电脑和汽车的普及，可以说从根本上改变了人们工作和出行方式。从事体力劳动的人数大幅减少，且劳动强度降低；而从事文案工作、久坐不动的人数大幅增加。长此以往，人们的肌肉组织和骨骼关节所做的机械动作大幅度减少，承受"重力"的能力在退化。因此，稍微剧烈或超出日常活动范围的肢体动作，如坐姿或睡姿不当、搬提重物、锻炼身体、走路等，都可能使肌肉组织和骨骼关节受伤，使骨骼脆性增加，甚至出现骨质疏松等问题，根据程度不同，可表现为局部产生麻、木、酸、胀、痛等不适感。

第二节　肌肉、关节与骨骼亚健康相关知识

对于腰酸背痛、关节疼痛、骨质疏松这些容易反复出现的问题，药物干预的同时，需要开展机制研究，探究发病机制，以便于从根本上解除身体上的痛苦。

一、肌肉酸痛

肌肉酸疼的常见原因有紧张、压力、过度运动等，这种类型疼痛一般是局部的，只影响到肌肉一部分功能。全身性的疼痛多由于疾病、感染、药物副作用引发，需要及时到医院寻求救助。生活中，出现频率较高的肌肉疼痛类型为大量运动导致的延迟性肌肉酸痛（DOMS）。DOMS 的显著特征为酸痛延迟出现，酸痛出现在运动 8~24 小时之后，在 24~48 小时达到顶点，可持续 5~7 天或者更长时间，之后酸痛缓解至消失。DOMS 多发于大强度、持久的运动之后，伴随着肌肉僵硬、肌力下降等症状。DOMS 长期积累造成的慢性肌肉酸痛，将影响生活质量。

二、关节酸痛

关节疼痛可能由关节的任何部位引发，包括软骨、骨骼、韧带、肌腱或者肌肉。常见的关节疼痛为骨关节炎（OA），多发于中年后累及手的小关节和负重关

节为主的慢性、进行性、退行性关节问题。骨关节炎随年龄增长，发生率逐渐升高，是老年人关节疼痛和致残的主要原因。

OA 以中老年患者多见，女性多于男性。60 岁以上的人群中患病率可达50%，75 岁以上的人群中则达 80%。

OA 的临床表现如下：

关节疼痛及压痛：初期为轻度或中度间断性隐痛，休息时好转，活动后加重，通常与天气变化相关。晚期可表现为持续性疼痛或夜间痛。

关节僵硬：早晨起床时关节僵硬出现发紧感，活动后缓解。关节僵硬在气压降低、空气湿度增加时加重，持续时间较短，一般为几分钟至十几分钟。

关节肿大：手部关节肿大变形明显，可出现结节。

骨摩擦音：多发生在膝关节，因为关节软骨破坏，关节面不平，关节活动出现摩擦音。

关节无力、活动障碍：关节疼痛、活动度下降、肌肉萎缩、软组织挛缩引发无力，行走之时腿软，关节绞锁，不能完全伸直或活动障碍。

通过临床表现、病史、影像学检查结果，医生可对 OA 进行诊断。临床表现也是自我进行简单评估的依据。

三、骨质疏松

骨质疏松是骨质退化的显著特征，是全身性的骨骼疾病，其特征是骨量减少、骨组织显微结构退化，导致骨脆性增加，极易发生骨折。骨质疏松发生的原因主要为衰老造成的器官功能衰退。骨质疏松一般发生在中老年人群体，随着年龄增长，发病率增高。老年人骨质疏松的特征为骨矿含量下降、骨微结构破坏等。老年男性骨丢失的量与速度低于老年女性，老年男性骨质疏松的程度轻于女性。女性绝经期前后，骨代谢处于高转换状态，进入老年之后破骨细胞、成骨细胞的活性都下降，骨代谢处于低转换状态，因而老年女性骨质疏松多为低转换型。

亚洲人骨质疏松自我评估工具（OSTA）对亚洲 8 个国家和地区绝经后妇女进行研究，收集多项骨质疏松危险因素进行骨密度测定，从中筛选出 11 个与骨密度具有显著相关的风险因素，通过多变量模型分析，得到最好体现敏感度和特异度的指标为年龄和体重。根据该项指标，我们可以简单地判断自己患有骨质疏松的概率为多少。

表 12-1　OSTA 指数评价法

风险级别	OSTA 指数
低	>−1
中	−1 ~ −4
高	<−4

计算方法：OSTA 指数=（体重−年龄）×0.2。

例如：体重 60kg，年龄 60 岁、70 岁、80 岁时的风险级别分别为：

（60−60）×0.2= 0→低风险；

（60−70）×0.2=−2→中风险；

（60−80）×0.2=−4→高风险。

也可以通过年龄和体重查表，进行快速评估。

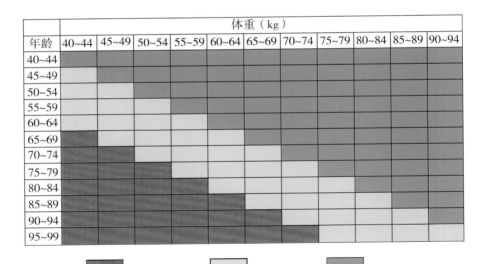

图 12-1　亚洲人骨质疏松自我评估表

第三节　肌肉、关节与骨骼亚健康形成机制

一、肌肉酸痛的本质

运动后肌肉酸痛主要分为即刻痛和延迟性肌肉酸痛。

即刻痛是指运动中和运动后很快便能感觉到的肌肉酸痛，运动停止后很快消失。即刻痛产生的原因是局部缺血，工作肌肉的缺血状态随工作强度的增加而增加，当强度大到使肌肉局部缺血时，疼痛产生，这是由于肌肉不能很快地排出多余的代谢废物，这些物质逐渐在肌肉内堆积，达到一个临界水平，便可产生疼痛，直到运动强度下降或运动完全停止才减退。肌肉疼痛激发一个正反馈通路：缺血引起肌肉收缩，进而产生痉挛，引起某些致痛物质产生，进一步反射性地引起肌肉的强直痉挛，从而使更多的致痛物质产生，造成局部缺血和疼痛现象加重。因为运动强度下降或运动停止，可引起肌肉血流增加，当血流增加，代谢废物随之清除，疼痛的刺激便消失了。

延迟性肌肉酸痛(DOMS)通常发生在超出习惯的运动训练后 8~24 小时，可延续 1~2 天，甚至更长时间，是训练和运动过程中经常发生的肌肉酸痛感觉。DOMS 与运动方式、形式是否熟悉和所用到的肌肉是否常用有关，如不惯常的离心运动容易造成肌肉内肌纤维和结缔组织损伤，是在肌肉收缩/弹性系统中由于高张力造成结构的损害。肌肉活动时张力很大，尤其在做离心运动时，大量分布在较小的肌肉横截面积上，引起肌纤维结构蛋白和结缔组织的破坏。

DOMS 可能与肌纤维损伤相关。未受过训练的肌肉参与长时间的工作或训练时，可能会使肌肉内的肌纤维和结缔组织受到损伤，肌肉酸痛与尿中出现肌血球素有关，肌血球素是肌纤维损伤的指标之一。此外，肌肉酸痛也可以由结缔组织中羟脯氨酸的分泌来判断，因为运动后的当天发生肌肉酸痛时，最大羟脯氨酸值显著增加，标志着肌纤维膜内的结构发生损伤，这些酶素会随着训练负荷量的增加而比正常值高出 2~10 倍的水平。由于运动后肌膜的逐步退化，伴有细胞内成

分向间质和血浆扩散，这些物质和结缔组织分解产物有吸附单粒细胞的作用，使之转化为巨噬细胞，并在损害部位激活肥大细胞和组织细胞，使内源性蛋白酶激活，降解肌肉其他特有的蛋白。当肌肉所承受的强度过大，致使组织间的渗透压产生变化，造成局部肌肉的水肿和疼痛，组织液流出也会形成 DOMS。运动中产生许多的反应性氧源，形成氧化压力，自由基大量增加，导致脂质过氧化作用，进而破坏细胞膜，嗜中性白细胞和巨噬细胞也会产生超氧自由基和一氧化氮，防御入侵的微生物，但它也会对正常的健康组织产生伤害。此外，结缔组织的损伤引起胶原纤维受伤或发炎，所引起的一连串的炎症反应也会诱发疼痛。

关于疼痛的产生，炎症假说认为，DOMS 是由机械性损伤所导致的一系列炎症反应，其中钙离子起到了触发作用。DOMS 炎症反应在运动后 24 小时开始出现，表现为单核细胞在运动后 5~11 小时明显增加，中性粒细胞在运动后 96 小时明显增加，嗜酸、嗜碱性粒细胞亦有所增加，这些炎症介质有强烈的致炎致痛作用。

总体来说，运动时肌肉组织的缺血、缺氧、能量物质不足、代谢产物及氧自由基的堆积是引起 DOMS 的主要原因。采用推拿等手法可以使局部血液循环加快，将积聚在伤痛处的单胺类致痛物质带走，减少它们的堆积，可以减轻疼痛，消除肿胀的同时，降低组织间的压力，消除神经末梢的刺激，而使疼痛消失，利于水肿、血肿的吸收。

二、骨关节炎的生理机制

OA 的关节变化主要分为两个病理过程：一个是关节原发性增生性变化，主要发生在关节软骨周围及其滑膜；另一个是关节软骨退行性病变。

OA 的产生机制主要包括以下几个方面：

（1）机械损伤。机械力的强度以及拉力、剪切力等对软骨的作用不同。静止力和牵拉力促进炎症反应和分解代谢；重度的机械性牵拉则可促进 NF-κB 的表达，促使炎症基因过表达。

（2）软骨细胞修复失调。软骨细胞在机械、炎症、生化或等损伤条件下发生凋亡、坏死、增殖等反应，亦可通过调控合成基因及分解基因的表达，使合成减少或基质降解。软骨细胞蛋白酶合成增加，蛋白酶抑制物合成减少，均可造成软骨细胞外基质进行性消耗。

（3）细胞外环境紊乱。软骨外因素，如软骨下骨改建、微小骨折、滑膜病变及血管形成等，单一或共同导致软骨退变，引发 OA 发生。同时，一些促炎介质释放，与软骨细胞、滑膜细胞的凋亡、坏死之间形成恶性循环，而机械作用作为起始因素，相互渗透，互为因果，从而恶化关节病变。

三、骨质疏松的生理机制

骨质疏松是遗传因素与非遗传因素交互作用的结果。遗传因素影响骨骼大小、骨量、结构等。遗传因素在 60%~80% 上决定了骨量峰值。非遗传因素与环境因素、生活方式、疾病、药物等相关。研究表明，骨质疏松是由基因与环境共同作用而形成的。

女性绝经后骨质疏松原因为雌激素水平降低，雌激素对破骨细胞的抑制作用减弱，破骨细胞的数量增加、凋亡减少，导致骨吸收功能增强，而骨重建中成骨细胞介导的骨形成速率不及骨吸收，使得骨重建与骨吸收失衡。同时，雌激素的减少使得骨骼对于外界力学刺激的敏感性降低。上述因素共同作用，使得骨强度下降。

老年人骨质疏松与重吸收、重建失衡相关，主要是因为衰老造成骨丢失。衰老与雌激素的减少促使免疫系统低度活化，机体发生促炎性反应，炎性反应介质肿瘤坏死因子 α、白介素-1、IL-6、IL-7、IL-17、前列腺素 E2 均能诱导 M-CSF 和 RANKL 的表达，刺激破骨细胞，并抑制成骨细胞，造成骨量下降。维生素 D、钙缺乏以及生长激素-胰岛素样生长因子轴功能下降、肌少症、骨骼相关负荷减少都会导致骨吸收增加，进而导致骨质疏松。人体衰老时自由基增多导致氧化应激及糖基化增加，使得骨基质中胶原分子发生非酶促交联，也会导致骨强度降低。

第四节　肌肉、关节与骨骼亚健康的缓解

一、肌肉酸痛缓解

延迟性肌肉酸痛是一种暂时性肌肉不适，一般在休息后可自行缓解。肌肉酸

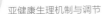

痛限制肌肉与关节功能，因而可以在初期采取一些方法减轻疼痛。

（一）物理方法

电疗、冷疗、热疗、超音波等对延迟性肌肉酸痛消除有一定作用。

（二）放松练习

加速血液循环，有助于修复损伤，缓解痉挛，如洗热水澡可以使得全身得到放松；伸展练习可减轻已有酸痛，但是动作不能太剧烈，防止进一步损伤结缔组织。

（三）膳食补充剂

口服维生素 C，可以促进新陈代谢，加速损伤部位的修复。

二、骨关节炎缓解

骨关节炎现阶段可以采取针灸方法缓解。

针灸技术在膝骨关节炎上的应用历史悠久，疗效显著。针灸治疗膝骨关节炎的方法多样，包括单一针刺、多种针刺方式结合中西医联合使用。膝骨关节炎属痹证范畴，发病与风寒三邪侵袭相关，祛风散寒除湿是基本治则。中老年人为膝关节炎问题的主要人群，因而在祛邪的同时，需重视扶正、益气补血，调和阴阳。针刺治疗选穴以局部腧穴为主，如内膝眼、外膝眼、阳陵泉、鹤顶、学海、梁邱等，针对具体症状进行相应配伍加减。

三、骨质疏松

（一）预防

1. 调节生活方式

（1）加强营养。均衡膳食，摄入富含钙、低盐、适量蛋白质的均衡膳食，推荐每日蛋白质摄入量为 0.8~1.0g/kg 体质量，每天摄入牛奶 300mL 或相当量的奶制品。

（2）充足日照。建议上午时段，尽可能让皮肤暴露在阳光下 15~30min，避免强烈阳光照射，每周两次，以促进体内维生素 D 合成。

（3）规律运动。建议进行有助于骨健康的体育锻炼。运动可改善机体敏捷性、力量、姿势及平衡等，减少跌倒风险。运动主要推荐负重运动，以及抗阻运动。肌肉力量练习包括重量训练、其他抗阻运动，以及行走、慢跑、太极拳、舞蹈和打乒乓球等。

2. 骨健康补充剂

（1）钙剂。充足钙摄入有助于减缓骨丢失，改善骨矿化，维护骨健康。成人日推荐钙摄入量为 800mg（元素钙），50 岁以上人群每日该推荐摄入量为 1000~1200mg。营养调查显示，我国人民每日膳食摄入量元素钙为 400mg，仍需要补充每日 600mg。常用钙剂为碳酸钙、枸橼酸钙。钙剂不适用于高钙血症和高钙尿症人群。目前尚无充分证据表明单纯补钙无法替代其他抗骨质疏松药物。

表 12-2　各年龄段膳食钙参考摄入量

年龄段及孕期、哺乳期	膳食钙参考摄入量（mg/d）
<6 月	200
7~12 月	250
1~3 岁	600
4~6 岁	800
7~10 岁	1000
11~13 岁	1200
14~17 岁	1000
18~49 岁	800
>50 岁	1000
孕早期	800
孕中晚期、哺乳期	1000

（2）维生素 D。充足的维生素 D 可增加钙吸收，促进骨骼钙化，降低跌倒风险。维生素 D 缺乏会导致甲状腺功能异常，骨吸收增加，进而引发骨质疏松症。钙剂与维生素 D 同时补充，可以降低骨质疏松性骨折风险。根据调查显示，我国

人民维生素 D 不足普遍存在。成人维生素 D 摄入量推荐为每日 10μg。65 岁及以上老年人因缺乏日照以及吸收障碍原因，推荐每日摄入量为 50μg。临床上应用维生素 D 制剂应注意个体差异和安全性，应定期检测血钙和尿钙浓度。

(二)康复训练

(1)运动手段：包括有氧运动(慢跑、游泳等)、抗阻运动，以及体操、跳绳等冲击性运动。传统健身方法，如打太极拳，能增加髋部及腰椎骨密度，增强肌肉力量，改善韧带及肌肉、肌腱的柔韧性，降低跌倒风险。运动中需少做躯干屈曲、旋转动作。骨质疏松性骨折早期应在保证骨折端稳定的前提下，进行一些关节简单运动以及骨折周围肌肉训练，以防止出现废用性骨质疏松；在后期，运动时可逐渐增添抗阻运动、协调运动、核心肌力训练。

(2)物理因子手段：脉冲电磁场、体外冲击波、全身振动、紫外线等物理因子手段可增加骨量。促进骨质疏松性骨折愈合可以采用低强度脉冲超声波、体外冲击波等。超短波、微波、经皮神经电刺激、中频脉冲等可以缓解疼痛。

📝 参考文献

[1] 中华医学会骨科学分会. 骨关节炎诊治指南(207 年版)[J]. 中华关节外科杂志(电子版), 2007, 1(4)：280-283.

[2] 莫冬丽. 运动性肌肉酸痛产生机制及防治进展[J]. 首都体育学院学报, 1996, 1：010.

[3] 方遥. 延迟性肌肉酸痛发病机制及治疗方法[J]. 医学研究杂志, 2006, 35(5)：74-77.

[4] Trappe T A, White F, Lambert C P, et al. Effect of ibuprofen and acetaminophen on postexercise muscle protein synthesis[J]. American Journal of Physiology-Endocrinology and Metabolism, 2002, 282(3)：E551-E556.

[5] 董晓慧, 陈杨, 李政杰, 等. 近 10 年针灸治疗膝骨关节炎的临床研究进展[J]. 吉林中医药, 2018, 038(008)：977-979.

[6] 中华医学会骨科学分会关节外科学组. 骨关节炎诊疗指南(2018 年版)[J]. 中华骨科杂志, 2018, 38(12)：705-715.

[7] 中华医学会骨质疏松和骨矿盐疾病分会. 原发性骨质疏松症诊疗指南(2017)[J]. 中华骨质疏松和骨矿盐疾病杂志, 2017(5).

[8] Morten, Asser, Karsdal, et al. Biochemical markers in osteoarthritis with lessons learned from osteoporosis[J]. Clinical and Experimental Rheumatology, 2019, 37(Suppl 120)：73-87.

第十三章
尿酸偏高

第一节　尿酸偏高问题的主要表现

尿酸是身体代谢产物，从嘌呤代谢而来。一般而言，体内尿酸的三分之一来自饮食，三分之二来自身体内细胞核的核酸嘌呤代谢。体内嘌呤在肝脏代谢形成尿酸，最后由肾脏将尿酸随尿液排出体外。正常人每天约产生 750mg 尿酸，其中 500mg 由肾脏排出，其余则经由大肠随粪便排出体外。如果体内产生过多尿酸，或肾脏排泄尿酸不良，就会形成尿酸偏高。

尿酸偏高问题多半与饮食、饮酒、生活习惯、代谢症候群等有关。主要的表现为无症状的高尿酸血症，如果继续升高，并合并关节急性疼痛，就会引发急性疾病——痛风。

一、高尿酸血症

通常饮食状态下，成人 2 次采集非同日的空腹血，血尿酸超过 420μmol/L，就可以诊断为高尿酸血症了。高尿酸血症根据 24h 尿尿酸排泄量（UUE）和肾脏尿酸排泄分数（FE_{UA}），可进一步细分为肾脏排泄不良型、肾脏负荷过多型、混合型和其他型。

高尿酸血症与痛风是一个连续、慢性的病理生理过程。换而言之，当血尿酸控制不及时或者控制不当，人体血尿酸就会超过血液或组织液中的饱和度，进而在关节局部或肾脏形成尿酸钠结晶并发生沉积，诱发局部炎症反应和组织破坏，痛风常表现为急性发作性关节炎、痛风石形成、痛风石性慢性关节炎、尿酸盐肾病和尿酸性尿路结石等，病程极其痛苦。

二、痛风

如果你有高尿酸血症病史，同时你的脚趾/手指关节（尤其足部第一跖趾关节）开始出现红、肿、热、痛等症状，且在夜间以上症状变得越发严重，那你极有可能患上了痛风。痛风可被进一步细分为亚临床痛风和难治性痛风。亚临床痛风是指无症状的高尿酸血症患者，关节超声、双源 CT 或 X 线发现尿酸钠结晶沉积和（或）痛风性骨侵蚀。难治性痛风是指足疗程/足量降尿酸药物治疗后血尿酸仍超过 $360\mu mol/L$ 者或接受规范化治疗后痛风仍每年发作 2 次以上或存在多发性和（或）进展性痛风石者。

三、尿酸偏高的危害

随着现代人们生活水平的提高及饮食结构的改变，高尿酸已成为继高血压、高血糖、高血脂之后的"第四高"，而痛风也成为继高血糖、高血脂之后的第三类"富贵病"。2020 年 7 月，在风湿领域权威杂志 *Nature Reviews Rheumatology* 上发表了一篇聚焦痛风全球流行病学调查数据的综述文献。据报道，全球诸多国家的痛风患病率均处于逐年上升的趋势，形势不容乐观，全球预期寿命的增加及老龄化社会问题进一步致使痛风在全球范围的大流行。2016 年成都风湿医院根据国家风湿病数据中心数据形成《四川痛风与高尿酸血症临床调查报告》，报告显示，四川地区男性的高尿酸血症发病率可达 42.1%，女性的高尿酸血症发病率为 27.4%；四川地区男性的痛风发病率为 3.3%，女性的痛风发病率为 0.22%，男性的发病率约为女性的 15 倍。

研究发现，高尿酸血症患者中，5%~12% 会发展为痛风，其余患者无明显临床表现，职业应酬、不良生活习惯（作息不规律、不爱喝水、缺乏运动、暴饮暴

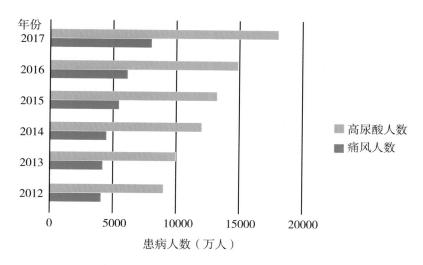

图 13-1　2012—2017 年中国高尿酸血症与痛风患病人数①

食、常饮酒）、其他相关疾病、药物及饮食均可能是痛风发作的重要诱因。值得
注意的是，这并不代表无症状的高尿酸血症人群可以高枕无忧，该部分人群仍存
在较大的潜在健康风险，须予以重视，必要时须就医治疗。高尿酸血症是造成痛
风的最主要危险因子，血尿酸水平与痛风发病率存在正相关关联，血尿酸水平≥
600μmol/L 时痛风发作率为 30.5%；血尿酸水平<420μmol/L 时痛风发作率仅为
0.6%。血尿酸高的程度也与痛风的发作年龄存在一定关联，血尿酸水平<
420μmol/L 时痛风发作的平均年龄为 55 岁；血尿酸水平≥540μmol/L 时痛风发
作的平均年龄为 39 岁。此外，高尿酸血症是慢性肾病、高血压、心脑血管疾病
及糖尿病等疾病的独立危险因素，可累及人体多系统，是过早死亡的预测因子。
高尿酸血症已受到多科学的高度关注，其诊疗需要多学科共同参与。

　　虽然我国高尿酸血症与痛风的流行形势日益严峻，我国高尿酸血症与痛风患
者"不痛不治"的问题却尤为突出。国家风湿病数据中心 2013 年 9 月至 2016 年 2
月收集的 6814 例痛风患者的临床数据显示，我国就诊治疗 4 周、12 周和 24 周后
复诊患者的血尿酸水平达标率分别为 18.9%、29.1% 和 38.1%。在第一次急性痛风
发作后，1 个月后的复诊率仅约 20.7%，6 个月的复诊率则降至 3.9%。以上数据意

───────────

①　数据来源：《四川痛风及高尿酸血症临床诊疗指南（2017）》。

味着，绝大多数的中国高尿酸血症与痛风患者并没有采取有效的降尿酸措施，而是让血尿酸处于"放任自由"的状态。这个现象可能与患者对血尿酸水平控制的认识不足、对药物不良反应的担忧、患者教育不充分等因素均存在一定联系。

第二节　尿酸偏高形成机制

一、人类进化与高尿酸/痛风的关系

痛风常被人打趣地描述为"人类进化的代价"与"人类最古老的苦难"。

在2600万年前的非洲东部，落叶林和热带雨林给予古猿适宜的栖息环境和充足的食物来源，古猿迅速繁衍，种族变得多样化，其中一部分古猿的尿酸氧化酶基因发生了突变，尿酸氧化酶是血尿酸转化为更终极代谢产物尿囊素的关键代谢酶，尿酸氧化酶基因突变可帮助古猿将摄入水果中的果糖更易转化为脂肪储存，使他们变成"胖猴"，与此同时，古猿的血尿酸水平也会随之上升。随着时间的迁移，气候发生巨大变化，极地冰盖逐渐扩大，气候变得寒冷干燥，古猿栖息的雨林慢慢转变为稀树草原，水果类的食物变得匮乏。为了生存，一部分挨饿的猿类迁徙到欧洲，开始以块茎和根作为食物。但随着时间的继续推移，全球气候仍在持续变冷，约在700万年前，欧洲的大部分古猿灭绝了，仅有尿酸氧化酶基因突变的"胖猴"存活了下来，尿酸氧化酶失活使得"胖猴"更容易储存脂肪，更能抵抗饥饿，这些生存优势使它们在食物匮乏的环境下成为自然选择的幸存者，幸存下来的古猿有一部分迁徙到了亚洲，演变为长臂猿类和猩猩的祖先，而另一部分则回到非洲并演变为非洲猿类和人类的祖先。

在人类进化进程中，升高的血尿酸水平是把"双刃剑"。一方面，在低盐饮食的远古时期，升高的血尿酸水平可通过激活肾素血管紧张素醛固酮系统来提高血管的Na^+敏感性，从而帮助维持一定的血压，有助于原始人类站起来后大脑仍能获得足够的血液供应，也就是说，升高的血尿酸水平有助于人类直立行走；但另一方面，尿酸氧化酶的缺失导致的血尿酸升高会给人类带来更高概率的痛风患病风险，这可能是人类得以生存的代价之一。

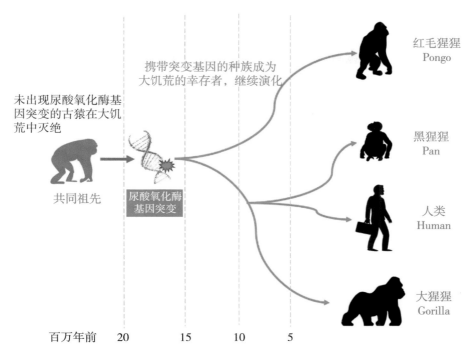

携带突变基因的种族成为
大饥荒的幸存者，继续演化

红毛猩猩
Pongo

未出现尿酸氧化酶基
因突变的古猿在大饥
荒中灭绝

黑猩猩
Pan

尿酸氧化酶
基因突变

人类
Human

共同祖先

大猩猩
Gorilla

百万年前　20　　　15　　　10　　　5

图 13-2　古猿进化与尿酸氧化酶基因突变

　　据史料记载，人类首次在埃及木乃伊（公元前 7000 年）中发现尿酸盐的踪迹，可见痛风是一种古老的疾病。在历史长河里，时代变迁见证了人类对痛风的认知过程。

　　痛风最早被确定是一种疾病是在古巴比伦时期，该病在埃及、希腊和罗马宫廷中甚为流行，患痛风的多为王侯将相，故痛风也被称为"帝王之病""王族之疾"。有科学家发现，尿酸的分子结构和咖啡因、可可碱类似，或许能够直接兴奋大脑皮层，而兴奋的大脑可能帮助人类确立了相对于其他物种的智力优势。

二、痛风结晶的形成

（一）血尿酸过饱和

血尿酸过饱和是结晶生成的驱动力，也是痛风结晶形成的首要条件，可以理

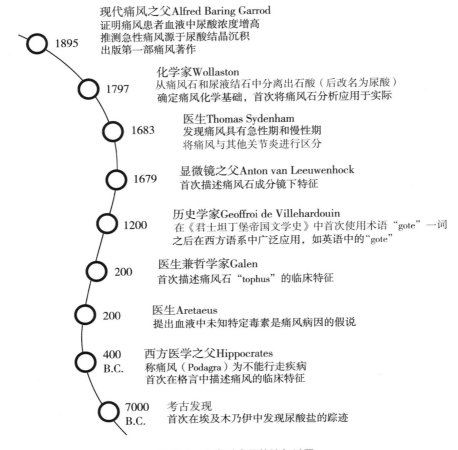

现代痛风之父Alfred Baring Garrod
证明痛风患者血液中尿酸浓度增高
推测急性痛风源于尿酸结晶沉积
出版第一部痛风著作

1895

化学家Wollaston
从痛风石和尿液结石中分离出石酸（后改名为尿酸）
确定痛风化学基础，首次将痛风石分析应用于实际

1797

医生Thomas Sydenham
发现痛风具有急性期和慢性期
将痛风与其他关节炎进行区分

1683

显微镜之父Anton van Leeuwenhock
首次描述痛风石成分镜下特征

1679

历史学家Geoffroi de Villehardouin
在《君士坦丁堡帝国文学史》中首次使用术语"gote"一词
之后在西方语系中广泛应用，如英语中的"gote"

1200

医生兼哲学家Galen
首次描述痛风石"tophus"的临床特征

200

医生Aretaeus
提出血液中未知特定毒素是痛风病因的假说

200

西方医学之父Hippocrates
称痛风（Podagra）为不能行走疾病
首次在格言中描述痛风的临床特征

400 B.C.

考古发现
首次在埃及木乃伊中发现尿酸盐的踪迹

7000 B.C.

图 13-3　人类对痛风的认知过程

解为人体血液或者体液中的尿酸水平过高，已经超过尿酸可以溶解的最大负荷（理论溶解上限为 6.8mg/dL），不能溶解的那部分尿酸会以尿酸钠结晶的形式析出，并沉积到关节或者是泌尿系统处，进而引发痛风。

　　在健康人体内，尿酸生成及排泄处于一个动态平衡状态。生成的尿酸来源可分为内源性和外源性两种，内源性尿酸是通过体内核蛋白、核酸等物质分解代谢产生的，约占总量的80%；外源性尿酸是通过摄入富含嘌呤类食物产生的，占总量的20%。尿酸的生物合成是在黄嘌呤氧化酶（XOD）和/或黄嘌呤脱氢酶的催化下完成的。肾脏和肠道共同负责尿酸的排泄，2/3 经肾脏随尿液排出人体，其余1/3 由肠道随粪便排出体外。正常动态平衡状态下，人体血液中的尿酸水平可维持在 240~350μM。当体内动态平衡被打破，尿酸生成过多或者尿酸排泄减少，体内血尿酸水平就会上升，甚至超过其溶解上限，这样的状态属于高尿酸血症的范畴。人体内的尿酸池就像个"蓄水池"，池子有 2 个进水口和 2 个出水口，进水口和出水口一直处于打开的状态，健康的情况下，进水速度和出水速度相对保持恒定，因此"蓄水池"里的水也能保持恒定。但当进水口进水过快或出水口出水过慢时，"蓄水池"中的水就会超出池子的承载负荷，多余的水会从水池中溢出，最终导致"水漫金山"。

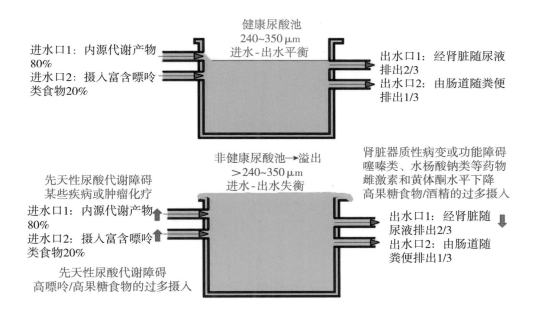

图 13-4　人体健康尿酸池及造成非健康尿酸池的原因

哪些原因会导致尿酸生成过多呢？尿酸生成过多的原因可分为原发性因素和继发性因素。原发性因素一般指的是先天性的尿酸代谢障碍。继发性因素包括某些疾病因素或癌症化疗导致的细胞内核酸大量分解以及高嘌呤/高果糖食物的过多摄入。其中，高嘌呤/高果糖食物的过多摄入是存在于广大民众中较普遍的危险因素。美国国家健康与营养检查调查（National Health and Nutrition Examination Survey，NHANES）数据显示，大量的肉类和海鲜摄入与国民血尿酸水平上升存在密切联系，总蛋白质摄入对血尿酸水平影响不大。大量文献报道证实，大量的果糖摄入可显著提高血浆中尿酸和乳酸盐水平，其机理可能与果糖对嘌呤核苷酸降解及嘌呤从头合成的影响有关。

哪些原因会导致尿酸排泄减少呢？相对于尿酸生成增多，尿酸排泄减少在原发性高尿酸血症患者中更为普遍，约占原发性患者的90%。尿酸的肾脏排泄是个较为复杂的生理过程，人体的尿酸主要以游离尿酸盐的形式被肾小球滤过（滤过率几乎为100%），其中91%~95%滤过的尿酸盐被近曲小管重吸收，经重吸收、再分泌及分泌后重吸收过程，最终3%~10%的尿酸盐会出现在尿液里。由于尿酸是极性分子，无法自由穿透细胞膜，需要依赖多种尿酸转运体（如URAT1、GLUT9、OAT1/3、ABCG2等），故肾尿酸盐转运体在肾脏尿酸盐重吸收及分泌过程扮演着关键角色。肾脏发生器质性病变、肾功能受损以及肾尿酸盐转运体表达水平异常均可导致尿酸排泄减少；噻嗪类利尿药、水杨酸钠类等药物会对尿酸肾排泄产生负面影响；酒精摄入会增加血清乳酸水平，乳酸可抑制肾小管分泌尿酸盐，不利于肾脏排泄尿酸盐；高果糖饮食可能增加人体胰岛素抵抗的风险，甚至继发高胰岛素血症，降低尿酸盐排泄；雌激素和黄体酮水平下降也会减少肾脏排泄尿酸盐，这一发现解释了男性群体和绝经后女性具有较高的高尿酸血症和痛风发病风险的原因。

(二)痛风结晶生成的生物学环境

为什么仅有5%~12%的高尿酸血症患者会诱发痛风发作呢？这个问题仍是医学界的未解之谜，但能够确定的是，仅仅满足血尿酸过饱和，不足以诱导尿酸钠结晶的形成，还须满足一些其他环境影响条件，而这些条件究竟是什么，仍有待进一步探究。有限的研究结果显示，局部和/或系统生物学环境或可能对尿酸钠结晶的溶解性、沉积和/或稳定性具有一定影响。现已报道的环境影响因素包括局部pH下降、局部温度降低、离子浓度影响、结缔组织因素及蛋白影响、体液免疫因素、脂蛋白的影响等。

(三)痛风结晶沉积后的表现

痛风是一种周期性发作的异质性疾病，表现为尿酸钠结晶在关节局部积聚所

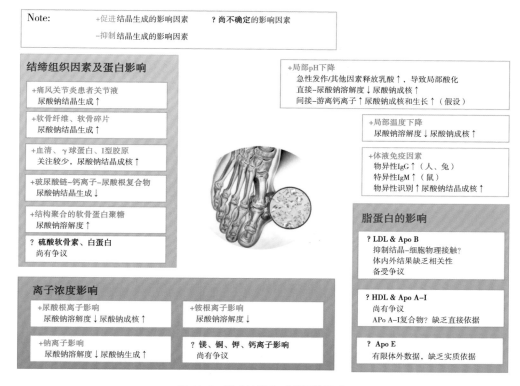

图 13-5　影响结晶生成的环境因素

Note:　　　+促进结晶生成的影响因素　　? 尚不确定的影响因素
　　　　　　-抑制结晶生成的影响因素

结缔组织因素及蛋白影响

+痛风关节炎患者关节液
尿酸钠结晶生成↑

+软骨纤维、软骨碎片
尿酸钠结晶生成↑

+血清、γ球蛋白、I型胶原
关注较少，尿酸钠结晶成核↑

+玻尿酸链-钙离子-尿酸根复合物
尿酸钠结晶生成↓

+结构聚合的软骨蛋白聚糖
尿酸钠溶解度↑

? 硫酸软骨素、白蛋白
尚有争议

离子浓度影响

+尿酸根离子影响
尿酸钠溶解度↓尿酸钠成核↑

+铵根离子影响
尿酸钠溶解度↓

+钠离子影响
尿酸钠溶解度↓尿酸钠生成↑

? 镁、铜、钾、钙离子影响
尚有争议

+局部pH下降
急性发作/其他因素释放乳酸↑，导致局部酸化
直接-尿酸钠溶解度↓尿酸钠成核↑
间接-游离钙离子↑尿酸钠成核和生长↑（假设）

+局部温度下降
尿酸钠溶解度↓尿酸钠成核↑

+体液免疫因素
物异性IgG↑（人、兔）
特异性IgM↑（鼠）
物异性识别↑尿酸钠结晶成核↑

脂蛋白的影响

? LDL & Apo B
抑制结晶-细胞物理接触?
体内外结果缺乏相关性
备受争议

? HDL & Apo A–I
尚有争议
APo A–I复合物? 缺乏直接依据

? Apo E
有限体外数据，缺乏实质依据

致的特征性急性关节炎，常见的发病关节为单侧第一跖趾关节、踝关节、膝关节和指关节。典型的痛风按其自然病程进展可分为三个阶段：急性期、间歇期和慢性期。痛风急性发作的典型表现为关节红、肿、热、痛及功能障碍，起病急，多首发于夜间，关节疼痛剧烈，一般于 24h 内达到高峰。

人体免疫系统是如何感知到痛风结晶的呢？关节腔内脱落或者新鲜沉积的尿酸钠（MSU）结晶可被人体识别，活化免疫细胞，进而触发局部急性炎症反应。抗体、模式识别受体、脂质排序等参与了 MSU 结晶的识别机制。首先，MSU 结晶可通过电荷相互作用及氢键连接直接与抗体 IgG 结合，形成抗体免疫复合物进而触发 Fc 受体介导的吞噬活动。其次，免疫细胞表面的模式识别受体可间接识别 MSU 结晶和细胞凋亡后释放的蛋白等内源性危险信号，继而触发下游的炎症信号通路。再次，MSU 结晶网状结构表面的某些化学基团可能能够直接与免疫细胞膜中的脂质成分相互作用，以触发吞噬活动。

MSU 结晶被识别后，人体免疫细胞会做出一系列的免疫应答反应，包括 NF-κB 炎症通路的激活及 NLRP3 炎症小体的活化，随后免疫细胞分泌及释放关键致炎因子 IL-1β，活化的 IL-1β 继而与白细胞、内皮细胞与滑膜细胞表面的 IL-1 受体结合以触发爆发式级联扩增反应，使趋化因子（CXCL8 等）和其他炎症因子（IL-6、TNF-α 等）发挥作用，招募中性粒细胞进入关节腔等 MSU 沉积部位，从而导致痛风性关节炎的发生和发展。此外，MSU 结晶也可促进细胞膜花生四烯酸释放，诱导环氧酶（COX-2）和磷酸二酯酶-A_2 的新合成，在巨噬细胞内产生前列腺素 PGE_2 和血栓素 A_2。PGE_2 可引发血管扩张、水肿以及中性粒细胞的进一步迁移。

三、痛风结晶对人体的影响

痛风的"痛"闻名于世，被称为"来自地狱的恶魔"，英国著名讽刺漫画家 James Gillray 在 1799 年所作的《The GOUT》生动地传达了这种刻骨铭心的病痛。

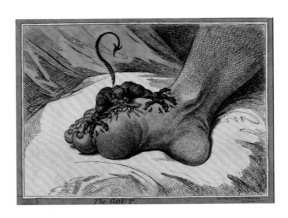

图 13-6　James Gillray 于 1799 年所作的《The GOUT》

痛风疼痛属于炎症性疼痛，通过炎症反应产生的致痛物质的释放（IL-1β、PGE_2、缓激肽、P 物质等）间接激活滑膜组织中的伤害性感受器，外周感受器将致痛物质刺激转化为痛觉信号，继而启动痛觉信号传导过程。痛觉信号沿着一级痛觉传入神经纤维（主要为 C 纤维），经脊髓背角，再经上行束，到达丘脑和躯体感觉皮层高级中枢。丘脑及大脑皮质对痛觉信号进行整合，最终引起疼痛的感觉和反应。机体利用痛觉下行调控抑制脊髓背角内疼痛信息的传递而产生抑制性调制。

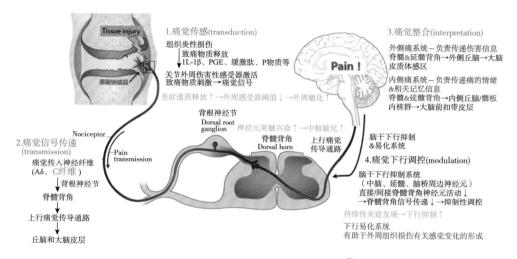

图 13-7　痛风疼痛的产生和传导机制①

四、高尿酸与痛风的中医理论溯源

在痛风没有形成独立病种之前，痛风属于传统中医学中痹症的范畴。中医理

①　Havelin J, King T. Mechanisms underlying bone and joint pain［J］. Curr Osteoporos Rep，2018，16(6)：763-771. doi：10.1007/s11914-018-0493-1. PMID：30370434；PMCID：PMC6554716.

Baral P, Udit S, Chiu I M. Pain and immunity：Implications for host defence［J］. Nat Rev Immunol，2019，19(7)：433-447. doi：10.1038/s41577-019-0147-2. PMID：30874629；PMCID：PMC6700742.

Ramonda R, Oliviero F, Galozzi P, et al. Molecular mechanisms of pain in crystal-induced arthritis［J］. Best Pract Res Clin Rheumatol，2015，29(1)：98-110. doi：10.1016/j.berh.2015.04.025. Epub 2015 May 23. PMID：26267004.

李桂源. 生理病理学［M］. 北京：人民卫生出版社，2010：456-458.

论认为，因邪气留着于体内，气血运行不畅，经络闭塞不通所致，以关节疼痛为主要表现的症候都属于痹症。

到金元时期，痛风病名发展为独立的疾病称谓，朱丹溪明确提出了痛风的病因病机、症状特点、治疗方法及鉴别诊断。朱丹溪的代表作《格致余·痛风论》记载："痛风者，大率因血受热，已自沸腾，其后或涉冷水，或立湿地，或扇风取凉，或卧当风，寒凉外搏，热血得寒，汗浊凝涩所以作痛，夜则痛甚，行于阴也。"朱丹溪在《丹溪手镜》中还对痛风与历节、白虎风等作了明显区分，对痛风特征描述更鲜明。

1995 年 1 月 1 日起实施的《国际·中医病证诊断疗效标准》对痛风进行了明确定义：痛风是由血尿酸升高导致的四肢关节红肿热痛。现代中医所谓的"痛风"与西医痛风性关节炎含义基本相同。

现今中医大多认为痛风主要责于湿热蕴结，治疗多以清热利湿、活血止痛为主。国医大师朱良春教授对痛风的发病机制持有独到的见解，在 20 世纪 80 年代，他提出痛风"浊瘀内阻、脾肾失调"的理念，与现代生理病理学所述痛风与炎症反应和免疫机制密切相关的理论不谋而合。朱良春教授认为，浊瘀内阻是痛风发作的内因，炎症反应为外在表现，其中"浊瘀"即尿酸钠结晶。在痛风发病过程中，湿、浊、痰、瘀是始终贯穿的病理产物。浊毒瘀结与脾肾二脏清浊代谢紊乱有关。因此，朱良春教授提出"泄浊化瘀、调益脾肾"的治疗方法。

第三节　尿酸偏高的调节

一、尽早干预

如关节处突然疼痛，还伴随关节处的发热红肿、体温升高，可能就是痛风急性发作了，此时建议采取一些急救措施，如抬高患肢，卧床休息；局部冷敷或者湿敷硫酸镁；可尽早服用布洛芬、吲哚美辛等抗炎药物。应尽早去医院就诊，医生会选用合适的药物进行对症治疗。

二、控制饮食

依照我国发布的《高尿酸血症与痛风患者膳食指导》(WST560—2017)建议，须建立合理的饮食习惯，限制高嘌呤动物性食物的摄入，控制能量及营养素功能比例。

痛风患者最好不要食用肝脏和肾脏等动物内脏，贝类、牡蛎和龙虾等带甲壳的海产品，以及浓肉汤和肉汁。

具体而言，以下食物要少食用：

(1)高嘌呤含量的动物性食品，如牛肉、羊肉、猪肉等；

(2)鱼类食品；

(3)含较多果糖和蔗糖的食物；

(4)各种含酒精饮料，尤其啤酒和白酒(男性≤2个酒精单位/日，女性≤1个酒精单位/日；1个酒精单位≈14g纯酒精，相当于12度红葡萄酒145mL或3.5度啤酒497mL或40度白酒43mL)。

以下食物可以适量食用：

(1)脱脂或低脂乳类及其制品，每日300mL；

(2)蛋类，鸡蛋每日1个；

(3)足量的新鲜蔬菜，每日应达到500g或更多；

(4)升糖指数低的谷类食物。

可采用以下方法控制能量摄入：

(1)采用体质指数(BMI)判定体重状况，其标准为：BMI<18.5kg/m² 为体重过低，18.5kg/m²≤BMI<24.0kg/m² 为体重正常，24.0kg/m²≤BMI<28.0kg/m² 为超重，BMI≥28.0kg/m² 为肥胖。

(2)在轻体力活动水平情况下(如坐姿工作)，正常体重者每日给予25～30kcal/kg能量，体重过低者每日给予35kcal/kg能量，超重/肥胖者每日给予20～25kcal/kg能量。

(3)在中体力活动水平情况下(如电工安装)，正常体重者每日给予30～35kcal/kg能量，体重过低者每日给予40kcal/kg能量，超重/肥胖者每日给予30kcal/kg能量。

（4）在重体力活动水平情况下（如搬运工），正常体重者每日给予40kcal/kg能量，体重过低者每日给予45~50kcal/kg能量，超重/肥胖者每日给予35kcal/kg能量。

可采用以下方法控制关键营养素：

（1）碳水的能量控制在总能量的50%~60%，限制糖摄入；全谷物占全日主食量的30%以上；全天膳食纤维摄入量达到25~30g。

（2）蛋白质的膳食摄入量为1g/（kg·d），推荐奶制品和蛋类。

（3）脂肪的能量控制在总能量的20%~30%。合并肥胖或代谢综合征者应严格限制每日脂肪与饱和脂肪酸摄入总量。

表 13-1　常见动物性食物嘌呤含量

食品名称	嘌呤含量(mg/kg)	食品名称	嘌呤含量(mg/kg)
动物性食品			
鸭肝	3979	河蟹	1470
鹅肝	3769	猪肉(后臀尖)	1378.4
鸡肝	3170	草鱼	1344.4
猪肝	2752.1	牛肉干	1274
牛肝	2506	黄花鱼	1242.6
羊肝	2278	驴肉加工制品	1174
鸡胸肉	2079.7	羊肉	1090.9
扇贝	1934.4	肥瘦牛肉	1047
基围虾	1874	猪肉松	762.5
植物性食品			
紫菜(干)	4153.4	豆腐	631.7
黄豆	2181.9	南瓜子	607.6
绿豆	1957.8	糯米	503.8
榛蘑(干)	1859.7	山核桃	404.4
猴头菇(干)	1776.6	普通大米	346.7
豆粉	1674.9	香米	343.7
黑木耳(干)	1662.1	大葱	306.5
腐竹	1598.7	四季豆	232.5

续表

食品名称	嘌呤含量（mg/kg）	食品名称	嘌呤含量（mg/kg）
豆皮	1572.8	小米	200.6
红小豆	1564.5	甘薯	186.2
红芸豆	1263.7	红萝卜	132.3
内酯豆腐	1001.1	菠萝	114.8
花生	854.8	白萝卜	109.8
腰果	713.4	木薯	104.5
豆腐块	686.3	柚子	83.7
水豆腐	675.7	橘子	41.3

数据摘自：《高尿酸血症与痛风患者膳食指导》（WST560—2017）。

随着民众对自身健康重视程度的日益攀升，健康产业不断发展，越来越多的科学研究开始聚焦纯天然食物的降尿酸与抗痛风功效，为尿酸控制及痛风防治提供了更多可能性。

酸樱桃营养成分丰富，被誉为"水果中的钻石"，其中花青素抗氧化作用众所周知。临床试验结果显示，有超重和肥胖风险的受试者在每日摄入 240mL 纯酸樱桃汁稀释液（1∶6，v/v）4 周后，血尿酸能够显著降低 19.2%。酸樱桃果汁的降尿酸机理可能与其对肝黄嘌呤氧化酶活性的抑制作用有关，提示酸樱桃果汁利于抑制体内尿酸的生成。另有研究发现，酸樱桃及其功效成分花青素能够显著缓解痛风性关节炎大鼠的局部肿胀症状，提升痛风大鼠对于热刺激及机械刺激的痛敏阈值，酸樱桃具有显著痛风镇痛抗炎活性。

藤茶可像茶叶一样日常泡水喝，但它并不属于真正意义的"茶"，而是来自显齿蛇葡萄属木质藤本植物的叶，藤茶及其功效成分二氢杨梅素被证实具有降尿酸及抗痛风功效。科学研究发现，376mg/kg、752mg/kg 藤茶提取物（含二氢杨梅素 89.87%）能够显著降低高尿酸模型小鼠的血尿酸水平，同时对高尿酸诱导的肾脏损伤有保护作用。20mg/（kg·d）、40mg/（kg·d）二氢杨梅素（纯度 93.1%）灌胃给药 7 天，能显著抑制急性痛风性关节炎大鼠的踝关节肿胀度，降低血清 TNF-α、IL-1β 及 IL-8 水平。

除以上饮食控制外，还应保持充足饮水，每日至少 2000mL。不能用饮料代替饮水，尤其应避免饮用果糖含量高的饮品。

三、锻炼身体

每周锻炼的时间应保持在 150 分钟以上，每天锻炼 30 分钟，一周锻炼 5 天，但避免剧烈运动，避免关节受凉。

超重或肥胖的患者应缓慢减重，达到并维持正常体重。

四、中医推拿

中医穴位按压配合治疗，在痛风急性期能有效缓解症状，减轻病人的痛苦，缩短病程。

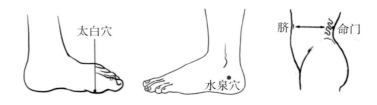

图 13-8　穴位人体位置示意图

（1）太白穴：入脾经，为健脾要穴。取定穴位时，可采用仰卧或正坐，平放足底的姿势，太白穴位于足内侧缘，当第一跖骨小头后下方凹陷处，加力按压穴位，按压 5~6 次，双侧重复相同动作。

（2）水泉穴：入肾经，主传递水液。取内踝后下方，当太溪直下 1 寸，跟骨结节内侧凹陷处，拇指指腹压在穴位上，做大范围环形按揉，均匀用力，反复 5~6 次，双侧重复相同动作。

（3）命门穴：属督脉，位于腰部，主培元固本、强健腰膝。取腰后正中线上第二、三腰椎棘突间，与肚脐高度相平，可用艾柱艾灸。

参考文献

［1］中华医学会内分泌学分会. 中国高尿酸血症与痛风诊疗指南（2019）［J］. 中华内分泌代谢杂志, 2020, 036（001）: 1-13.

［2］Dehlin M, Jacobsson L, Roddy E. Global epidemiology of gout: Prevalence, incidence, treatment patterns and risk factors［J］. Nature Reviews Rheumatology, 2020, 16（7）: 380-390.

［3］Bardin T, Richette P. Impact of comorbidities on gout and hyperuricaemia: An update on prevalence and treatment options［J］. BMC Medicine, 2017, 15（1）: 123.

［4］Stetten D Jr, Hearon J Z. Intellectual level measured by army classification battery and serum uric acid concentration［J］. Science, 1959, 129（3365）: 1737.

［5］Orowan E. The Origin of Man［J］. Nature, 1955, 175: 683-684.

［6］Hediger M A, Johnson R J, Miyazaki H, et al. Molecular physiology of urate transport［J］. Physiology, 2005, 20（2）: 125.

［7］Fujimori S. PRPP synthetase superactivity［J］. Nippon Rinsho, 1996, 54（12）: 3309-3314.

［8］Srivastava T, O′Neill J P, Dasouki M, et al. Childhood hyperuricemia and acute renal failure resulting from a missense mutation in the HPRT gene. ［J］. American Journal of Medical Genetics Part A, 2010, 108（3）: 219-222.

［9］Choi H K, Liu S, Curhan G. Intake of purine-rich foods, protein, and dairy products and relationship to serum levels of uric acid: The Third National Health and Nutrition Examination Survey［J］. Arthritis and Rheumatism. 2005, 52（1）: 283-289.

［10］Fox I H, Kelley W N. Studies on the mechanism of fructose-induced hyperuricemia in man［J］. Metabolism, 1972, 21（8）: 713-721.

［11］Raivio K O, Becker A, Meyer L J, et al. Stimulation of human purine synthesis de novo by fructose infusion［J］. Metabolism, 1975, 24（7）: 861-869.

［12］Emmerson B T. Effect of oral fructose on urate production［J］. Annals of the Rheumatic Diseases, 1974, 33（3）: 276-280.

［13］Dincer H E, Dincer A P, Levinson D J. Asymptomatic hyperuricemia: To treat or not to treat［J］. Cleveland Clinic Journal of Medicine, 2002, 69: 594-608.

［14］Benn C L, Dua P, Gurrell R, et al. Physiology of hyperuricemia and urate-lowering treatments［J］. Frontiers in Medicine, 2018, 5: 160.

［15］Maclachlan M J, Rodnan G P. Effect of food, fast and alcohol on serum uric acid and acute attacks of gout［J］. American Journal of Medicine, 1967, 42（1）: 38-57.

［16］Faller J, Fox I H. Ethanol-induced hyperuricemia: Evidence for increased urate production by activation of adenine nucleotide turnover［J］. New England Journal of Medicine, 1982, 307（26）: 1598-1602.

[17] Choi H K, Ford E S. Haemoglobin Alc, fasting glucose, serum C-peptide and insulin resistance in relation to serum uric acid levels—The Third National Health and Nutrition Examination Survey[J]. Rheumatology, 2008, 47(5): 713-717.

[18] Choi J W, Ford E S, Gao X, et al. Sugar-sweetened soft drinks, diet soft drinks, and serum uric acid level: The Third National Health and Nutrition Examination Survey[J]. Arthritis Rheum, 2010, 59(1): 109-116.

[19] Chen J H, Yeh W T, Chuang S Y, et al. Gender-specific risk factors for incident gout: A prospective cohort study[J]. Clinical Rheumatology, 2012, 31(2): 239-245.

[20] Hak A E, Curhan G C, Grodstein F, et al. Menopause, postmenopausal hormone use and risk of incident gout[J]. Annals of the Rheumatic Diseases, 2010, 69(7): 1305.

[21] 谢蓓蓓, 苏厚恒. MSU 晶体介导的痛风性关节炎的炎症机制[J]. 中华临床医师杂志(电子版), 2013, 7(16): 102-104.

[22] Ng G, Sharma K, Ward S M, et al. Receptor-independent, direct membrane binding leads to cell-surface lipid sorting and syk kinase activation in dendritic cells[J]. Immunity, 2008, 29(5): 807-818.

[23] Martin W J, Harper J L. Innate inflammation and resolution in acute gout[J]. Immunology and Cell Biology, 2009, 88(1): 15-19.

[24] So A K, Martinon F. Inflammation in gout: Mechanisms and therapeutic targets[J]. Nature Reviews Rheumatology, 2017, 13(11): 639-647.

[25] Shaw O M, Steiger S, Liu X, et al. Brief report: Granulocyte-macrophage colony-stimulating factor drives monosodium urate monohydrate crystal-induced inflammatory macrophage differentiation and nlrp3 inflammasome up-regulation in an in vivo mouse model[J]. Arthritis & Rheumatology, 2014, 66(9): 2423-2428.

[26] Havelin J, King T. Mechanisms underlying bone and joint pain[J]. Current Osteoporosis Reports, 2018, 16(6): 763-771.

[27] Baral P, Udit S, Chiu I M. Pain and immunity: Implications for host defence[J]. Nature Reviews Immunology, 2019, 19(7): 433-447.

[28] Ramonda R, Oliviero F, Galozzi P. Molecular mechanisms of pain in crystal-induced arthritis[J]. Best Practice & Research Clinical Rheumatology, 2015, 29(1): 98-110.

[29] 李桂源. 生理病理学[M]. 北京: 人民卫生出版社: 456-458.

[30] 陆妍, 孟凤仙, 刘慧. 中医痛风相关病名的演变与发展[J]. 世界中医药, 2015(4): 609-612.

[31] 路洁, 魏华. 路志正教授论治痛风的学术思想[J]. 浙江中医药大学学报, 2005, 29(6): 30-31.

[32] 蒋恬, 顾冬梅, 江汉荣. 从浊瘀内阻、脾肾失调重新认识痛风[J]. 南京中医药大学学报, 2016, 32(1): 4-5.

[33] 中华医学会内分泌学分会. 中国高尿酸血症与痛风诊疗指南(2019)[J]. 中华内分泌代谢杂志, 2020,

036（001）：1-13.

［34］李广枝，卢忠英，徐敬友，等.藤茶二氢杨梅素对小鼠高尿酸血症模型的降尿酸作用［J］.山地农业生物学报，2014（4）：40-42.

［35］卢忠英，郁建平，陈仕学，等.藤茶提取物中二氢杨梅素对大鼠急性痛风性关节炎模型的影响［J］.中国现代应用药学，2015，32（04）：396-399.

［36］陈世萍.痛风急性期中医穴位按压及调护的疗效观察［J］.贵阳中医学院学报，2010（03）：42-43.

第十四章
体重管理

第一节　健康体重的科学评判方式

衡量人体胖瘦的科学方法有多种，比如体重指数（BMI）、腰臀比、腰围、皮下脂肪厚度、身高标准体重法等，其中，在成年人群中最为常用的评价方法是BMI，这也是全球主流的科学评测方法。腰臀比/腰围常被应用于快速测量成人的脂肪分布概况。身高标准体重法广泛应用于少儿超重及肥胖的判别。

一、体重指数

目前常用的体重指数（body mass index，BMI），又被译为体质指数，是一种通过身高与体重判别成人胖瘦的方法，也是我们日常体检中的常规检测项目。

具体计算方法：

$$BMI(kg/m^2) = \frac{体重(kg)}{身高的平方(m^2)}$$

以一个体重70kg身高1.8m的成年男性为例，其BMI的计算值约为21.6kg/m²$[70kg/(1.8m)^2 \approx 21.6kg/m^2]$。

通过比对BMI标准表，便可以判断自身的胖瘦情况。目前现行的BMI标准包括WHO标准及中国标准，中国标准的要求相对比较严格，更适用于中国人。

表 14-1　BMI 标准对照表

	WHO 标准	中国标准
偏瘦	BMI<18.5	BMI<18.5
正常	18.5≤BMI<25.0	18.5≤BMI<24.0
超重	25.0≤BMI<30.0	24.0≤BMI<28.0
肥胖	BMI≥30.0	BMI≥28.0

注：BMI 标准不适用于儿童、孕妇等特殊人群，以及运动员等肌肉含量较高者。

二、腰臀比/腰围

腰臀比（waist-hip ratio，WHR）是一种快速测量成人脂肪分布的方法，该方法需要测量腰围和臀围，基于测量数据计算腰围与臀围的比值。

具体计算方法：

$$WHR = \frac{腰围（cm）}{臀围（cm）}$$

一般认为，男性成人 WHR<0.9，女性成人 WHR<0.8，属于正常范围。

除了腰臀比，腰围也是成人脂肪分布的衡量依据之一，被用于直接判定中心型肥胖（也称为内脏型或腹型肥胖）。一般认为，男性成人腰围<85cm，女性成人腰围<80cm，属于正常范围；男性成人 85cm≤腰围<90cm，女性成人 80cm≤腰围<85cm，可判定中心型肥胖前期；男性成人腰围≥90cm，女性成人腰围≥85cm，可判定中心型肥胖。

三、身高标准体重法

对于正处于生长发育期的少儿来说，在判定超重和肥胖时需要考虑年龄因素，因此身高标准体重法被广泛应用于少儿。依照 WHO 的建议，对于年龄小于 5 岁的儿童，体重/身高比值较 WHO 儿童生长标准中位数高出 2 个标准偏差，可判定为超重；体重/身高比值较 WHO 儿童生长标准中位数高出 3 个标准偏差，可判定为肥胖；对于年龄 5~19 岁的少儿，BMI/年龄比值较 WHO 生长参考中位数高出 1

个标准偏差，可判定为超重，BMI/年龄比值高出 2 个标准偏差，可判定为肥胖。

四、超重和肥胖的危害及现状

超重和肥胖不仅是身材问题和外貌障碍，它们是最主要的可预防性致死因素之一。据统计，仅 2015 年一年内，高 BMI 在全球范围内已造成 400 万人死亡，并导致 1.2 亿伤残调整寿命年。① 心血管疾病是诱导高 BMI 相关死亡和伤残调整寿命年的首要诱因，其他诱导高 BMI 相关死亡和伤残调整寿命年的重要诱因还包括糖尿病、慢性肾病、癌症和骨骼肌障碍等。最新的一项研究显示，高脂肪饮食导致的肥胖还会使癌细胞在与免疫细胞争夺代谢"燃料"的战斗中胜出，损伤机体免疫细胞功能，进而加速肿瘤生长。

《2015 年全球疾病负担》肥胖研究协作组（The GBD 2015 Obesity Collaborators）分析了 1980—2015 年间 6850 万成人（研究定义年龄≥20 岁）和儿童及青少年（研究定义 2 岁≤年龄<20 岁）的数据。据报道，2015 年全球肥胖儿童及青少年大约有 1.077 亿人，肥胖成人大约有 6.037 亿人。儿童及青少年和成人的肥胖率分别为 5% 和 12%。儿童及青少年的肥胖率虽低于成人，但增长速度高于成人。与 1980 年相比，73 个国家的人口肥胖率已经翻倍，其余的大多数国家也都呈持续增高趋势。

中国虽然不是肥胖人口比例最高的国家，但由于人口基数大，已成为全球肥胖人口最多的国家，肥胖人口数量居世界之首，肥胖问题值得引起重视。

表 14-2　中国超重/肥胖流行病学数据

人群	健康问题	性别	1980 年发生率（%）	2015 年发生率（%）
成人 （≥20 岁）	超重	男性	5.23	25.71
		女性	9.28	22.78
	肥胖	男性	0.33	5.02
		女性	0.90	5.51

---

① 伤残调整寿命年：从发病到死亡所损失的全部健康寿命年，包括因早死所致的寿命损失年和伤残所致的健康寿命损失年。

续表

人群	健康问题	性别	1980 年发生率（%）	2015 年发生率（%）
儿童及青少年 （2 岁≤年龄<20 岁）	超重	男性	2.54	12.34
		女性	2.87	9.82
	肥胖	男性	0.80	5.91
		女性	0.83	4.24

注：超重：25.0≤BMI<30.0，肥胖：BMI≥30.0(基于 WHO 标准)。

第二节　肥胖形成机制

肥胖是指机体由于生理生化机能的变化而引起的体内脂肪沉积量过多，造成体重增加，进而导致机体发生一系列的生理病理变化。肥胖症一般可分为单纯性肥胖和继发性肥胖。单纯性肥胖是指体内热量的摄入大于消耗，导致脂肪在体内过多积聚，致使体重超常。这类人群无明显的内分泌紊乱现象，亦无代谢性疾病。而继发性肥胖则是由于内分泌或代谢性疾病所引起的。肥胖以单纯性肥胖最为常见，约占肥胖症的 95% 以上。

一、现代医学对肥胖的认知

（一）人体脂肪分类及分布

人体的脂肪分为内脏脂肪（VAT）和皮下脂肪（SCAT）。VAT 主要分布在肠系膜和大网膜，而 SCAT 是人体脂肪的天然储备场所。脂肪组织的体积取决于两个因素，脂肪细胞的大小和数量。脂肪细胞肥大和细胞增生是肥胖人群的特征。人体 SCAT 占人体总脂肪量的 80%，主要分布在臀部、后背和腹前壁。VAT 则随着年龄的增加而增加，男性占 10%~20%，女性占 5%~8%，男性内脏脂肪在腹部容易堆积形成腹型肥胖（中心性肥胖），而女性则多堆积在大腿和臀部形成周围性肥胖。

VAT 和 SCAT 在生理功能上具有较大的差异。

（1）VAT 有丰富的动脉供应和神经分布，其静脉回流通过门静脉，而 SCAT

则回流入体静脉，这使得 VAT 产生的游离脂肪酸和相关的脂肪代谢因子可以直接进入肝脏。

（2）VAT 比 SCAT 含有更多大体积的脂肪细胞。

（3）VAT 比 SCAT 表达更多的糖皮质激素受体和雄激素受体，这有助于解释男性过 50 岁以后，随着雄性激素水平的降低 VAT 堆积增加，易形成"啤酒肚"的原因。类似的，SCAT 具有更高的雌激素亲和力，可促进脂肪在四肢、臀部的积聚。绝经后妇女的雌激素水平下降，可导致 VAT 增多。

（二）能量摄入与储存

能量的摄入与储存同三大营养物质的代谢有关。

（1）糖类。食物中以糖类居多，一般以淀粉为主，占总热量的 50%～70%。由于食物在口腔中停留的时间很短，淀粉主要的消化场所是小肠。在 α-淀粉酶的作用下，淀粉被水解成为麦芽糖、麦芽三糖、异麦芽糖和 α-临界糊精，经一系列酶的作用，进一步消化成单糖后，在小肠上段被吸收，经胰岛素等激素调节，进入肌肉细胞或肝细胞，合成糖原；多余的糖类经过氧化分解产生二氧化碳和水，或者经过氨基酸、脂类代谢生成氨基酸或脂肪储存。

（2）脂类。脂类食物占摄入热量的 10%～40%，主要是脂肪，即甘油三酯。脂肪的消化主要在小肠内，依赖胆汁酸盐形成脂-水细小微团增加消化酶对脂质的接触面积。胰脂肪酶是消化脂肪的主要酶，必须结合辅脂酶，吸附在乳化脂肪微团的脂-水界面上，才能作用于微团内的甘油三酯。脂肪分解为油酸和甘油一酯，吸收入血后再重新合成甘油三酯，成为能量储备。甘油三酯是机体主要的能量储存形式。

（3）蛋白质类。蛋白质类食物也可以提供能量，但很少转化为脂肪储存。

（三）脂肪细胞种类及生命周期

人体内的脂肪细胞大致可分为白色和棕色脂肪细胞，两种脂肪细胞在形态及功能上都存在极大的差异。

白色脂肪细胞（WAT）负责脂肪储存。当能量的摄入超过消耗时，WAT 继续储存脂质；当能量消耗超过摄入时，WAT 便可以动员和氧化脂质。WAT 对应的

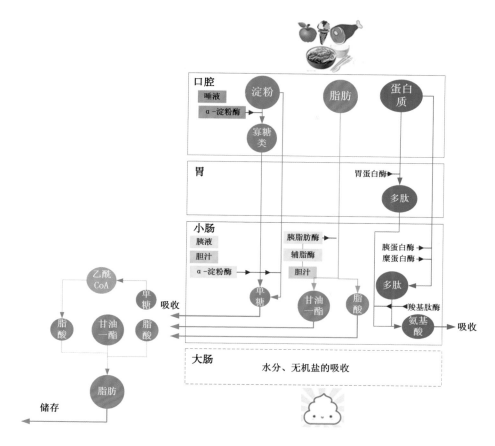

图 14-1　糖类(淀粉)、蛋白质、脂类在体内的消化过程模式图

组织又称为脂肪组织，常呈白色，也是我们一般泛指的脂肪组织，主要分布于腹股沟、肠系膜、腹膜后、腹膜、大网膜。WAT 通常为球形，由于细胞中有一个大的单房脂质滴占据了细胞质的大部分，因此细胞器受限是 WAT 主要细胞特点。细胞核往往被压缩在脂肪和细胞质膜间，线粒体、高尔基体、内质网等均稀疏分布。人体的胖瘦程度由脂肪细胞的数量和大小来决定。每个 WAT 中都含有包裹甘油三酯的单房脂质滴。脂质滴变大脂肪细胞体积就扩增，造成肥胖；反之，燃烧甘油三酯，脂质滴变小，细胞萎缩，身体就瘦下来了。关于数量，WAT 在幼儿期大量增殖，到青春期数量达到巅峰，此后总体数量恒定在 300 亿个左右，一般不再增加，但 WAT 仍存在新老更替。脂肪细胞从"生"到"死"的生命历程是如

何呢？间充质干细胞可分化形成具有干细胞增殖活跃特性的脂肪母细胞，脂肪母细胞进一步分化形成前脂肪细胞（即脂肪细胞前体）。前脂肪细胞再经细胞融合、接触抑制和克隆扩增等步骤启动向成熟脂肪细胞分化的过程，形成成熟的脂肪细胞。成熟的脂肪细胞也可以在一定条件下发生细胞凋亡。可见，通过抑制脂肪细胞形成和促进脂肪细胞凋亡的方式或许可以减少脂肪组织质量。代谢机制方面，可促进脂肪形成的正面因素包括 AP-1、KLFs、C/EBPs、SREBP-1、STATs、PPARγ，对脂肪形成有负面作用的因素包括 Wnt 信号通路、GATA 因子、KLFs、Pref-1，对脂肪合成有调节作用的激素包括甲状腺素、类固醇激素、P 肽、糖蛋白 130 细胞因子。

棕色脂肪细胞（BAT）主要负责产热，由线粒体中的 UCP-1 介导，少量分布在肩胛骨、肾周、腋窝、脊柱旁。BAT 对应的组织称为棕色脂肪组织。BAT 受交感神经支配，并且有血供。BAT 常为椭圆形，含有多腔性脂质滴，细胞核相对居中，其最大的特点是线粒体嵴更加丰富，并大量表达 UCP-1。

研究发现，WAT 在特定的刺激下能从 WAT 表型转化为类 BAT 表型，这种具类 BAT 表型的细胞被称为米色脂肪细胞。米色脂肪细胞在细胞特性上更接近 WAT（有大脂滴，UCP-1 缺乏），但在冷刺激或 β 肾上腺激素等激活情况下，能表现出 BAT 特性（多室脂滴，UCP-1 表达）。至今已知的米色脂肪细胞激活物包括冷刺激、噻唑烷二酮类（降血糖药物，罗格列酮）、钠尿肽、FGF21、irisin 鸢尾素（由肌肉分泌，锻炼可刺激产生，人体和动物同源性高，起到促进脂肪燃烧和 BAT 产生的作用）、儿茶酚胺、β-肾上腺素能受体激动剂。

（四）脂肪动员与分解

脂肪动员是指存储在脂肪细胞中的甘油三酯，被脂酶逐渐水解为游离脂肪酸和甘油释放入血，通过血液运输至其他组织氧化利用的过程。

当禁食、饥饿或交感神经兴奋时，肾上腺素、去甲肾上腺素、胰高血糖素等分泌增加，作用于脂肪细胞膜表面受体，激活腺苷酸环化酶，促进环磷腺苷（cAMP）合成，激活依赖 cAMP 的蛋白激酶，使胞液内甘油三酯脂酶磷酸化而被激活。后者使甘油三酯水解为甘油二酯及脂酸，甘油二酯通过甘油二酯酶进一步水解为甘油一酯及脂酸，甘油一酯最终被甘油一酯酶水解成甘油和脂酸。甘油三酯脂酶的催化反应是甘油三酯分解的限速步骤，是脂肪动员的限速酶。因其活性受多种激素的调控，故也被称为激素敏感性脂酶（HSL）。研究发现，除了 HSL 之外，脂肪甘油三酯脂酶（ATGL）是可以启动脂肪动员的又一个脂肪分解酶。ATGL能够特异性催化脂解甘油三酯，它可能会成为调节脂肪分解的一个潜在靶点。

脂肪动员得到的甘油经过甘油激酶催化磷酸化转变为 3-磷酸甘油，接着，脱氢生成磷酸二羟丙酮，最后进入糖代谢途径进行分解或异生成糖，此过程主要在肝细胞中进行。

脂肪动员的另一个产物脂酸，是人及哺乳动物的主要能源物质。除脑组织外，大多数组织均能氧化脂酸，其中以肝脏及肌肉最为活跃。内质网及线粒体外膜上的脂酰 CoA 合成酶在 ATP、CoASH、Mg^{2+} 存在的条件下，催化脂酸生成脂酰 CoA。胞液中生成的脂酰 CoA 必须进入线粒体才能进行氧化分解。长链脂酰 CoA 不能直接透过线粒体内膜，需要通过肉碱转运才能进入线粒体基质。脂酰 CoA 进入线粒体是脂酸 β-氧化的主要限速步骤，肉碱脂酰转移酶 I 是脂酸 β-氧化的限速酶。脂酰 CoA 进入线粒体后经过 β-氧化最终生成乙酰 CoA，一部分通过三羧酸循环彻底氧化，一部分缩合生成酮体，运送至肝外组织氧化利用。

（五）脂肪细胞的基因调控

1. 瘦素

瘦素是由白色脂肪细胞分泌的 16kDa 的多肽，可通过中枢及外周受体影响摄食、能量消耗、脂肪分解等。当机体能量摄入过剩而转换成脂肪储存，脂肪细胞含脂质增多而增大时，可促进瘦素表达。瘦素能够调节细胞代谢活动和能量消耗，还能抑制下丘脑的摄食中枢而兴奋饱中枢，抑制食欲。肥胖者体内瘦素浓度为正常人的 4 倍，提示肥胖者普遍存在瘦素抵抗现象。这类人群身体产生了大量的瘦素，高水平的瘦素分泌致使大脑瘦素感受器长时间受到高强度刺激，为了避免这种连续刺激对身体造成伤害，大脑瘦素感受器的敏感性或者瘦素发出信号的敏感度就会变弱，甚至停滞。瘦素抵抗的过程好比一部智能手机充电的过程，瘦素相当于外界导入的电，大脑瘦素感受器则相当于手机的电池板。在正常生理情况下，即手机还未充满电的正常充电状态，手机电池板能及时接受来自外界的电，对外来的电做出及时反馈；而在肥胖的情况下，就好像电池已充满的状态，

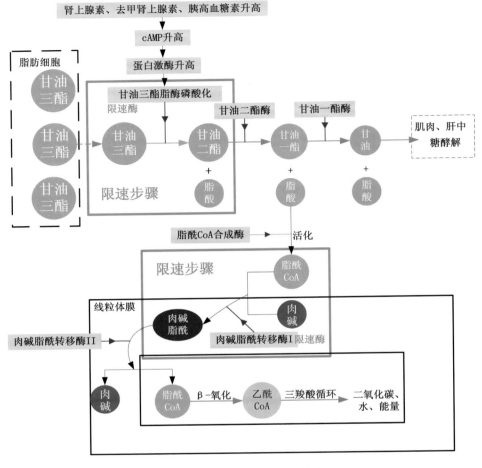

图 14-2　脂肪动员和分解过程模式图

来自外界的电太多，为避免过剩的电对电池板产生负面伤害，手机会启动充电保护机制，即使外界导入再多的电，电池板也不再做出响应，类似于大脑瘦素感受器的敏感性或者瘦素发出信号的敏感度下降，甚至停滞。

2. PPAR

过氧化物酶体是具有多种功能的细胞器，能在多种结构不同的化学物质作用下增生，这些物质被称为过氧化物酶体增殖剂（PPs）。1990 年发现了一种新的甾体激素受体，能被脂肪酸样化合物 PPs 激活，被命名为 PP 激活受体（PPAR）。

PPAR 还能被内源性脂肪酸及其代谢产物激活，因此又被称为脂肪酸受体。PPAR 基因亚型有以下三种：

（1）PPAR-α，可介导载脂蛋白 apoA Ⅰ 表达，活化的 PPAR-α 促进脂蛋白脂肪酶合成，催化脂蛋白中的甘油三酯分解成游离脂肪酸，可通过诱导肌肉和肝脏特异性肉毒碱棕榈酰转移酶表达而调控脂肪酶向线粒体转运，刺激 β 氧化过程，降低脂肪酸和甘油三酯合成。

（2）PPAR-β 基因虽不能直接调控脂肪代谢，但可以上调多种与前脂肪细胞成脂作用相关基因的表达，其功能可能与细胞的基础脂肪代谢有关，可加快新陈代谢并促使脂肪氧化加快，也可能起到协助 PPAR-α 和 PPAR-γ 的作用。

（3）PPAR-γ 最具有脂肪组织特异性，主要在脂肪组织中参与脂肪细胞的分化，在许多脂肪细胞基因转录激活前被诱导，是诱导脂肪细胞分化的特异性转录因子，在脂肪细胞分化过程中，表达水平不断上升，到成熟脂肪细胞达最高，对脂肪细胞的分化起着重要作用。

（六）能量消耗

人体 24 小时所消耗的能量，由基础代谢率、食物生热效应和体力活动所消耗的能量三部分组成。正常人体温每升高 1℃，基础代谢率升高 13% 左右。不同个体的基础代谢率相差极大，能量代谢率的高低与体表面积成正比，以单位时间内每平方米体表面积的产热量为单位，用 $kg/(m^2 \cdot h)$ 表示。临床评价基础代谢率相差在 ±15% 以内，都属于正常范围。在发生甲状腺功能亢进、糖尿病、红细胞增多症、白血病以及伴有呼吸困难的心脏病时，基础代谢率可升高；人体发热时基础代谢率升高；在肾上腺皮质和垂体功能低下、肾病综合征、病理性饥饿等情况下，基础代谢率降低。

表 14-3　国人正常的基础代谢率平均值　（单位：$kg/(m^2 \cdot h)$）

性别＼年龄	11~15	16~17	18~19	20~30	31~40	41~50	51 以上
男	195.5	193.4	166.2	157.8	158.6	154.0	149.0
女	172.5	181.7	154.0	146.5	146.9	142.4	138.6

肥胖者体温略低于正常人，基础代谢率低，食物生热效应较低。肥胖者对环境温度变化的应激能力低下，用于产热的能量消耗减少，多余的能量以中性脂肪的形式储存起来，形成白色脂肪组织，维持肥胖。

二、中医理论对肥胖的独到见解

传统中医对肥胖自古便有认识。现存最早的医学典籍《黄帝内经》中有多篇章节都谈到肥胖问题。《素问·通评虚实论》："肥胖黄人，膏粱之话也。"《灵枢·逆顺肥瘦篇》中对肥胖及其表现也作了详细的描述，指出肥胖者有三个特点：身形肥胖；多脂，皮厚；血液较常人有所变化，认为其血液黏稠，运行缓慢。这些论述今天看来仍有一定指导意义，并与现代医学的观点有相似之处。

（一）中医病机

中医认为肥胖多属于本虚标实之证，并非一脏一腑之失调所引起的。其病因病机多是痰湿、血瘀、气虚、阳虚等因素组成的虚实夹杂，从而导致机体气血阴阳紊乱，最终发展为肥胖。对于肥胖的发生，饮食不节、过食肥腻等外在因素是条件，过食肥腻令人内热，热郁即引起机体化火，火则可伤及气阴；过摄甘食令人中满，导致中焦痞满，养分滞留，气血不畅，继发脏腑功能失调。机体内在的脏腑功能异常和病理性产物的积蓄是肥胖发生的关键所在。肥胖发生的病机之本为脾虚、肾虚、肝气郁滞，而标为痰、热、湿、血瘀、膏脂。肥胖的形成必有有

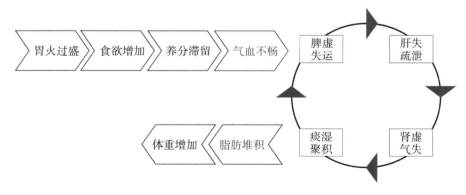

图 14-3　肥胖的中医病机简图

形的多余代谢产物的潴留和堆积。

脾虚：肥胖的共性，脾气不足，脾失健运，气化功能失司，水谷精微①代谢紊乱，痰湿浊瘀内生。

肾虚：肾虚水泛或阴虚火旺，炼液成痰。

肝郁：肝气郁结，疏泄条达失司，气化功能紊乱，水津聚而为痰。

(二)辨证论治

中医治疗肥胖必求其本，抓住本虚标实，本虚以气虚为主，标实以痰浊或瘀血；又脾为生痰之源，治疗以健脾化湿为基本原则。

表 14-4　针对肥胖的辨证论治

证候	治法	推荐方药	常用药
胃热湿阻证	清热利湿，通腑泄浊	小承气汤加减（出自《伤寒论》）	枳实、大黄、炙甘草
肝郁气滞证	疏肝理气，健脾化痰	柴胡疏肝散加减（出自《景岳全书》）	柴胡、白芍、茯苓、枳实、薄荷、陈皮、香附、甘草
气滞血瘀证	活血化瘀，疏肝理气	血府逐瘀汤加减（出自《医林改错》）	当归、生地、赤芍、枳壳、柴胡、甘草、牛膝、桔梗
脾肾两虚证	健脾益肾、化湿利水	金匮肾气丸加减（出自《金匮要略》）	熟地、山萸肉、山药、茯苓、泽泻、肉桂、附子
阴虚内热证	滋阴补肾，清泻虚热	枸菊地黄汤加减（出自《医级宝鉴》）	枸杞子、麦冬、生地、山萸肉、山药、茯苓、牡丹皮、泽泻、五味子、女贞子
脾虚湿阻证	健脾化痰，理气燥湿	参苓白术散加减（出自《太平惠民和剂局方》）	党参、茯苓、白术、白扁豆、陈皮、莲子、淮山药、薏苡仁、半夏、炙甘草

① 水谷精微：人体消化吸收的营养物质。

第三节 体重管理方法

超重/肥胖依照严重程度及并发症状况可被进一步划分为 4 期，具体如下：

0 期：超重，无超重或肥胖相关疾病前期或相关疾病。

1 期：超重，伴有 1 种或多种超重或肥胖相关疾病前期，或肥胖，无或伴有 1 种或多种超重或肥胖相关疾病前期。

2 期：超重或肥胖，伴有 1 种或多种超重或肥胖相关疾病。

3 期：超重或肥胖，伴有 1 种或多种超重或肥胖相关疾病重度并发症。

一、科学管理总原则

基于不同的超重/肥胖分期，给予的体重管理建议如下：

（1）正常体重：保持良好的饮食和运动习惯，防止体重增加。

（2）0 期：通过减少膳食热量、增加体力活动、改变行为习惯等生活方式干预，将体重控制到正常范围。

（3）1 期：通过减少膳食热量、增加体力活动、改变行为习惯等生活方式干预，将体重控制到正常范围；肥胖者经过 3~6 个月的单纯控制饮食和增加运动量处理仍不能减重 5%，甚至体重仍有上升趋势者，可考虑配合使用减重药物。

（4）2 期：通过减少膳食热量、增加体力活动、改变行为习惯等生活方式干预，将体重控制到正常范围；经过 3~6 个月的单纯控制饮食和增加运动量处理仍不能减重 5%，甚至体重仍有上升趋势者，可考虑配合使用减重药物；或在开始生活方式干预同时配合减重药物治疗。

（5）3 期：通过减少膳食热量、增加体力活动、改变行为习惯等生活方式干预，将体重控制到正常范围；生活方式干预的同时可配合减重药物治疗；重度肥胖患者（BMI $\geqslant$ 35.0kg/m² 或 BMI $\geqslant$ 32.5kg/m² 合并 2 型糖尿病），可考虑手术减重。

体重管理是一个降低自身体脂的过程，而不是一个单纯减轻体重的过程，不科学的节食和擅自用药并不是解决超重/肥胖困扰的捷径。减少膳食热量、增加体力活动、改变行为习惯等生活方式干预，是科学体重管理的基本准则，适用于所有超重/肥胖分期。对于生活方式干预减重不理想者和重度肥胖者，可考虑在医嘱下加以药物治疗或手术治疗。

二、生活方式干预

生活方式干预一般包括饮食、运动和行为习惯调整三个方面。

（一）饮食

在控制总能量的基础上平衡膳食。根据《中国居民膳食营养素参考摄入量2013 版（DRIs）》，我国成人（18 ~ 49 岁）轻体力活动者能量需求量男性为2250kcal，女性为 1800kcal。一般情况下，建议能量摄入每天减少 300 ~ 500kcal（相当于 1 杯 500mL 的珍珠奶茶或 1 个含肉的大汉堡），严格控制食用油和脂肪的摄入，适量控制精白米面和肉类，保证蔬菜水果和牛奶的摄入充足。可参考不同能量需求和对应的膳食配比建议。

表 14-5　不同能量需求水平的平衡膳食模式和食物量　（单位：g/（d·人））

食物种类	不同能量摄入水平（kcal）										
	1000	1200	1400	1600	1800	2000	2200	2400	2600	2800	3000
谷类	85	100	150	200	225	250	275	300	350	375	400
全谷物及杂豆	适量			50~150					—	—	—
薯类	适量			50~100					125	125	125
蔬菜	200	250	300	300	400	450	450	500	500	500	600
深色蔬菜	占所有蔬菜的二分之一										
水果	150	150	150	200	200	300	300	350	350	400	400
畜禽肉类	15	25	40	40	50	50	75	75	75	100	100
蛋类	20	25	25	40	40	50	50	50	50	50	50
水产品	15	20	40	40	50	50	75	75	75	100	125

续表

食物种类	不同能量摄入水平（kcal）										
	1000	1200	1400	1600	1800	2000	2200	2400	2600	2800	3000
乳制品	500	500	350	300	300	300	300	300	300	300	300
大豆	5	15	15	15	15	15	25	25	25	25	25
坚果	—	适量		10	10	10	10	10	10	10	10
烹调油	15~20	20~25			25	25	25	30	30	30	35
食盐	<2	<3	<4	<6	<6	<6	<6	<6	<6	<6	<6

注：摘自《中国居民膳食指南（2016）》；膳食宝塔的能量范围在 1600~2400kcal；表中薯类为鲜重。

近些年，"药食同源"已经渐渐地融入了人们的生活，为卓有成效且可持续的健康体重管理模式提供了更多的可能性。现代功效研究发现，诸多药食同源食品有助于体重管理，超重/肥胖人群可基于实际情况适当补充。

（1）普洱茶，是大家熟知的一种黑茶。民间素来有"普洱茶能解油腻"的说法，在现代临床试验及药理学研究中也有科学依据。临床数据显示，餐前服用333mg/餐（1 日 3 次）普洱茶提取物连续 12 周，可使超重受试者内脏脂肪、腰围、BMI、体重均显著降低，提示普洱茶提取物在体重控制和预防肥胖发展方面具有长远的应用前景。动物实验结果显示，普洱提取物有助于减少腹部和肝脏的脂肪积累，减少肝脏中 SREBP1 和 FAS 的基因表达，并抑制胰脂肪酶活性。普洱茶提取物可激活白色脂肪细胞 AMPK 磷酸化及 UCP-1 表达，以增加白色脂肪细胞棕色化。茶褐素是普洱茶发挥减脂功效的重要物质基础之一。茶褐素能够显著降低高血脂大鼠的血脂水平，增加肝组织和附睾组织 HSL 水平和活性，提示茶褐素可通过促进脂肪分解以达到减脂的目的。

（2）玫瑰茄，有一个非常美的名字——洛神花，在日常茶饮中较为常见。玫瑰茄含有黄酮、原儿茶酸、花青素、异黄酮以及丰富的氨基酸、维生素、糖类、有机酸等营养成分。临床研究发现，连续 12 周服用450mg/d 玫瑰茄提取物（含总黄酮 1.43%，花青素 2.5% 和酚酸 1.7%）能够显著降低超重/肥胖受试者（BMI≥27kg）的体重、BMI、体脂及腰臀比。此外，玫瑰茄提取物有助于降低血清中的游离脂肪酸水平，改善肝脏脂肪变性，提示玫瑰茄提取物或可应用于辅助预防肥胖和非酒精性脂肪肝。临床前研究表明，玫瑰茄提取物及其功效成分木槿酸具有 α-淀粉酶抑制活性；玫瑰茄水提物还能够显著减少高脂食物诱导的肥胖小鼠脂肪积累，减少模型小鼠体重增加，降低血脂水平，下调 SREBP-1c、PPAR-γ 基因表达。

（3）生酮饮食，一直以来都是体重管理领域一大热议的话题。生酮饮食是一种严格限制碳水化合物，是指含少量蛋白质并以脂肪为绝对主导的一种饮食方法，起初用于治疗儿童难治性癫痫。生酮饮食可使机体进入生酮状态。生酮状态是一种代谢状态，简单来说，由于摄入的碳水化合物显著减少，机体无法照常获取充足葡萄糖以满足生理活动的需求，机体会调动肝糖原和肌糖原释放葡萄糖，数日后，机体储存的葡萄糖可耗尽，血液中胰岛素水平下降，机体开始消耗已储存的脂肪作为生理活动的主要燃料来源，肝脏代谢脂肪产生酮体。因此，生酮饮食能够通过消耗脂肪给机体供能的方式，在极短的时间内迅速实现减重。生酮饮食临床应用的安全性仍有争议，尤其是生酮饮食长期应用的安全性尚无足够研究数据支撑。同时，越来越多的研究发现生酮饮食会对机体产生负面影响，例如产生酮流感症状，提升血液低密度脂蛋白胆固醇水平，增加糖尿病和心脏病的患病风险等。

鉴于生酮饮食可能存在的风险，建议在专业医生指导下进行，不要擅自盲目尝试。在生酮饮食前，要到医院进行营养学评估。若进入生酮饮食阶段，要及时进行追踪复查。

（二）运动

建议超重或肥胖者每天累计达到 60～90min 中等强度有氧运动（休闲游泳、快步走、骑自行车等项目），每周运动 5～7 日；抗阻肌肉力量锻炼隔天进行（平板支撑、深蹲、仰卧起坐、俯卧撑、哑铃等项目），每次 10～20min；运动方式和运动量可根据自身健康状况及个人偏好，合理选择运动方式，并循序渐进。

（三）行为习惯调整

每天记录体重、饮食和运动情况，定期测量腰臀围；避免久坐，保持三餐规律，控制进食速度，不熬夜，足量饮水，避免暴饮暴食，减少在外就餐，减少高糖、高脂肪、高盐食物；积极寻求家庭成员及社交圈的鼓励和支持；必要时，应接受专业体重管理教育和指导。

参考文献

[1] 中华人民共和国卫生和计划生育委员会. 中华人民共和国卫生行业标准：成人体重判定（WS/T428—2013）[S]. 北京：中国标准出版社. 2013.

[2] WHO. Obesity and overweight[EB/OL]. https：//www. who. int/news-room/fact-sheets/detail/obesity-and-overweight.

[3] Reilly J J. Health effects of overweight and obesity in 195 countries over 25 years[J]. The New England Journal of Medicine, 2017, 377(15)：1496.

[4] Ringel A E, Drijvers J M, Baker G J, et al. Obesity shapes metabolism in the tumor microenvironment to suppress anti-tumor immunity[J]. Cell, 2020, 183(7)：1848-1866.

[5] Reilly J J. Health effects of overweight and obesity in 195 countries over 25 years[J]. The New England Journal of Medicine, 2017, 377(15)：1496.

[6] 张力翔，缪珩. 人体皮下脂肪和内脏脂肪在内分泌代谢方面的差异研究进展[J]. 医学综述, 2013, 14：2511-2513.

[7] 朱大年. 生理学[M]. 第7版. 北京：人民卫生出版社, 2008.

[8] 查锡良. 生物化学[M]. 第七版. 北京：人民卫生出版社, 2008.

[9] Srujana Rayalam, Mary Anne Della-Fera, Clifton A. Baile. Phytochemicals and regulation of the adipocyte life cycle[J]. Journal of Nutritional Biochemistry, 2008, 19(11)：717-726.

[10] Sarjeant K, Stephens J M. Adipogenesis [J]. Cold Spring Harbor Perspectives in Biology, 2012, 4(9)：a008417.

[11] Park A, Kim W K, Bae K H. Distinction of white, beige and brown adipocytes derived from mesenchymal stem cells[J]. World J Stem Cells, 2014, 6(1)：33-42.

[12] 张立杰，陈粉粉，杨公社. 启动脂肪细胞脂动员过程的新成员 ATGL[J]. 中国生物化学与分子生物学报, 2007(1)：14-19.

[13] Heike, Münzberg, Jeffrey S, et al. Region-specific leptin resistance within the hypothalamus of diet-induced obese mice[J]. Endocrinology, 2004.

[14] Friedman M, Halaas J L. Leptin and the regulation of body weight in mammals[J]. Nature, 1998, 395(6704)：763-770.

[15] Myers M G, Cowley M A, Münzberg, Heike. Mechanisms of leptin action and leptin resistance[J]. Annual

Review of Physiology, 2008, 70(1): 537.

[16] 柳晓峰, 李辉. PPAR 基因与脂肪代谢调控[J]. 遗传, 2006(02): 119-124.

[17] 刘静. 黄精"轻身"机制探讨[D]. 广州: 广州中医药大学, 2013.

[18] 中华医学会健康管理学分会, 中国营养学会, 中国医疗保健国际交流促进会生殖医学分会, 等. 超重或肥胖人群体重管理专家共识及团体标准[J]. 中华健康管理学杂志, 2018(3): 200-207.

[19] 中国营养学会. 中国居民膳食指南(2016)[M]. 北京: 人民卫生出版社, 2016: 270.

[20] Kubota K, Sumi S, Tojo H, Sumi-Inoue Y, et al. Improvements of mean body mass index and body weight in preobese and overweight Japanese adults with black Chinese tea (Pu-Erh) water extract[J]. Nutrition Research, 2011, 31(6): 421-428.

[21] Shimamura Y, Yoda M, Sakakibara H, et al. Pu-erh tea suppresses diet-induced body fat accumulation in C57BL/6J mice by down-regulating SREBP-1c and related molecules[J]. Bioscience, Biotechnology, and Biochemistry, 2013, 77(7): 1455-1460.

[22] Yamashita Y, Wang L, Wang L, et al. Oolong, black and pu-erh tea suppresses adiposity in mice via activation of AMP-activated protein kinase[J]. Food & Function, 2014, 5(10): 2420-2429.

[23] Gong J, Peng C, Chen T, et al. Effects of theabrownin from pu-erh tea on the metabolism of serum lipids in rats: Mechanism of action[J]. Journal of Food Science, 2010, 75(6): H182-H189.

[24] Chang H C, Peng C H, Yeh D M, et al. Hibiscus sabdariffa extract inhibits obesity and fat accumulation, and improves liver steatosis in humans[J]. Food & Function, 2014, 5(4): 734-739.

[25] Chanida Hansawasdi, Jun Kawabata, Takanori Kasai. α-Amylase Inhibitors from Roselle (Hibiscus sabdariffa Linn.) Tea[J]. Bioscience, Biotechnology, and Biochemistry, 2000, 64(5): 1041-1043.

[26] Chanida Hansawasdi, Jun Kawabata, Takanori Kasai. Hibiscus acid as an inhibitor of starch digestion in the Caco-2 cell model system[J]. Bioscience, Biotechnology, and Biochemistry, 2001, 65(9): 2087-2089.

[27] Villalpando-Arteaga E V, Mendieta-Condado E, Esquivel-Solís H, et al. Hibiscus sabdariffa L. aqueous extract attenuates hepatic steatosis through down-regulation of PPAR-γ and SREBP-1c in diet-induced obese mice[J]. Food & Function, 2013, 4(4): 618-626.

[28] Natalya F Giroux. The Keto diet and long-term weight loss: is it a safe option? [J]. Inquiries Journal, 2020, 12(10): 1.

第十五章
皮肤亚健康

第一节　影响皮肤健康的常见问题

爱美是人之常情。自古以来，女子更是用尽心思，想要留住美丽。相传，武则天用益母草干末与滑石粉、胭脂等调匀后制成的药粉敷面，去除皱皱，皮肤细嫩光泽，犹如返老还童。杨贵妃则是靠秘制的红玉膏润泽皮肤，通利血络，容颜娇媚。清朝慈禧太后每天服用珍珠粉，使用多达几十种草药提炼精制而成的"玉蓉散""长寿益寿丹"等养颜药，以求永葆青春。

外貌的美丽最直观的就是五官和皮肤，五官是天生的，而皮肤的状态却与后天的因素分不开。皮肤处于人体与外界环境接触的最前沿，容易受到环境不利因素的影响，其老化往往早于其他各大系统。紫外线以及空气中的污染物，如粉尘、汽车尾气等，都会使皮肤过早衰老。现代人生活节奏快，工作压力大，经常熬夜，会导致皮肤干燥、暗黄，过早出现皱纹。

许多人在青少年时期都经历过痤疮，20%的年轻人患有中到重度痤疮，其中一半人会延续到成年。随着人们生活水平的提高，生活节奏加快、生活压力加大和环境污染等使痤疮的发病率呈上升趋势，发病年龄逐渐拓宽，病程延长，多为持久性痤疮，影响了人们的身心健康及生活质量。

综合来看，皮肤亚健康问题主要包括皮肤过早出现皱纹松弛、皮肤干燥、肤色暗沉以及痤疮问题。

来自社会化营销研究院的《2020年护肤行业趋势报告》表明，人们护肤最大诉求是保湿补水，同时对抗老紧致和美白的需求在迅速增长，此外，抗蓝光需求的增长速度最快。这些都提示我们要想保持皮肤健康美丽，需要解决四大问题，即：干燥缺水、痤疮问题、皱纹松弛和斑点暗沉。

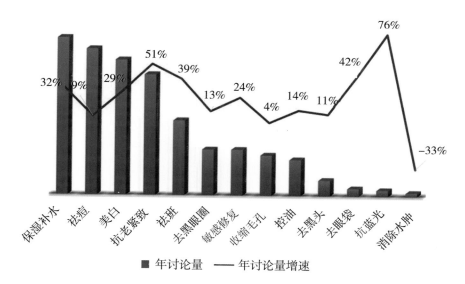

图15-1 消费者对皮肤护理功效需求示意图

第二节 皮肤基础知识

皮肤是人体面积最大的器官，由表皮、真皮和皮下组织构成。皮肤厚度因身体部位和个体年龄而不同，为0.5～4mm。皮肤与外界直接接触，能阻挡异物和病原体入侵，防止体液丢失，具有重要的屏障保护作用。

一、表皮

表皮是皮肤最外侧的一层，厚度为0.05～1.5mm（眼睑0.05mm，手掌

1.5mm）。基底层表皮干细胞不断分裂形成角质形成细胞。每天都有数百万新细胞出现在基底层中。随着时间的推移，新产生的细胞将较老的细胞推向表皮的上层。随着细胞不断的移动，它们改变了自己的形状、细胞核和化学成分，最终角质细胞脱落成为皮屑，这种更新需要 28 天左右。

表皮由 95% 的角质形成细胞组成，还包含黑素细胞、朗格汉斯细胞和梅克尔细胞等。黑色素细胞分散在基底层，能够产生色素，决定着皮肤的颜色，并具有光保护功能。朗格汉斯细胞负责监督入侵皮肤的病原微生物。梅克尔细胞是负责感受触觉和机械刺激的感觉上皮细胞。

二、真皮

在表皮下层，占有大部分结构的是真皮层，厚度为 0.3～3mm（眼睑 0.3mm，背部 3mm），又可分为两层，分别是乳头层和网状层，大部分由细胞外基质（ECM）组成，此部分中的大部分蛋白质是胶原蛋白和弹性蛋白。真皮中还有神经、毛细血管、汗腺、皮脂腺、淋巴管及毛根等。

真皮中的主要细胞种类是成纤维细胞，它们能够合成细胞外基质，包括糖胺聚糖、蛋白聚糖和胶原蛋白、弹性蛋白等结构蛋白，以及一些特殊的大分子，如纤维蛋白、透明质酸等，它们组成的结缔组织使皮肤有弹性，具有很强的机械阻力和弹性。

三、皮下组织

（一）脂肪组织

皮下脂肪组织有一个结构称为脂肪垫，Gosain 等（2005）发现，随着皮肤的衰老，脸颊上部的脂肪垫变得过度肥大，因此面部皮肤松弛与脂肪量的升高有关。

（二）肌肉组织

真皮和皮下组织的变化与面部松弛的发生关系密切。面部皮下肌组织包括表情肌和咀嚼肌，表情肌的作用是将真皮与深度面部结构（骨、肌肉等）相连，并通过收缩运动使人的面部产生表情。咀嚼肌将骨与骨相连，并发挥提高下颚的作用。这些肌肉参与面部皮肤的结构组成和运动，因此也与皮肤松弛相关。Ezure等（2009）通过临床试验发现，表情肌功能减弱是导致面部松弛的原因之一，特别表情肌中的口轮匝肌、提上唇肌和降口角肌，这些肌肉组织与嘴唇闭合功能最为相关。表情肌与面部形态学的关系仍不十分明确，但注射高剂量的肉毒毒素会导致面部松弛，说明表情肌通过发挥连接作用来参与面部塑形。

（三）血管组织

光老化皮肤中的血管逐渐减少，表现为水平血管丛结构消失。同样的，自然老化皮肤中也出现小血管大量减少的现象，但水平的血管丛结构没有受到很大的影响。总体来说，光老化皮肤中血管减少的现象比自然老化更加严重，这将导致营养物质不能及时输送给皮肤，加速皮肤老化进程。

第三节　皮肤亚健康形成机制

在现代社会，随着生活品质的进一步提升，人们有着丰富的物质和精神享受，但是城市的快速发展造成空气中的污染物（如粉尘、汽车尾气）更多；加之现代人生活节奏快，工作压力大，熬夜失眠，饮食不均衡，多种内外在因素作用下，导致我们的皮肤真皮组织胶原降解、皮肤保水能力下降、色素沉着加剧，皮肤不再健康，甚至加速衰老。

一、皱纹和松弛

皱纹是表皮-皮下结合处以及表层肌肉萎缩的结果。肌肉量减少、皮肤厚度降低、皮肤胶原蛋白和弹性纤维降低、角质层干燥等，都会导致皮肤张力和弹性降低。在 25 岁左右，眼睑可能出现浅小皱纹、眼袋等；在 30 岁左右，额部皱纹加深增多，外眼角出现鱼尾纹，上下睑皮出现不同程度的皱纹；到 40 岁，出现鼻唇沟加深，口角出现细小皱纹，颈部皱纹也显现出来；到 50 岁，眼袋加深并

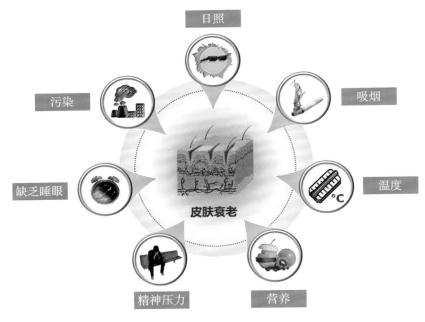

图 15-2　皮肤衰老的原因

出现下睑纹，上下唇也出现皱纹；到 60 岁，则全颜面皮肤弹力下降、皱纹加深。

　　皮肤细纹在 30 岁开始出现，并在 40 岁达到高峰。在 50 岁左右，皱纹转化为深纹。60 岁人群的细纹是少于 40 岁人群的，取而代之的是深纹。

　　皱纹的出现和体内、体外因素相关，体内因素如遗传、内分泌、基因等，体外因素如紫外线、蓝光、氧化应激、干燥等。

　　压力会导致表皮通透性下降，屏障破坏和恢复变慢。失眠导致面部形态苍老，内在衰老痕迹增加。皮肤纹路还受到重力、表情和荷尔蒙的影响。

　　根据产生机制不同，皱纹被分为 4 种类型：

　　Ⅰ型皱纹：因萎缩而产生的皱纹。萎缩性皱纹在日晒与非日晒部位都存在，主要原因在于细胞外基质萎缩。

　　Ⅱ型皱纹：弹性皱纹。弹性皱纹在暴露于阳光下的皮肤上形成，表现为日光性弹性组织变性(表现为弹性纤维增多增粗，卷曲、扭结，形成无定形颗粒状物质，排列紊乱或聚集成团，沉积在真皮组织中)，逐渐变成永久性的，并且不会随着垂直牵引力的作用而消失。

Ⅲ型皱纹：表情皱纹。表情性皱纹由于真皮下肌肉收缩而产生，随着皱纹的反复出现而永久存在，此类皱纹常与面部表情肌力的方向一致，皱眉线、眉间线及鱼尾纹是典型的例子。

Ⅳ型皱纹：重力皱纹。重力皱纹是由于皮肤在重力作用和无弹性作用下松弛而产生的。

这些皱纹中，由表情和重力引起的Ⅲ型皱纹和Ⅳ型皱纹为永久性皱纹，它们的产生是不可避免的，而Ⅰ型皱纹和Ⅱ型皱纹则可以通过多种途径(外用护肤品、口服美容品、注意防晒等)加以改善，推迟它们出现的时间。

(一)胶原蛋白、弹性蛋白减少

1. 胶原蛋白减少、排列杂乱

胶原蛋白是真皮的主要成分，90%以上的真皮纤维是由间质胶原构成的胶原纤维，其中80%是Ⅰ型胶原，10%~15%是Ⅲ型胶原。胶原纤维束的交互连接，不仅依赖于胶原蛋白之间的交错，还需要成熟的弹性纤维构成的网状结构。

随着老化的发生，基质成分发生改变，真皮厚度减少20%。胶原降解被认为是真皮老化的主要原因，不同于年轻皮肤中规律排列着紧密的束状胶原，老化皮肤中束状纤维呈现颗粒样变化，且有散乱的分离束和纤维，而有些地方则出现纤维束排列过于紧密的现象。

老化皮肤胶原蛋白的分子间交联增加，导致皮肤僵硬。梅拉德反应就是其中一个重要原因。梅拉德反应导致晚期糖基化终末产物(AGEs)的产生，继而通过形成分子间交联而破坏胶原分子。糖基化是一个缓慢的过程，AGEs形成的关键因素有：糖氧化蛋白质的周转速度(胶原蛋白糖基化最早出现在20岁，每年积累速度为3.7%，80岁到达30%~50%)，高血糖的程度，在环境中氧化应激的程度，以及不良嗜好(如吸烟)等。

成纤维细胞合成胶原蛋白减少是造成皮肤老化的另一重要原因。Ⅰ型胶原结构和形态发生改变，导致胶原纤维束变细，且排列杂乱。

2. 弹性纤维减少、变性

弹性纤维由原纤维和弹性蛋白构成，原纤维主要是由原纤蛋白等糖蛋白构成的。胶原蛋白赋予细胞韧性，而弹性蛋白赋予其弹性，即为皮肤提供恢复力，弹性纤维从真皮表皮连接层的致密板一直延伸到真皮网状层。

过了 25 岁,弹性蛋白的生成就停止了,皮肤中的弹性蛋白不断流失,皮肤开始出现松弛、细纹等老化现象。科学研究证实,皮肤的年龄由弹性蛋白的百分比决定,只有弹性蛋白能够提供和保持皮肤的弹性。

皮肤自然老化和光老化过程中,乳突真皮层中的弹性纤维大量崩解,弹性纤维的数量和直径都降低,出现弹性组织变性,特别是在真表皮连接区域。弹性组织变性不止包括弹性纤维的降解,还包括弹性蛋白和原纤蛋白组合成弹性纤维的过程发生异常,导致弹性纤维状成分积蓄。

弹性纤维可被某些蛋白酶降解,如炎性浸润细胞来源的丝氨酸蛋白酶,巨噬细胞和中性粒细胞释放的弹性蛋白酶(MMP)-12,还有成纤维细胞弹性蛋白酶。皮肤成纤维细胞弹性蛋白酶是非炎性状态下的主要弹性蛋白酶。自然老化、UV刺激和炎性反应,都可以增加弹性蛋白酶的释放。

随着皮肤的老化,弹性蛋白的合成也逐渐减少。有些生长因子,如转化生长因子-β(TGF-β)、胰岛素样生长因子(IGF-1)等,可以增加弹性蛋白的表达,而肿瘤坏死因子-α(TNF-α)和表皮生长因子(EGF)则会抑制弹性蛋白的合成。

(二)ECM 降解

真皮为表皮提供营养和机械支持,真皮的主要成分是胶原纤维和弹性纤维,胶原纤维使皮肤具有一定的抗张强度,而当皮肤受到机械冲击和形变时,弹性纤维可以保证皮肤恢复原有的形态。这些纤维物质内嵌在具有高保水能力的基质中,这种基质被称作葡萄糖胺聚糖(GAGs)。除纤维以外,部分不定型基质由GAGs 和蛋白聚糖构成,这些分子具有强亲水性和高保水能力,因此具有水凝胶的特性。

GAGs 是酸性黏多糖,由大量重复的二糖单元聚合而成,占据真皮的 0.1%~0.3%。根据其硫酸基团和单糖成分的不同,可以分为四大类:透明质酸、硫酸软骨素和硫酸皮肤素、硫酸肝素、硫酸角质素,它们被称为天然保湿因子。

透明质酸(HA)是一种不含硫的 GAGs,具有结合并保持水分子的能力。人体皮肤中的 HA 含量是全身含量的 50%。HA 主要由间叶细胞合成分泌,表皮中 HA主要分布在棘层和颗粒层的 ECM 中,而基底层的 HA 主要分布在细胞内。HA 在皮肤中更新很快，且半衰期不超过一天，可以被透明质酸酶（HYAL）降解成大小不一的碎片。

老化皮肤最显著可见的组织化学变化就是表皮 HA 的消失，上表皮层的 HA 随着老化呈现平稳下降趋势，而基底层和真皮乳头层上部的 HA 含量上升，最终 HA 在表皮中完全消失，只存在于真皮上部。光老化皮肤样本中的 HA 分子量低于自然老化皮肤样本。

80%的面部皮肤老化是由于 UV 辐射。UV 辐射一开始会增加真皮中的 HA，裸鼠背部皮肤经 UV 照射 5min 后即出现 HA 升高，说明 UV 诱导的皮肤损伤是非常迅速的。皮肤由于 UV 照射最初出现发红，这可能是因为 HA 升高导致的轻度水肿反应和肥大细胞的组胺释放。反复大量的 UV 辐射最终导致皮肤出现损伤修复反应，Ⅰ型胶原碎片沉积，而不是正常的Ⅰ型、Ⅲ型胶原蛋白混合物，导致皮肤回弹性和柔软度降低。

多功能蛋白聚糖是真皮中能与 HA 结合的主要成分，真皮受到 UV 损伤发生弹性组织变性时，会上调 MMP-12 的表达，MMP-12 可以降解多功能蛋白聚糖，并使其 HA 结合区域功能丧失，因此可能造成 HA 流失。此外，老化皮肤中的透明质酸水平也显著降低。角质层缺水对皱纹的形成起很大的作用。

（三）基底膜受损

基底膜将表皮和下面的真皮紧密地连接起来，层粘连蛋白-5（LN-5）是基底膜的关键组成部分，能够启动半桥粒的形成，给真皮表皮的连接提供稳定支持，维持皮肤内稳态和皮肤结构完整性。

光老化皮肤基膜蛋白中，Ⅳ型和Ⅶ型胶原蛋白和 LN-5 显著减少，LN-5 对细胞结构的完整性起重要作用，增加 LN-5 或者抑制其降解的化学试剂，可以使老化的皮肤新生。

Ⅳ型胶原纤维构成基底膜的网状钢架，维持基底膜的机械稳定性。临床研究发现，随着皮肤的衰老，基底膜中Ⅳ型胶原蛋白的含量显著降低，同时伴随着真皮表皮连接层变薄。Ⅳ型胶原可以促进表皮修复，促进真皮蛋白质合成，改善真表皮连接层的结构，因此，Ⅳ胶原降解增加，会导致皮肤皱纹和松弛、细胞凝聚力降低，以及营养和保湿功能障碍。

Ⅶ型胶原是存在于致密板下带的主要胶原蛋白，是锚定丝的主要结构成分，Ⅳ型胶原与Ⅶ型胶原的羧基端共同组成锚定斑，参与真皮与表皮的连接。

Ⅶ型胶原蛋白分子横向压缩成锚定丝，这种压缩结构的氨基末端球状结构域可以被蛋白酶水解。Ⅶ型胶原蛋白的缺失或降解会造成真皮表皮分离，皮肤松弛下垂，严重情况下甚至会导致表皮松解症。

(四) 表情肌和脂肪垫

表情纹是表情肌反复收缩的结果，由于表情肌附着于皮肤，当肌肉反复收缩，就会使皮肤在肌肉收缩垂直的方向出现皱纹。比如，形成眉间纹的主要原因就是习惯性皱眉，随着年龄的增长，皮肤弹性纤维减少，皮下组织容量也在减少，最后形成川字纹。这些表情纹一旦出现，即便表情肌不活动，也不会消失了。

受到刺激以后，人会表现出喜、怒、哀、乐的表情，通过各种感受器刺激大脑，从而分泌出传递物质 Ca^{2+} 作用于神经键末梢。存在于神经键末梢中的三种蛋白质/突触囊泡相关膜蛋白(VAMP)、突触融合蛋白 Syntaxin、突触小体相关蛋蛋白(SNAP-25)相互融合，促使儿茶酚胺释放，引起肌肉收缩，产生表情，并产生皱纹。

随着岁月的流逝，人们面部骨容量萎缩，支持韧带欠稳固，浅表肌肉筋膜系统(SMAS)乏力；再加上重力作用和面部表情肌活动的频繁牵拉，致使颧脂肪垫与皮肤合为一体的面部体表组织松垂，皱纹增加，面容不复年轻时的健美。尤其是当女性进入更年期后，体内雌激素水平下降，雄激素水平上升，皮肤与体表脂肪层变薄、深层脂肪层增厚，会进一步导致面部软组织松垂。

二、皮肤干燥缺水

皮肤干燥缺水，大多数人都经历过，尤其是在寒冷、干燥的冬季很常见。有证据表明，干燥症随着年龄的增长变得更加普遍。许多皮肤炎症也会引起局部皮肤干燥。

(一)天然保湿因子(NMF)减少

丝聚蛋白(丝状聚合蛋白)是一种关键结构蛋白,对表皮屏障功能至关重要。丝聚蛋白通过在细胞骨架内聚集角蛋白丝形成角蛋白原纤维,负责维持角质层的机械强度和完整性,给角质层提供柔韧性和机械回弹力。丝聚蛋白被水解为一组混合物,包括氨基酸、乳酸、钾离子、吡咯烷酮羧酸和尿素等,统称为 NMF,确保细胞吸收必要的水分。游离氨基酸包括组氨酸和谷氨酰胺,它们进一步分别转化为咪唑丙烯酸(UCA)和吡咯烷酮羧酸(PCA)。游离氨基酸及其衍生物是天然保湿因子(NMF)的主要成分,约占 50%。NMF 具有很强的吸湿性,在维持表皮水合作用中起关键作用,它在干燥皮肤中含量减少。其中,乳酸盐和钾离子是唯一发现与皮肤角质层水化、硬度和 pH 值相关的成分,并可维持角质层物理性质的稳定。丝聚蛋白的功能失常,是某些皮肤疾病如过敏性皮炎和角化异常发生的基础。

角质层(SC)含水量为 20%。NMF 在 SC 中含量很高,占 20%~30%的干重。NMF 的含量会被许多因素影响,如日常清洁剂(洗面奶等)会洗去皮肤表面的 NMF。外源性和内源性的因素共同影响 NMF 氨基酸的生成,湿度降低(小于10%)能损坏水解丝聚蛋白的水解酶,导致皮肤干燥。少量的 UV 辐射就可以扰乱丝聚蛋白的分解和 NMF 的形成。皮肤随着年岁增长而老化,其中 NMF 也逐渐减少。老年性干燥症的患者丝聚蛋白原合成减少,因此氨基酸含量减少,导致皮肤越来越干燥。

(二)神经酰胺降低

板层小体是一种含有层叠样内含物的膜结合结构,外形像手风琴。板层小体来源于反式高尔基体网络,且彼此相互连接,组成板层小体分泌系统,当表皮屏障破坏或个别细胞到达终末分化时,板层小体的分泌反应会增强。板层小体分泌的内含物填充了角质层的细胞间隙,这些分泌物进一步被代谢异化成胆固醇混合物——神经酰胺和脂肪酸,它们组成角质层的渗透屏障。

随着皮肤的老化,角质层中的神经酰胺减少,使得皮肤渗透性增强。神经酰胺的作用主要有:屏障作用(维持皮肤正常的屏障功能),黏合作用(增加角质细胞的黏合能力),保湿作用(维持皮肤水分),抗衰老作用(增加表皮厚度、外观上减少皱纹),抗过敏作用(增厚角质层,从而减少过敏原进入皮肤)。

(三)水通道蛋白减少

2003 年诺贝尔化学奖授予美国科学家彼得·阿格雷(Peter Agre)和罗德里克·麦金农(Roderick MacKinnon),表彰他们发现细胞膜水通道,以及对离子通道结构和机理研究做出的开创性贡献。

水通道蛋白(AQP)主要负责水分子在细胞膜内外的转运,一些通透性较好的水通道蛋白可以通过甘油、尿素等小分子物质。AQP 是特异性跨膜转运蛋白家族,AQP-1、2、4、5、8 称为水选择性转运蛋白;AQP-3、7、9、10 称为水甘油通道蛋白。AQP-3 是皮肤中研究最多的 AQP,1995 年首次发现于大鼠表皮角化细胞中。AQP-3 存在于正常皮肤表皮的基底层角化细胞的细胞膜中,能够在运送水、尿素、甘油的同时,将天然保湿因子(NMF)、内源性甘油以及皮脂腺中的甘油三酯带入表皮,确保皮肤的持续含水量。AQP 与中间丝相关蛋白协同确保表皮的屏障修复。

UVB 辐照会使 AQP-3 表达降低。AQP-3 缺失,将导致皮肤干燥、弹性减少、伤口愈合延迟。提供适宜的 pH、油水比,使 AQP-3 打开,是实现皮肤保水的有效途径。Li J. 等(2010)研究发现,皮肤中 AQP-3 的表达随着年龄的增加而减少,60 岁人群显著少于 30~45 岁人群,他们都少于 20 岁人群。老年小鼠皮肤中水通

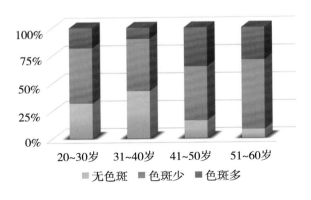

图 15-3　不同年龄中国女性色斑患病率变化

道蛋白，特别是 AQP-3 的表达，显著低于年轻小鼠，衰老相关的皮肤干燥与 AQP-3 表达降低密切相关。

三、皮肤出现斑点暗沉

首先要知道导致出现斑点的黑色素是从哪里来的。人类皮肤的颜色主要由表皮中的黑色素细胞调控，黑色素细胞产生黑色素，黑色素颗粒通过黑色素细胞枝状突起向邻近的角质形成细胞转移，聚集在角质形成细胞的细胞核上方，随后，黑色素颗粒随表皮细胞上行至角质层，分散于皮肤上层，从而影响皮肤的颜色或形成色斑，最终随着表皮细胞脱落而清除。

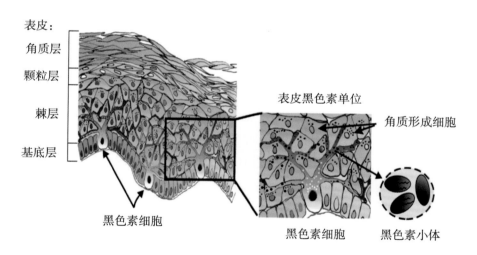

图 15-4　皮肤的黑色素细胞示意图

在黑色素细胞中，黑色素在黑色素小体中合成。酪氨酸被酪氨酸酶氧化为多巴醌，并继续氧化脱羧形成二羟吲哚后转变为黑色素。酪氨酸酶是黑色素合成的主要限速酶。皮肤颜色的深浅与黑色素细胞活性，黑色素合成速度，黑色素清除速度相关。

紫外线、红外线和可见光，环境中的污染物，以及机械损伤等，都会导致黑素合成增加。

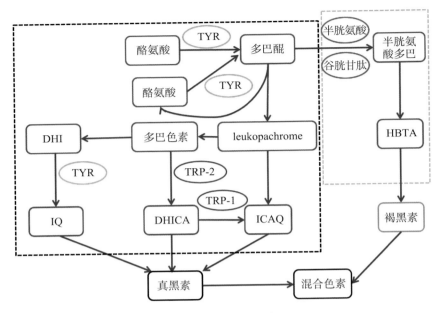

图 15-5 黑色素合成过程

TYR—酪氨酸酶；TRP—酪氨酸酶相关蛋白；多巴—3，4-二羟基苯丙氨酸；

DHICA—5，6-二羟基吲哚-2-羧酸；DHI—5，6-二羟基吲哚；

ICAQ—吲哚-2-羧酸-5，6-苯醌；IQ—吲哚-5，6-苯醌；HBTA—5-羟基-1，4-噻嗪基苯丙氨酸

最新临床研究显示，450nmLED 蓝光以 $4\times60J/cm^2$ 剂量照射人体的前臂内侧，当照射 24 小时后，皮肤白皙程度（ITA°值越高，皮肤越白皙）显著下降，红色增加。当蓝光照射 3 天后，黑色素、血红蛋白和氧饱和度均上调，皮肤色素沉着增加。

皮肤色素沉着是抵御紫外线的一个重要过程，其中关键细胞参与者有表皮中的黑色素细胞和角质形成细胞，以及真皮中的成纤维细胞。黑色素细胞、角质形成细胞和真皮成纤维细胞通过分泌因子相互沟通。

成纤维细胞分泌的 Dickkopf-1（DKK1）和转化生长因子-β1（TGFβ1）能够减少色素沉着。角质形成细胞分泌的碱性成纤维细胞生长因子（bFGF）、肝细胞生长因子（HGF）、干细胞因子（SCF）充当了黑色素细胞的激活因子。影响色素产生的内在因素不止来源于角质形成细胞和成纤维细胞，还包括来源于内皮细胞和炎症细胞的内皮素（ET-1）、前列腺素 PGs 和一氧化氮（NO）。刺激黑色素合成的荷尔

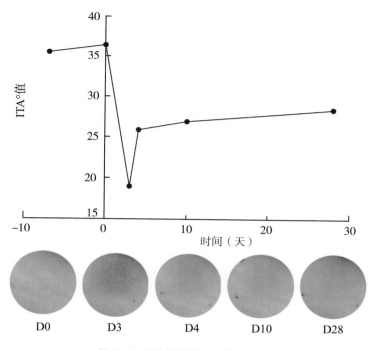

D0　　　　D3　　　　D4　　　　D10　　　　D28

图 15-6　蓝光辐照引起皮肤色素沉着

蒙因子还包括雌性激素（怀孕导致的色素沉着）、促黑激素（α-MSH）、促肾上腺皮质激素（ACTH）、内啡肽等。而雄性激素则对黑色素细胞具有抑制作用。

四、痤疮

痤疮多分布于皮脂腺较多的部位，如面部、颈部、前胸、肩膀和背部，它是一种发生于毛囊皮脂腺单位的慢性炎症疾病。毛囊皮脂腺单位包括毛囊、毛干和皮脂腺。

痤疮的临床特征有：脂溢性皮炎、非炎症病变（开口和闭口粉刺，俗称黑头白头）、炎症病变（丘疹和脓包）和不同程度的疤痕。粉刺的形成过程包括：当皮脂和角质从皮肤脱落时堵塞毛孔，促进细菌繁殖，就会形成闭合/白头粉刺，当皮脂和角质积累得更多，毛囊口打开发展为开口/黑头粉刺，黑色是由于被氧化的脂质以及皮肤被黑色素着色。粉刺进一步膨起导致囊泡破裂和炎症损伤，成为丘疹、脓包、结节或囊肿。

在痤疮形成过程中，炎症介质释放到皮肤中，角质化过程变化导致粉刺，雄激素导致的皮脂产生过多，毛囊感染丙酸杆菌。每一个皮脂腺的功能都像一个独立的内分泌器官，会受到促肾上腺皮质激素释放激素（CRH）的影响，导致痤疮急性加重。因此，我们常常发现压力过大时会长痤疮。

五、中医解读皮肤问题

《黄帝内经》中认为，营卫是水谷精微中之精气。营气分布于血脉之中，作为血液的组成部分和运行之动力，跟津液一起转化为血，起到营养滋润组织器官的作用。而卫气运行于脉外之气，外循皮肤肌肉，内入胸腹脏腑，遍及全身，起到护卫肌表、防御外邪、润泽皮肤等作用。张仲景《伤寒杂病论》中明确论述了营卫与皮肤之间的关系。中医认为肾虚是导致皮肤衰老的重要因素，而瘀血和痰浊也不可小觑。瘀血痰浊又是营卫失常的结果，且能进一步导致营卫的紊乱，形成恶性循环。中医理论认为营卫具有"温分肉、充皮肤、肥腠理、司开合"的作用，因此，营卫的盛衰与皮肤状态的盛衰密切相关，也与皮肤的衰老直接相关。营卫以立体网络的形式运行分布于皮肤，构成皮肤的防御系统，当外邪入侵时，营卫首先奋起反抗，阻止外邪进一步深入，是皮肤抵御外邪的第一道屏障。

中医对皮肤色素沉着的病因病机认识目前比较一致，即在脏腑，与肝、脾、肾、肺相关，在气血，则与气滞血瘀有关。中医理论认为情志抑郁、肝气不舒、肾精亏损、脾胃虚弱、外受风邪等可导致气血虚弱，气机阻滞，血脉凝涩，不能上荣于面而面生色斑。中医自古云："有斑必有瘀，无瘀不成斑。"认为瘀血是出现面尘的主要诱因之一。因此，针对此类问题，中医多采用活血化瘀、滋补肝肾、健脾化湿之法加以治疗。中医常使用白色药物用于美容肌肤，其意一是在于白色入肺，肺主皮毛，因此可使药物走表而达肌肤；二是借其色白之意而消斑，因此白色药物可悦泽人面，改善面部颜色，祛面部黑斑，长肌润肤，驻颜美容。

从明清时期开始，中医对于痤疮的认识逐渐完善，并且多以"粉刺"命名，《医宗金鉴·外科心法要决》记载："肺风粉刺，此症由肺经血热而成，好发于鼻面，起碎疙瘩，形如黍屑，色赤肿痛，破出白粉汁……"现代中医认为，痤疮初多为风热、肺热或血热，日久热邪郁阻皮肤脉络，气血运行不畅，而致血瘀痰阻，痰瘀互结，以致面上出现结节、囊肿和瘢痕疙瘩。使用的内服方剂以清肺火为主，选药多归肺经，例如目前常用枇杷清肺饮来治疗肺经风热型痤疮。

第四节　皮肤的保养

一、外用护肤品

在护肤领域，追求的重点是抗皱和美白，围绕这两大功效的产品数量繁多、五花八门。目前，护肤品热门成分包括多肽、烟酰胺、熊果苷、维 A 酸等。

（一）多肽

多肽成分的功效重点无疑是抗衰老，许多知名公司研发了产品投入市场。其主要机理以刺激胶原蛋白生成（信号类多肽，如棕榈酰五肽-3）和抑制神经递质（如乙酰基六肽-3）为主。

P&G 公司研究发现，棕榈酰五肽-3（Palmitoyl Pentapeptide-3 或 Pal-KTTKS）能促进胶原蛋白和其他细胞外基质蛋白（包括弹性蛋白和纤维连接蛋白等）的生成。棕榈酰五肽-3 模拟信号肽 KTTKS（来源于前胶原蛋白 a1 链水解产物），含有 Ⅰ 型胶原蛋白前体的小分子肽段是 KTTKS 的前体，KTTKS 可促进 Ⅰ 型和 Ⅲ 型胶原蛋白和纤维粘连蛋白的生成，从而增加皮肤厚度，以及减少细纹。

另一类应用较为广泛的就是神经递质抑制类多肽。此类多肽为类肉毒素机理，通过抑制可溶性乙基顺丁烯二酰亚胺敏感性因子附着蛋白受体（SNARE）的合成，抑制肌肤的儿茶酚胺乙酰胆碱（acetylcholine）过度释放，局部阻断神经传递肌肉收缩信息，使脸部肌肉放松，达到平抚细纹的目的。此类多肽同信号类多肽一样应用广泛，特别适合应用于表情肌集中的部位（眼角、脸部及额头）。代表性多肽成分有乙酰基六肽-3（Acetyl hexapeptide-3）、乙酰八多肽（Acetyl Octapeptide-3），五肽-3（Pentapeptide-3）等，其中被应用最广泛的是乙酰基六肽-3。

(二)烟酰胺

烟酰胺(NAA)又名尼克酰胺(NAA)、维生素 B_3、维生素 PP,是烟酸(NA)的酰胺化成分,具有生理活性。NA 在体内先转化为 NAA,进而再转化为烟酰胺腺嘌呤二核苷酸(NAD,辅酶Ⅰ)和磷酸烟酰胺腺嘌呤二核苷酸(NADP,辅酶Ⅱ)。通过参与细胞的能量代谢,在氧化应激或炎症损伤时发挥保护作用,能有效地预防细胞和细胞膜受自由基的损伤。

日本学者 T. Hakozaki 等(2002)的研究结果表明,烟酰胺通过影响黑色素细胞与角质形成细胞之间的细胞间通信来抑制黑色素小体由黑色素细胞向角质形成细胞的转运,从而下调黑色素合成。他们的研究结果为烟酰胺应用于美白化妆品提供了理论依据。Navarrete 等(2011)研究发现,使用烟酰胺护肤品能够使受试者色素沉着减少。

(三)熊果苷

早在 1930 年就有报道,从厚叶岩白菜中提取得到 β-熊果苷。此后在许多植物中发现了熊果苷的存在。如今主要通过微生物发酵法(生物转化法)生产得到β-熊果苷。将其添加到外用护肤品中,能够起到很好的美白、祛斑作用。研究显示,熊果苷能迅速渗入肌肤,在不影响细胞增殖的同时,能有效抑制皮肤中酪氨酸酶的活性,它通过自身与酪氨酸酶直接结合,竞争多巴的结合位点,阻断黑色素的生成,加速黑色素的分解与去除,从而减少皮肤色素沉积。有研究表明,α-熊果苷的美白功效是 β-熊果苷的 10～15 倍。因此,α-熊果苷作为最热门的美白成分之一,在众多化妆品牌的护肤产品中广泛使用。

(四)维 A 酸

维 A 酸(维生素 A 酸),大部分是全反式维甲酸。维生素 A 和维生素 A 酸均有促进皮肤细胞生长的作用,能使上皮保持正常更新,外用 0.05% 维 A 酸 6 个月,能够显著改善因日晒而老化的皮肤,消除细小的皱纹,降低皮肤的粗糙度,减轻色斑,使皮肤变得红润。其原理在于:维 A 酸通过调节表皮细胞的有丝分裂和表皮细胞的更新,促进正常角化,影响上皮代谢,对上皮角细胞的生长和角质层脱落有明显促进作用，可促使已有的粉刺去除，同时又抑制新的粉刺。但维 A 酸可能会引起光敏感性，因此，当使用类维生素 A 治疗时，应避免在阳光下过度暴露，或及时采取防晒措施。

二、口服美容品

国内外市场上，许多食品生产厂家推出了口服美容品，其中处于领先地位的品牌多在欧美，而亚洲产品中大多将抗光老化和提亮肤色等多功效合一，形成多效口服美容产品。

国内外使用频率较多的活性成分有虾青素、番茄红素、葡萄籽、白绒水龙骨、血橙、维生素 C、维生素 E 等。各种类胡萝卜素比例最高，然后辅以维生素 C、维生素 E、α 硫辛酸等，通过减少自由基，下调 MMP-1，增加胶原蛋白的表达，减少阳光造成的皱纹，增加皮肤水分和弹性，预防光老化。

观察这些成分不难发现，它们中大多是天然植物中的活性成分，平常多食用水果蔬菜就能够吸收大多数具有美白作用的营养成分。

(一)水解胶原蛋白

水解胶原蛋白作为美容成分，在食品、化妆品及医药等领域广泛应用。已经有多项临床研究证实水解胶原蛋白中的二肽通过促进成纤维细胞增殖、透明质酸及胶原蛋白合成，发挥提升皮肤水分和弹性的作用。明治公司 Ohara 等（2010）研究发现，禁食 12 小时后，志愿者服用胶原蛋白水解物 24 小时内能够检测到志愿者血液中含有近 30% 的含有羟脯氨酸的肽段，其中主要多肽为脯氨酸-羟脯氨酸（Pro-Hyp）二肽。他们还研究发现，二肽 Pro-Hyp 能够通过增加透明质酸合成酶（HAS-2）的 mRNA 水平，增加成纤维细胞的增殖和透明质酸的合成。此外，胶原蛋白肽还能够显著增加成纤维细胞弹性纤维合成，抑制 MMP-1、MMP-3 的释放和弹性蛋白降解。当与抗氧化剂联合使用时，胶原蛋白肽促进成纤维细胞增殖的作用会增加。

(二)番茄红素

番茄红素（Lycopene）又称为 ψ-胡萝卜素，属于异戊二烯类化合物，是类胡萝卜素的一种。番茄红素分子中有 11 个共轭双键，一个番茄红素分子可以清除数千个单线态氧（自由基的一种），其猝灭单线态氧的速率常数较 β-胡萝卜素高 2 倍。

番茄及其制品是饮食中番茄红素的主要来源。研究发现，长期食用富含番茄红素的食物可以保护皮肤，减少紫外线诱导产生的红斑。虽然防晒功效比不上使用防晒系数高的防晒霜，但饮食摄入可以为皮肤提供基本的保护。

还有研究发现，每天服用 5mg 来自水晶番茄的多氢番茄红素混合物 PhytoflORAL，84 天后能够显著增加 MED，还能够增加皮肤 L 值和 ITA 值，改善皮肤亮度，临床皮肤质量评分明显提高，能够减少皮肤干燥和粗糙，显著增加皮肤的柔韧性，均匀肤色和改善皮肤纹理。可见，多氢番茄红素具有皮肤光保护作用，还能够提亮和均匀肤色，同时具有抗皱和增加皮肤弹性的作用。

（三）白藜芦醇

1940 年，白藜芦醇首次被发现。20 世纪 70 年代，首次在葡萄中发现含有白藜芦醇，后来人们在虎杖、花生、桑椹等植物中也发现含有白藜芦醇成分。

Daniela Buonocore 等（2012）对白藜芦醇的皮肤抗衰老功效进行了研究。50 位 35~65 岁健康男性每天服用含白藜芦醇的胶囊（8mg/d），连续服用 2 个月后，皮肤水分增加，抗氧化力增加，弹性增加，纹路变细，皱纹深度变浅，皮肤亮度提升，出现了明显的年轻态变化。

三、医疗美容技术

（一）光子嫩肤——强脉冲光（IPL）

在 1998 年，Patrick H. Bitter 提出了使用强脉冲光（IPL），使色素结构细胞和细胞器通过吸收脉冲辐射发生光热解作用，这就是我们熟知的"光子嫩肤"，从此引起了一场关于皮肤光老化微创治疗的技术革命。在 1994 年，IPL 第一次作为商业用途的医疗仪器。从此，光子嫩肤美容项目，迅速风靡全球。

强脉冲光源（IPL）是非相干的滤过光源发出的宽谱可见光，波长为 500~

1300nm，在这个波长区间内有多种波长的光，它们分别以血红蛋白、黑色素和胶原纤维为靶，当这些波长的光照射皮肤后，会选择性地被靶吸收转化为热能，产生光热作用，破坏色素基团。

但是，无创性激光嫩肤的机制仍存在争议。同时，临床应用光子嫩肤效果不是非常显著，新生成胶原纤维维持的时间也不确定。

(二)热玛吉——射频(RF)

1996年，美国THERMAGE公司的Abraham发明了ThermaCool技术，在2002年获得了FDA批准，射频技术开始用于皮肤美容，这就是我们常说的"热玛吉"(Thermage)，也被称为电波拉皮。研究表明，射频具有祛皱、改善皮肤松弛、改善皮肤质量等效果，为皮肤年轻化提供了一个新的技术手段。

射频电流是每秒变化大于10000次的高频电流。射频电流是受电阻的影响而转化为热能的。射频能量能透过皮肤表皮直接作用于真皮层，穿透表皮基底黑素细胞的屏障，使真皮层胶原纤维加热至55~65℃，胶原纤维收缩，使松弛的皮肤皱纹被拉紧。射频电流能选择性作用于真皮深层和深部的纤维隔，引起胶原纤维的收紧和新生胶原纤维沉积，并增加胶原纤维弹性，从而达到美容祛皱目的。

目前热玛吉费用高，治疗过程有疼痛感，少数患者治疗后不够理想，皮肤瞬间红斑及轻微水肿可在1~2天内自行消退，但偶尔还会发生表面皮肤微小的烧伤。

(三)超声刀——音波拉皮

超声刀音波拉皮技术就是将高强度聚焦式超音波(high intensity focused ultrasound，HIFU)聚焦于单个点，以产生高能量，作用在肌肉腱膜系统(superficial musculo-aponeurotic system，SMAS)，让SMAS层产生收缩，进而产生拉提的效果。超声波产生的热量激发组织的损伤修复系统，最终产生紧肤的效果。FDA已经在2009年批准超声波设备用于眉毛部位提拉，在2012年批准用于颏下和颈部提拉。

临床研究显示，HIFU能够安全有效地改善皮肤弹性，提升脸部及身体轮廓。虽然副作用极小，但术后可能出现红肿起泡、皮肤干燥的现象。

　　皮肤健康美丽更是离不开良好的生活习惯，例如健康饮食、充足睡眠、舒缓压力和注意防晒。虽然皮肤的健康美丽在一定程度上由遗传基因决定，但是依靠后天的努力也能够延缓肌肤衰老，使皮肤保持水润光滑有弹性，保持年轻状态。

📝 参考文献

［1］Moradi T S, Makrantonaki E, Ganceviciene R, et al. Acne vulgaris［J］. Nature Reviews Disease Primers, 2015, 1: 1-20.

［2］Hema Sharma Datta, S K Mitra, Rangesh Paramesh, Bhushan Patwardhanl. Theories and management of aging: Modern and ayurveda perspectives［J］. Journal of Ayurveda & Integrative Medicine, 2010, 1(2): 110-114.

［3］Habif T P. Clinical Dermatology E-Book［M］. Elsevier Health Sciences, 2015.

［4］Campbell K L, Lichtensteiger C A. 1-Structure and function of the skin［J］. Philadelphia: Hanley & Belfus, 2004: 1-9.

［5］Gosain A K, Klein M H, Sudhakar P V, et al. A volumetric analysis of soft-tissue changes in the aging midface using high-resolution MRI: Implications for facial rejuvenation［J］. Plast Reconstr Surg, 2005, 115: 1143-1152.

［6］Ezure T, Hosoi J, Amano S, et al. Sagging of the cheek is related to skin elasticity, fat mass and mimetic muscle function［J］. Skin Research and Technology, 2009, 15(3): 299-305.

［7］Kourakata I, Hara T. Simultaneous contraction mechanics and coordination of perioral muscles［J］. Trans Jpn Soc Mech Eng C, 2003, 69: 1366-1373.

［8］Moriarty K C. Contraindication and complications. In: Moriarty K C. Botulinum Toxin in Facial Rejuvenation［M］. Oxford: Elsevier Publishers Ltd, 2004: 47-62.

［9］Kligman A M. Perspectives and problems in cutaneous gerontology［J］. J Invest Dermatol, 1979, 73: 39-46.

［10］Gilchrest B A, Stoff J S, Soter N A. Chronologic aging alters the response to ultraviolet-induced inflammation in human skin［J］. J Invest Dermatol, 1982, 79: 11-15.

［11］Chung J H, Yano K, Lee M K, et al. Differential effects of photoaging vs intrinsic aging on the vascularization of human skin［J］. Arch Dermatol, 2002, 138: 1437-1442.

［12］Erin Wolff, Lubna Pal M D, Tugba Altun, et al. Skin wrinkles and rigidity in early postmenopausal women vary by race/ethnicity: Baseline characteristics of the skin ancillary study of the keeps trial［J］. Fertil Steril, 2011, 95(2): 658-662.

［13］Krutmann J Bouloc A, Sore G, et al. The skin aging exposome［J］. Journal of Dermatological Science, 2017, 85(3): 152-161.

［14］Piérard G E, Uhoda I, Piérard-Franchimont C. Update on the histological presentation of facial wrinkles［J］.

European Journal of Dermatology, 2002, 12(6): XIII-XIV.

[15] Garrone R, Lethias C, Le Guellec D. Distribution of minor collagens during skin development[J]. Microsc Res Tech, 1997, 38(4): 407-412. .

[16] Shuster S, Black M M, McVitie E. The influence of age and sex on skin thickness, skincollagen and density[J]. Br J Dermatol, 1975, 93(6): 639-643.

[17] Naylor E C, Watson R E B, Sherratt M J. Molecular aspects of skin ageing[J]. Maturitas, 2011, 69(3): 249-256.

[18] Gkogkolou P, Böhm M. Advanced glycation end products: Key players in skin aging? [J]. Dermato-endocrinology, 2012, 4(3): 259-270.

[19] Fenske N A, Lober C W. Structural and functional changes of normal aging skin[J]. J Am Acad Dermatol, 1986, 15(4 Pt 1): 571-585.

[20] Waller J M, Maibach H I. Age and skin structure and function, a quantitative approach (Ⅱ): Protein, glycosaminoglycan, water, and lipid content and structure[J]. Skin Res Technol, 2006, 12(3): 145-154.

[21] Khavkin J, Ellis D A F. Aging skin: Histology, physiology, and pathology[J]. Facial Plastic Surgery Clinics of North America, 2011, 19(2): 229-234.

[22] Jenkins G. Molecular mechanisms of skin ageing[J]. Mech Ageing Dev, 2002, 123(7): 801-810.

[23] Werb Z, Randa M J, Mckenrow J H, et al. Elastase and elastin degradation[J]. J Invest Dermatol, 1982, 79: 154-159.

[24] Lammers A M, Van De Kerkhof P C M, Schalkwijk J, et al. Elastase marker for neutrophils in skin infiltrates[J]. Br J Dermatol, 1986, 115: 181-186.

[25] Godeau G, Hornebeck W. Morphometric analysis of the degradation of human skin elastic fibers by human leukocyte elastase (EC 3-4-21-37) and human skin fibroblast elastase (EC 3-4-24) [J]. Pathol Biol, 1988, 36: 1133-1138.

[26] Kafienah W, Buttle D J, Burnett D, et al. Cleavage of native type I collagen by human neutrophil elastase[J]. Biochem J, 1998, 330: 897-902.

[27] Shipley J M, Wesselschmidt R L, Kobayashi DK, et al. Metalloelastase is required for macrophage-mediated proteolysis and matrix invasion in mice[J]. Proc Natl Acad Sci USA, 1996, 93: 3942-3946.

[28] Mecham R P, Broekelmann T J, Fliszar C J, et al. Elastin degradation by matrix metalloproteinases[J]. J Biol Chem, 1997, 272: 18071-18076.

[29] Szendri M, Meimon G, Bakala H, et al. On the presence of a metalloproteinase in human skin fibroblasts that degrades the human skin elastic fiber system[J]. J Invest Dermatol, 1984, 83: 224-229.

[30] Schwartz E, Cruickshank F A, Lebwohl M G. Elastase-like protease and elastolytic activities expressed in cultured dermal fibroblasts derived from lesional skin of patients with pseudoxanthoma elasticum, actinic

elastosis, and cutis laxa[J]. Clin Chim Acta, 1988, 176: 219-224.

[31] Kahari V M, Olsen D R, Rhudy R W, et al. Transforming growth factor-beta up-regulates elastin gene expression in human skin fibroblasts[J]. Evidence for Post-transcriptional Modulation. Lab Invest, 1992, 66: 580-588.

[32] Foster J A, Rich C B, Miller M, et al. Effect of age and IGF-I administration on elastin gene expression in rat aorta[J]. J Gerontol, 1990, 45: B113-B118.

[33] Kahari V M, Chen Y Q, Bashir M M, et al. Tumor necrosis factor-alpha down-regulates human elastin gene expression. Evidence for the role of AP-1 in the suppression of promoter activity[J]. J Biol Chem, 1992, 267: 26134-26141.

[34] DiCamillo S J, Carreras I, Panchenko M V, et al. Elastase-released epidermal growth factor recruits epidermal growth factor receptor and extracellular signal-regulated kinases to down-regulate tropoelastin mRNA in lung fibroblasts[J]. J Biol Chem, 2002, 277: 18938-18946.

[35] Baumann L. Skin ageing and its treatment[J]. J Pathol, 2007, 211: 241-251.

[36] Reed R K, Lilja K, Laurent T C. Hyaluronan in the rat with special reference to the skin[J]. Acta Physiol Scand, 1988, 134: 405-411.

[37] Toole B P. Hyaluronan: From extracellular glue to pericellular cue[J]. Nat Rev Cancer, 2004, 4: 528-539.

[38] Tammi R, Ripellino J A, Margolis R U, et al. Localization of epidermal hyaluronic acid using the hyaluronate binding region of cartilage proteoglycan as a specific probe[J]. J Invest Dermatol, 1988, 90: 412-414.

[39] Laurent U B, Dahl L B, Reed R K. Catabolism of hyaluronan in rabbit skin takes place locally, in lymph nodes and liver[J]. Exp Physiol, 1991, 76: 695-703.

[40] Stern R, Jedrzejas M J. Hyaluronidases: Their genomics, structures, and mechanisms of action[J]. Chem Rev, 2006, 106: 818-839.

[41] Bernstein E F, Underhill C B, Hahn P J, et al. Chronic sun exposure alters both the content and distribution of dermal glycosaminoglycans[J]. Br J Dermatol, 1996, 135: 255-262.

[42] Uitto J. Understanding premature skin aging[J]. N Engl J Med, 1997, 337: 1463-1465.

[43] Stern R, Maibach H I. Hyaluronan in skin: Aspects of aging and its pharmacologic modulation[J]. Clin Dermatol, 2008, 26: 106-122.

[44] Hasegawa K, Yoneda M, Kuwabara H, et al. Versican. a major hyaluronan-binding component in the dermis, loses its hyaluronan-binding ability in solar elastosis[J]. Invest Dermatol, 2007, 127(7): 1657-1663.

[45] Patriarca M T, Barbosa de Moraes A R, Nader H B, et al. Hyaluronic acid concentration in postmenopausal facial skin after topical estradiol and genistein treatment: A double-blind, randomized clinical trial of efficacy[J]. Menopause, 2013, 20: 336-341.

[46] Tsukahara K, Hotta M, Fujimura T, et al. Effect of room humidity on the formation of fine wrinkles in the facial

skin of Japanese[J]. Skin Res Technol, 2007, 13: 184-188.

[47] Amano S, Ogura Y, Akutsu N, et al. Protective effect of matrix metalloproteinase inhibitors against epidermal basement membrane damage: Skin equivalents partially mimic photoaging process[J]. Br J Dermatol, 2005, 2, 37-46.

[48] Schneider H, Muhle C, Pacho F. Biological function of laminin-5 and pathogenic impact of its deficiency[J]. Eur J Cell Biol, 2007, 86: 701-717.

[49] Nishiyama T, Amano S, Tsunenaga M, et al. The importance of laminin 5 in the dermal-epidermal basement membrane[J]. J Dermatol Sci, 2000, 1, S51-59.

[50] Seo M Y, Chung S Y, Choi W K, et al. Anti-aging effect of rice wine in cultured human fibroblasts and keratinocytes[J]. Journal of Bioscience & Bioengineering, 2009, 107(3): 266-271.

[51] Kefalides N A, Alper R, Clarke C. Biochemistry and metabolism of basement membranes[J]. Int Rev Cytol, 1979, 61: 167-228.

[52] Vázquez F, Palacios S, Alemañ N, et al. Changes of the basement membrane and type IV collagen in human skin during aging[J]. Maturitas, 1996, 25(3): 209-215.

[53] Keene D R, Sakai L Y, Lunstrum G P, et al. Type Ⅶ collagen forms an extended network of anchoring fibrils[J]. The Journal of Cell biology, 1987, 104(3): 611-621.

[54] 须藤秀, 陆光崇. 表情皱纹及其护理[J]. 中国洗涤用品工业, 2005 (2): 53-56.

[55] Fowler J. Understanding the role of natural moisturizing factor in skin hydration[J]. Pract Dermatol, 2012, 9: 36-40.

[56] Rawlings A V, Matts P J. Stratum corneum moisturization at the molecular level: An update in relation to the dry skin[J]. J Invest Dermatol, 2005, 124: 1099-1110.

[57] Kezic S, Kammeyer A, Calkoen F, et al. Natural moisturizing factor components in the stratum corneum as biomarkers of filaggrin genotype: Evaluation of minimally invasive methods[J]. British Journal of Dermatology, 2009, 161(5): 1098-1104.

[58] Nakagawa N, Sakai S, Matsumoto M, et al. Relationship between NMF (lactate and potassium) content and the physical properties of the stratum corneum in healthy subjects[J]. Journal of Investigative Dermatology, 2004, 122(3): 755-763.

[59] Irvine A D, McLean W H J, Leung D Y M. Filaggrin mutations associated with skin and allergic diseases[J]. N Eng J Med, 2011, 365: 1315-1327.

[60] Rawlings A V, Scott I R, Harding C R, et al. Stratum corneum moisturization at the molecular level[J]. J Invest Dermatol, 1994, 103: 731-740.

[61] Strianse S J. The search for the ideal moisturizer[J]. Cosmet Perfum, 1974, 89: 57.

[62] Caspers P J, Lucassen G W, Carter E A, et al. In vivo confocal Raman microspectroscopy of the skin:

Noninvasive determination of molecular concentration profile[J]. J Invest Dermatol, 2001, 116: 434-442.

[63] Horii I, Nakayama Y, Obata M, et al. Stratum corneum hydration and amino acid content in xerotic skin[J]. Br J Dermatol, 1989, 121: 587-592.

[64] Elias P M, Menon G K. Structural and lipid biochemical correlates of the epidermal permeability[J]. Adv Lipid Res, 1991: 1-26.

[65] Elias P M, Cullander C, Mauro T, et al. The secretory granular cell: The outermost granular cell is a specialized secretory cell[J]. J Invest Dermatol Symp Proc, 1998, 3: 87-100.

[66] Wertz P W. Lipids and barrier function of the skin[J]. Acta Dermatol Venereol, 2000, 208: 7-11.

[67] Li J, Tang H, Hu X, et al. Aquaporin-3 gene and protein expression in sun-protected human skin decreases with skin ageing[J]. Australas J Dermatol, 2010, 51(2): 106-112.

[68] Ikarashi N, Kon R, Kaneko M, et al. Relationship between aging-related skin dryness and aquaporins[J]. International Journal of Molecular Sciences, 2017, 18(7): 1559.

[69] Cichorek M, Wachulska M, Stasiewicz A, et al. Skin melanocytes: Biology and development[J]. Postepy Dermatol Alergol, 2013, 30(1): 30-41.

[70] Kameyama K, Takemura T, Hamada Y, et al. Pigment production in murine melanoma cells is regulated by tyrosinase, tyrosinase-related protein 1 (TRP1), DOPAchrome tautomerase (TRP2), and a melanogenic inhibitor[J]. Journal of Investigative Dermatology, 1993, 100(2): 126-131.

[71] Ebanks J P, Wickett R R, Boissy R E. Mechanisms regulating skin pigmentation: The rise and fall of complexion coloration[J]. Int J Mol Sci, 2009, 10, 4066-4087.

[72] Serre C, Busuttil V, Botto J M. Intrinsic and extrinsic regulation of human skin melanogenesis and pigmentation[J]. Int J Cosmet Sci, 2018, 40(4): 328-347.

[73] Campiche R, Curpen S J, Lutchmanen-Olanthan V, et al. Pigmentation effects of blue light irradiation on skin and how to protect against them[J]. International Journal of Cosmetic Science, 2020, 42(4): 399-406.

[74] Yamaguchi Y, Hearing V J. Physiological factors that regulate skin pigmentation[J]. Biofactors, 2009, 35(2): 193-199.

[75] Wang K C, Zane L T. Recent advances in acne vulgaris research: Insights and clinical implications[J]. Adv Dermatol, 2008, 24: 197-209.

[76] 陈谦峰, 齐南. 再探《黄帝内经》之营卫[C]. 中华中医药学会第十六次内经学术研讨会论文集. 中华中医药学会: 山东中医药大学基础医学院, 2016: 3.

[77] Zhang L, Falla T. Cosmeceuticals and Peptides[J]. Clin Dermatol, 2009, 27(5): 485-494.

[78] Hakozaki T, Minwalla L, Zhuang J, et al. The effect of niacinamide on reducing cutaneous pigmentation and suppression of melanosome transfer[J]. British Journal of Dermatology, 2002, 147(1): 20-31.

[79] Navarrete-Solís J, Castanedo-Cázares J P, Torres-Álvarez B, et al. A double-blind, randomized clinical trial of

niacinamide 4% versus hydroquinone 4% in the treatment of melisma[J]. Dermatology Research and Practice, 2011, 2011.

[80] Mukherjee S, Date A, Patravale V, et al. Retinoids in the treatment of skin aging: An overview of clinical efficacy and safety[J]. Clin Interv Aging, 2006, 1(4): 327-348.

[81] Edgar S, Hopley B, Genovese L, et al. Effects of collagen-derived bioactive peptides and natural antioxidant compounds on proliferation and matrix protein synthesis by cultured normal human dermal fibroblasts[J]. Scientific Reports, 2018, 8(1): 1-13.

[82] Ohara H, Matsumoto H, Ito K, et al. Comparison of quantity and structures of hydroxyproline-containing peptides in human blood after oral ingestion of gelatin hydrolysates from different sources[J]. Journal of Agricultural and Food Chemistry, 2007, 55(4): 1532-1535.

[83] Ohara H, Ichikawa S, Matsumoto H, et al. Collagen-derived dipeptide, proline-hydroxyproline, stimulates cell proliferation and hyaluronic acid synthesis in cultured human dermal fibroblasts[J]. The Journal of Dermatology, 2010, 37(4): 330-338.

[84] Stahl, Wilhelm, et al. Dietary tomato paste protects against ultraviolet light-induced erythema in humans[J]. The Journal of Nutrition, 2001, 131(5): 1449-1451.

[85] Von Oppen-Bezalel L, Havas F, Rarot O, et al. Phytoene and phytofluene for (photo) protection, anti aging, lightening and evening of skin tone[J]. SOFW J, 2014, 140: 8-12.

[86] Boisnic S, Keophiphath M, Serandour A, et al. Polar lipids from wheat extract oil improve skin damages induced by aging: Evidence from a randomized, placebo-controlled clinical trial in women and an ex vivo study on human skin explant[J]. Journal of Cosmetic Dermatology, 2019, 18(6): 2027-2036.

[87] Buonocore D, Lazzeretti A, Tocabens P, et al. Resveratrol-procyanidin blend: Nutraceutical and antiaging efficacy evaluated in a placebo-controlled, double-blind study[J]. Clinical, Cosmetic and Investigational Dermatology, 2012, 5: 159-165.

[88] Bitter P H Jr. Noninvasive rejuvenation of photodamaged skin using serial, full-face intense pulsed light treatments[J]. Dermatol Surg, 2000, 26: 835-843.

[89] Babilas P, Schreml S, Szeimies R M, et al. Intense pulsed light (IPL): A review[J]. Lasers in Surgery and Medicine, 2010, 42(2): 93-104.

[90] Abraham M T, Mashkevich G. Monopolar radiofrequency skin tightening[J]. Facial Plast Surg Clin North Am, 2007, 5(2): 169-177.

[91] Minkis K, Alam M. Ultrasound skin tightening[J]. Dermatol Clin, 2014, 32(1): 71-77.

[92] Ko E J, Hong J Y, Kwon T R, et al. Efficacy and safety of non-invasive body tightening with high-intensity focused ultrasound (HIFU)[J]. Skin Res Technol, 2017, 23(4): 558-562.

第十六章
头皮与头发亚健康

第一节　头皮和头发亚健康问题的表现

头发除了具有保温和保护头部免受外界伤害的功能之外，在维护个人形象方面也具有特殊意义。随着社会经济的快速发展和人们生活节奏的加快，各种原因造成的头皮和头发问题日趋严重。

头皮亚健康问题主要表现为头油、头屑、头痒，头发问题主要表现为脱发和白发，发丝亚健康问题主要是指发质不好，主要表现为毛躁、分叉、干枯、细软和易断。头皮亚健康问题由于血液循环不畅、头皮微循环受阻等因素造成，脱发问题主要由饮食油腻、精神压力等因素导致，发丝问题主要由（如节食、疾病等导致的）营养不良、反复化学烫染等因素造成。

脱发问题是近年来获得人们关注目光最多的问题。阿里健康联合阿里数据，于 2017 年对外发布《拯救脱发趣味白皮书》，该报告聚焦脱发人群，基于阿里零售平台消费数据，揭示出诸多脱发真相。其中最让人们讶异的是，脱发人群年龄正在大幅下沉，"90 后"加入脱发"主力军"，他们和已经成为职场中坚力量的"80 后"，是最被脱发问题困扰的群体。据统计，在阿里零售平台购买植发、护发产品的消费者中，"90 后"以 36.1% 的占比，即将赶超占比 38.5% 的"80 后"，"80 后"和"90 后"合计占据脱发人群总数的 74.6%。

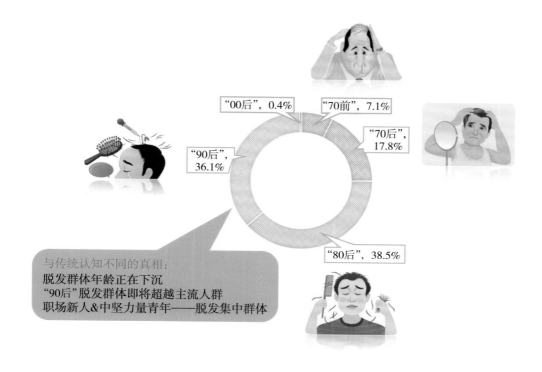

"00后", 0.4%

"70前", 7.1%

"70后", 17.8%

"90后", 36.1%

"80后", 38.5%

与传统认知不同的真相:

脱发群体年龄正在下沉
"90后"脱发群体即将超越主流人群
职场新人&中坚力量青年——脱发集中群体

图 16-1　脱发人群年龄分布

第二节　头皮和头发相关知识

一、头皮基础知识

(一)头皮生理学

　　头皮面积约 $600cm^2$ ，是生长头发的一个保护性及实体屏障。头皮是覆盖头颅的一片柔软兼富弹性的外层组织，分为不同的层次。头皮的结构与皮肤结构一样，其作用包括作为实体屏障、防疫保护及保持温度等。

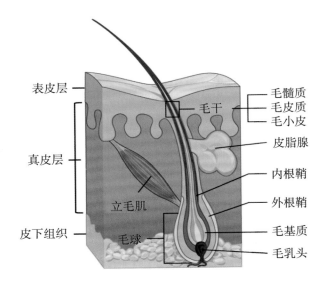

图 16-2 头皮的结构组成

(二)头皮的皮肤结构

头皮和面部皮肤的基本结构相同,都是由表皮、真皮和皮下组织构成。

1. 表皮层

皮肤的最外层是表皮层,从表面开始,表皮层由角质层、透明层、颗粒层、棘层、基底层组成的,其中,透明层只在手掌和脚掌皮肤中才存在,在薄的表皮中无透明层,且角质层较薄。这四层是一个动态的结构,由基底层至角质层,反映了角质形成、细胞增殖、分化(角化)、成熟与死亡脱落的过程。

2. 真皮层

真皮层在表皮层下方,为皮肤的内层,厚度为 0.3~3mm,占皮肤总厚度约 95%,在人体,背部的真皮最厚。真皮与表皮连接,提供营养给表皮及支撑着皮下组织,由外往内又可以分为乳头层和网状层,由结缔组织构成,包含胶原纤维、弹性纤维、汗腺、皮脂腺、毛囊、毛细血管、淋巴管及神经等。真皮由结缔组织纤维、基质、细胞三大部分构成。主要成分为胶原纤维,占结缔组织的 90%,强韧的纤维性蛋白能提供皮肤支撑的力量,有修补组织的作用,是皮肤重要的支撑结构。

3. 皮下组织

皮下组织在真皮层下方，又称为皮下脂肪，由脂肪细胞及纤维所构成，可以使头皮有弹性。

4. 头皮的附属器官

（1）皮脂腺。皮脂腺遍布全身，以头面部最多。皮脂腺由腺体和导管两部分组成，导管开口于毛囊上 1/3 处。皮脂腺会分泌皮脂，与汗液混合形成弱酸性的皮脂膜，可保护皮肤，抑制皮肤表面细菌繁殖，滋润皮肤、毛发，防止皮肤水分蒸发。

皮脂腺的旁边有微小的平滑肌纤维束（立毛肌/竖毛肌），当发生寒冷、恐惧、害怕时，交感神经兴奋，肾上腺素水平增高，立毛肌收缩，使体毛竖起，毛孔部分的皮肤会像粟米般隆起，俗称鸡皮疙瘩。

皮脂腺、汗腺分泌、立毛肌活动受自主神经系统的交感神经支配。

（2）汗腺。汗腺属于单管状腺，分泌部在真皮层形成螺旋状，导管部开口于皮肤表面形成汗孔。汗腺的数目在人一出生时就固定了，不会再增加，正常人体表约有 200 万至 500 万条汗腺。脚掌的密度最高，可达 1620 个/cm^2。

汗液主成分为水（90%），含少量有机物、无机物等。汗腺分泌汗液有调节体温，代谢废毒素的功能。每日排汗约 900cc 来调节体温，每蒸发 1L 汗液所散发的体热约为 540kcal。汗腺有发生自一般表皮的小汗腺和发生自表皮性毛囊的大汗腺两种。头皮的汗腺属于小汗腺，又名外分泌汗腺、艾克莲汗腺，位于皮下组织的真皮网状层，功能为分泌汗液、排除废物、调节体温，其导管开口于皮肤表面形成汗孔。

（3）毛细血管。每个正常毛囊的毛乳头部分都有很细小的毛细血管深入连接，这些细小的毛细血管又同毛囊周围稍大的血管相通，形成血管网，为头发的生长提供营养。如果连接毛乳头的微小毛细血管坏死了，没有血液循环，则头发就会脱落。

（4）神经。皮肤神经能对毛囊的生长发育和毛发生长周期起调控作用，皮肤神经纤维可以调控血管收缩和刺激皮脂腺活动。精神因素会引起毛囊局部血液供应的改变，从而影响毛囊，会引起脱发和局部集中白发等现象发生。我们常见的局部密集在前额或头顶的白发多是由皮肤神经引起的。

（三）头皮的特点

头皮和面部皮肤的基本结构相同，都是由表皮、真皮和皮下组织构成，头皮和面部皮肤相比，还有几个比较特别的地方：

（1）头皮的厚度大约是 1.476mm，脸颊上皮肤的厚度大约是 1.533mm，鼻子上皮肤的厚度大约是 2.040mm。也就是说，头皮比面部大部分位置的皮肤都要薄，它仅次于眼周及唇部的皮肤，而厚度仅为人体皮肤最厚部位的 1/50。

（2）头皮上的皮脂腺密度大约是 $144 \sim 192$ 个/cm^2，额头上的大约是 $52 \sim 79$ 个/cm^2，脸颊则上的则大约是 $42 \sim 78$ 个/cm^2，也就是说，即使是与面部最容易出油的额头相比，头皮的皮脂腺数量也有它的 2 倍之多。

（3）在 12 小时内，头皮表面分泌的皮脂量达 $288 \mu g/cm^2$，而额头的皮脂量只有 $144 \mu g/cm^2$。

与面部皮肤相比，头皮更薄，皮脂腺分泌更加旺盛。头皮长期暴露在外，除了被大量的毛发遮盖，密不透风外，还要接受来自外界的各种污染，如此一来，头皮的健康状况会变得很糟糕，而一旦头皮的健康受损，就容易出现头屑、头痒、干燥、出油、刺痛等问题。头皮清洁比面部清洁更具挑战。针对面部健康设计的产品琳琅满目，而有关头皮健康的研究和产品则较少。一般认为，面部皮肤25 岁开始衰老，而头皮 40 岁才开始走下坡路，到 60 岁的时候，头皮的活动能力开始衰退，毛囊数量下降到出生时的 1/4，毛发密度下降，毛发生长速度也降低。如果不及时爱护头皮，它的衰老速度还会更快。

（四）毛囊的组织结构和生长周期

毛囊的发育和生长周期的循环都由毛囊周围的上皮基质和邻近间充质的真皮乳头之间的相互作用所决定，其中，涉及信号通路的传导所诱发的细胞群的增殖、分化过程。真皮乳头在胚胎发育过程中诱导重叠的上皮组织形成毛囊，并且在人成年后和毛囊隆突中的次生胚细胞相互作用，从而启动毛囊新一轮生长。

1. 毛囊的组织结构

（1）毛囊由毛球、毛干、根鞘、真皮乳头、皮脂腺、汗腺、立毛肌、血管和神经等组成。

（2）毛囊的发育取决于真皮细胞（间充质细胞）和上皮细胞。

（3）真皮细胞释放信号，诱导上皮细胞内凹，形成毛囊。

（4）真皮细胞增生形成真皮乳头，调控毛囊生长周期的变化。

（5）血管形成后，可以为毛囊的生长提供必要的营养。

（6）毛囊隆突由外根鞘中一群生化差异显著的细胞组成，这些细胞具有上皮干细胞的固有特征，是毛囊中分化最慢、寿命最长的上皮细胞。

2. 毛囊的生长周期

正常的头皮在出生时就有 10 万个毛囊，头皮上生长的头发会较长且色素较多，而头部以外的体毛则较短且色素较淡。人类毛发的生长是有周期性的，每个毛囊都会历经生长期（anagen）、退行期（catagen）、静止期（telogen）三个阶段的循环。在生长期，毛母细胞分裂旺盛，毛囊增粗增长，毛发生长；在退行期，毛囊开始皱缩，毛发停止生长，毛发变细；在休止期，毛囊保持静息状态，毛发脱落。

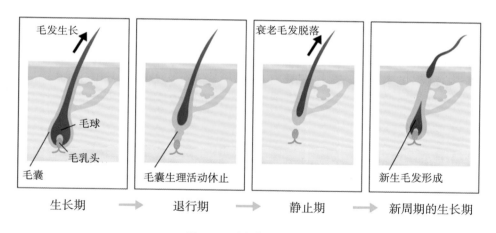

图 16-3　毛囊的生长周期

毛发的长度取决于生长期的长短，头发生长期持续时间为 2~6 年，每天长 0.3~0.4mm，每个月约长 1cm，每年约长 12cm，90%~95% 的毛发处于生长期；而后进入衰退期，毛发的生长停止，持续时间约 2 星期，小于 1% 的毛囊处于衰退期；最终进入休眠期，毛发成为杵状发（club hair），持续约 2 个月，5%~15%

的毛囊处在休止期，最后毛囊上旧的头发会脱离毛囊而掉落，称为自然脱发。接着，重新展开生长期，新的头发又再度长出，如此一再循环。相对于头发与胡须的长生长期，躯干的毛发、眉毛、眼睫毛、腋毛及阴毛处于休眠期的比例则较高，生长期则较短(1~6个星期)。

表 16-1   毛囊生长周期各阶段的特点

生长期 项目	生长期(anagen)	退行期(catagen)	静止期(telogen)
毛发的生长状态	毛发持续生长	毛发的生长停止	毛发脱离毛囊而掉落
同一时间毛囊的比例	90%~95%	<1%	5%~15%
持续时间	2~6年	2~3周	2~3个月

毛囊生长周期各个不同阶段的转化是由毛囊角质形成细胞和真皮乳头成纤维细胞在上皮和间叶组织间的相互作用控制的。真皮乳头对诱导和维持毛囊的周期性循环必不可少，其大小(由毛球部基质胞数量决定)决定了生长期毛球的大小、生长期的长短及毛干的长度和直径。毛乳头细胞能分泌多种生长因子和细胞因子，如胰岛素样生长因子(IGF)-1(维持和促进毛发的生长)、成纤维细胞生长因子(FGF)-7、FGF-5S(缺乏时延长毛囊生长期)、肝细胞生长因子(HGF，刺激细胞 DNA 合成，促进多种上皮细胞和黑素细胞的生长，使毛干延长)、血管内皮细胞生长因子(VEGF)(促进毛囊细胞的增殖和移行)等，它们诱导基质、真皮乳头、真皮乳头血管系统细胞增生，增加真皮乳头细胞外基质数量，维持毛囊位于生长期；而另一些抑制性因子如肿瘤坏死因子(TNF)-α、表皮生长因子(EGF)(延缓毛发生长)、转化生长因子(TGF)-β、血小板反应素和其他尚未认识的因子终止生长期，抑制毛发生长。

毛乳头细胞(DPC)是一组位于毛囊基底部的真皮源性细胞，在毛囊的周期性循环和毛发生长中发挥主要调节作用。作为毛囊周期性生长调控过程的一个重要结构，毛乳头的形态和功能在毛囊周期中具有明显的变化。在生长期，毛乳头包埋在松散的结缔组织基质中，被毛球部的上皮细胞所包绕，通过三层完整的基底膜而与上皮细胞分离；在休止期，毛乳头细胞的细胞外基质（ECM）减少，毛球部的上皮细胞退缩而与毛乳头分离；在退行期，毛乳头停留在毛囊基底部的近端而形成一束紧密的细胞，包埋在超微结构上不能识别的 ECM 中。

（五）毛乳头

1. 毛发生长周期、毛乳头组织和毛乳头细胞

毛囊在增殖（生长期）、退化（退化）和休息（休止期）的各个阶段的周期中不断更替，并不断有新生毛发生长。生长期的一个主要特征是不仅毛干生长，而且大部分毛囊上皮隔也经历增殖，定位在真皮乳头周围的毛母细胞表现出最高的增殖活性。而且，新形成的毛干被毛囊色素单元转化成黑色。在接下来的毛发生长期，毛囊进入高度受控的退化过程，其特征是大部分毛囊角质形成细胞中的突发细胞程序性死亡（细胞凋亡），色素产生的终止，大量的细胞外基质重塑和真皮乳头压缩聚合。这种退行性的上皮细胞退缩与毛囊结缔组织鞘内的真皮乳头上移有关。

毛乳头细胞（DPC）是一组位于毛囊基底部的真皮源性细胞，在毛囊的周期性循环和毛发生长中发挥主要调节作用。毛乳头由一群非常独特的成纤维细胞组成，这些细胞产生独特的 ECM，在上皮细胞-间质细胞的相互作用中具有重要意义。另外，在整个毛囊生长周期中，毛乳头细胞表达神经细胞黏附分子，这是一种调节细胞与细胞、细胞与基质的黏附分子。这种分子的出现提示：在整个毛囊生长周期中，毛乳头的完整性具有重要作用。对于毛母质细胞的分化和生长而言，毛乳头细胞的增生并不重要。在毛囊生长周期中，尽管毛乳头 ECM 有明显改变，但毛乳头细胞数量却保持恒定，而且是毛乳头最终决定了毛囊和毛干的特性和大小。

2. 毛乳头和雄激素之间的关系

雄激素的生物活性是由其细胞内受体（核受体）所介导，该受体属于配体依赖的转录因子超家族，雄激素和雄激素受体（androgen receptor，AR）结合后，通过一系列受体后机制，将 AR 转移到核内，配体-受体复合物和 DNA 上的配体结

合区域结合，激活激素应答元件，进而调控基因表达和影响蛋白质合成。Ⅱ型 5α-还原酶（5αR）将睾酮转化成二氢睾酮（DHT，与 AR 的亲和力增强 4 倍），芳香酶又将雄激素转化成雌激素。AR 在大多数表皮角质形成细胞、10% 的真皮成纤维细胞及皮脂腺的基底细胞和腺细胞都有表达，且这些受体都是特异性、高亲和力的；但在毛囊中，普遍认为 AR 只-表达于毛乳头细胞。也有研究者发现，男性脱发患者的毛囊隆突部（bulge）和漏斗部（为表皮、皮脂腺等）AR 的表达明显增强，而痤疮患者的 AR 表达主要集中在皮脂腺细胞。

在毛囊中，Ⅱ型 5α-还原酶将睾酮转化成二氢睾酮，后者和 DPC 中的 AR 结合，使 DPC 通过旁分泌产生不同的生长因子作用于毛囊上皮细胞，进而影响毛发的生长。例如，雄激素使 DPC 分泌 IGF-1（有丝分裂原，刺激毛发的生长，延缓毛囊进入退行期）下调，使 DPC 中的 TGF-β1（抑制角质形成细胞生长和活性氧自由基的清除）、TGF-β2（阻止毛囊内细胞的增殖并激活细胞内在的 caspase 网络体系，引发毛囊内细胞凋亡，进而引起毛囊微型化）表达上调。

二、头皮与头发的关系

头发必须通过藏于皮肤的发根来获得养分，发根会通过微小的血管摄取重要的活性成分。这些活性成分是复杂的细胞分裂过程不可或缺的成分，同时也是促进头发生长的主要因素。此过程一旦失衡，将会严重影响头发的生长周期，头皮的营养缺失，将使头发变得稀疏、枯黄，脱发、发质问题就此产生。

头发以每月约 1cm 的速度缓慢生长，每根头发需生长 2~6 年然后进入休止期，最后脱落。在脱落的部位，一般在 3 个月内一根新的头发可从同一毛囊中长出。在同一时期，约 10% 的头发处于休止期，而其余 90% 的头发处于生长活跃期。头发的生长速度随着人的年龄老化而逐渐减慢。当毛囊持续萎缩时，头发会逐渐变短变细，并导致脱发，最终形成生不出头发的微小毛囊。

一般来说，脱发分为三种类型：脂溢性脱发、斑秃和休止期脱发（telogen effluvium）。

表 16-2　不同类型脱发的原因和治疗方法

脱发主要类型	其他名称(别名)	原因	治疗
脂溢性脱发	雄激素源性脱发(androgenetic alopecia，AGA)，男性型脱发	雄激素水平增高、毛囊对雄激素敏感增加，生长期缩短，毛囊缩小	非那雄胺 雄激素拮抗剂
休止期脱发	telogen effluvium	激素失调、营养不良、药物、精神压力，使毛囊提早进入休止期	米诺地尔 血管扩张剂
斑秃	圆形秃、鬼剃头，alopecia areata	精神压力、自体免疫，遗传	—

第三节　头皮和头发亚健康形成机制

一、脱发

(一)男性脱发

1. 雄激素相关的脱发

(1)雄激素在体内的代谢。雄激素代谢包括腺体内和腺体外生产、转运、靶细胞内代谢和细胞应答。睾酮是主要的循环雄激素。而在女性体内，睾酮的整体水平比男性低，所以女性发生雄激素脱发的可能性较低。在大多数靶器官中，睾酮可被酶类固醇 5α-还原酶代谢成 DHT。DHT 对雄激素受体的亲和力比睾酮强 5 倍。DHT 涉及多种疾病的发病机理，包括良性前列腺增生、前列腺癌、多毛症、寻常痤疮和 AGA。

(2)雄激素在毛囊的代谢。雄激素在毛囊的代谢取决于所处位置的生物利用度，虽然 AGA 患者拥有正常的循环雄激素水平，但二氢睾酮和睾酮的产生率却高于常人。皮肤几乎含有所有能够代谢雄激素的酶，并且可以随时通过胞分泌和旁分泌作用合成大量的雄激素，自主合成雄激素的能力使皮肤能调整激素水平供局部消耗，并引导毛囊的不同应答。

睾酮是最主要的循环雄激素，它通过毛细血管血液到达皮肤，在真皮细胞的细胞质中由 5α-还原酶转化成更强的雄激素二氢睾酮，弱雄激素脱氢表雄酮（DHEA）、硫酸脱氢表雄酮（DHEA-S）和雄烯二酮则在外周皮脂腺、汗腺和真皮乳头细胞中转化成强雄激素睾酮和 DHT。DHT 被认为是导致雄激素脱发的主要诱因。

2. 细胞因子相关的脱发

AGA 的特点是连续毛发周期中的生长期渐进性缩短，导致任意生长期的毛发数量减少，进行性毛囊缩小，终毛毛囊转发为毫毛毛囊。其结果是休止期毛发的脱落增加，同时受累的毛囊产生较短、较细的头发，不能很好地覆盖头皮。AGA 过早终止毛发生长期，过早进入毛发退行期，因此仔细分析毛发周期中生长期-退行期之间转化的分子机制是至关重要的。已有研究提出，毛发退行期的启动可能是由于生长期维持因子表达降低[如胰岛素样生长因子 1（IGF-1）、碱性成纤维细胞生长因子（bFGF）和血管内皮生长因子（VEGF）表达降低]，而促进细胞凋亡的细胞因子表达增加[例如转化生长因子 β1（TGFb1）、白细胞介素-1α（IL-1a）和肿瘤坏死因子 α（TNFα）]。

3. 氧化应激相关的脱发

氧化应激是最近发现的能够导致 AGA 的因素，与枕区相比，AGA 患者脱发处头皮提取的 DPCs 在应对环境压力时表现出早衰现象，环境中的氧化物和体内由于线粒体损伤产生的活性氧自由基（ROS）都能显著改变 DPC 的形态、迁移、增殖、衰老和 TGF-β 信号通路。秃顶头皮来源的 DPCs 对氧化应激更加敏感，且分泌出更多的毛发生长负调控因子，如 TGF-β1、TGF-β2。同时，ROS 还能显著提高毛囊中 MMPs 的表达，并抑制 AcSDKP 的表达，从而使胶原蛋白Ⅲ、Ⅶ和层黏连蛋白降解增多，细胞外基质流失，毛囊细胞失去机械结构支撑，毛干与毛球锚定不稳固，出现掉发。

4. 免疫炎症反应（微炎症）相关的脱发

考察雄激素脱发人群头皮的毛囊微环境，大多有炎症情况的发生。对毛囊周围纤维化的毛囊组织进行水平切片，观察到纤维化的毛囊是一种轻微的，由松散的胶原层组成的结构，又称为轻微炎症。轻微炎症是毛囊中发生的慢性、轻微、无痛的系列反应，和一些瘢痕性脱发中剧烈的且具有破坏性的炎性反应不同。探究头皮毛囊炎症的来源，一方面是寄生于头皮的微生物释放出的微生物毒素，引发了炎性压力；另一方面是角质细胞自身对外界刺激（病毒、创伤）、污染物、UV 照射、药物产生的化学应力，这些外部变应原激发了皮肤的抗原提呈机制，引起巨噬细胞等免疫细胞的激活，免疫细胞浸润进入毛囊，毛囊细胞受到免疫刺激发生凋亡反应外，进入毛囊的免疫细胞还会释放胞内促炎因子，如白介素、肿瘤坏死因子、干扰素等，引起毛囊的微炎症，并最终导致毛囊纤维化，使毛囊发生不可逆损伤。

（二）女性脱发

雄激素脱发在女性身上也会发生，但是比例相对于男性更低。女性患者头发脱落的程度一般比男性患者轻，头发脱落数量较少，主要症状是头顶处头发细软、稀少，但是 AGA 患者毛囊中 5α-还原酶的活性和二氢睾酮的含量都比较高，预示激素在女性 AGA 患者中也起到关键性作用。女性 AGA 患者脱发程度较 AGA 男性患者轻微的主要原因有以下两点：5α-还原酶水平和雄激素受体活性较低，以及细胞色素 P-450 芳香化酶水平较高，这些原因都可以使毛囊中二氢睾酮的水平降低。

除了遗传因素外，女性进入更年期、患有多囊卵巢综合征、情绪压力等因素均会导致体内芳香化酶水平显著下降，导致雄激素和雌激素水平失衡，即雄激素水平相对过高，从而激活雄激素受体及其信号通路，毛囊大量进入退行期，使女性出现脱发。

二、头皮油腻

（一）饮食

高糖饮食可引起血糖增高，从而胰岛素分泌增多，使胰岛素水平升高和游离 IGF-1 分泌增加，而高胰岛素以及高 IGF-1 水平可通过激活 AKT 信号通路并使

FOXO1 磷酸化而影响雄激素受体活性，并放大雄激素受体信号通路，使皮脂分泌增多。

高脂饮食导致血脂升高，产生内源性 ROS 等自由基，发生脂质过氧化，促炎性脂质蓄积，导致氧弥散不能到达细胞内部，脂肪细胞缺氧释放缺氧因子 HIF-α，脂肪细胞体积增大，同时调节脂肪细胞祖细胞的肌肉源性调节因子丧失，导致毛囊竖毛肌发生脂肪浸润，肌细胞被脂肪细胞替代，因此竖毛肌不能与毛囊附着，毛囊逐渐缩小，并进入退行期。

（二）雄激素

雄激素能通过多步骤的细胞内信号传导来影响诸多皮肤功能，如皮脂腺的生长与分化、毛发生长、表皮屏障、创伤修复等。

雄激素在毛囊皮脂腺中的代谢过程如下：首先，DHEA-S 在真皮乳头中类固醇硫酸酯合成酶的作用下脱硫成为 DHEA；接着，在皮脂腺和真皮乳头中，Ⅰ型促性腺激素释放激素激酶（3β-HSD）将 DHEA 转化成雄甾烯二酮；随后，雄甾烯二酮被 17β-HSD 转化成睾酮。与非脱发头皮区域相比，脱发区域皮肤中的皮脂腺表现出 3β-HSD 活性增加。

5αR 有两个同工酶：5αR1 和 5αR2，它们都能将睾酮不可逆地转化成 DHT。一旦合成，睾酮和 DHT 可以通过转化成 17-类固醇或在细胞色素 P450 芳香酶的作用下代谢成雌激素的方式清除，毛囊中可测得芳香酶活性，芳香酶还在皮脂腺和生长期终毛毛囊外根鞘中表达，这建立了雄激素和雌激素的局部平衡系统，并且提示毛囊既是雌激素的靶标，又是它的来源。

雄性激素的浓度取决于不同种类细胞中雄激素和雌激素合成酶的表达水平，皮脂腺和汗腺是主要的供体。

雄激素是最重要的促皮脂腺活性激素。皮脂腺细胞内合成的睾酮和 DHT 是雄激素的主要来源，其中 DHT 是最强的活性雄激素。睾酮和 DHT 主要通过内在分泌作用和胞浆内 AR 形成稳定复合物，进入细胞核与 DNA 结合，从而触发特定基因转录，体内雄激素具有明显的促进皮脂腺细胞的增殖和分化作用，并能同时刺激皮脂的分泌。

（三）情绪

压力或紧张的情绪能够激活下丘脑-垂体-肾上腺轴和交感神经肾上腺髓质轴，继而引起交感神经和副交感神经兴奋，这样的神经兴奋引起外周肥大细胞激活，释放促炎因子，如组胺、促肾上腺皮质释放激素（CRH）、P 物质（SP）、神经生长因子（NGF）、IL 等，从而促进皮脂腺合成和分泌皮脂。交感神经和副交感神经兴奋还能引起竖毛肌的收缩，皮脂腺受到挤压刺激，皮脂大量释放，造成头皮油腻。

三、头皮屑

（一）细菌感染

马拉色菌是在有头皮屑的头皮和无头皮屑头皮上均会存在的一种共栖菌。早在 1874 年就有研究发现，患有头皮屑的头皮中马拉色菌较多，因此提出该菌在头皮屑和脂溢性皮炎发生发展中起重要作用。Malassezml（1874）和 McGinley 等（1975）发现，马拉色菌在正常人头皮总微生物比例中为 46%，头皮屑患者为 74%，而脂溢性皮炎患者则高达 83%。同样的研究发现，有效的抗真菌剂（如吡硫翁锌、二硫化硒和酮康唑）可以有效减少头皮屑，其抗头皮屑作用与抗真菌作用呈正相关性。一项比较抗马拉色菌活性物（二硫化硒、吡硫翁锌和酮康唑）之间相对有效性的研究发现，它们在临床抗菌效果上并无显著性差异。然而，与二硫化硒和吡硫翁锌相比，酮康唑则有更高的持效性。此外，马拉色菌具有共栖性，这表明还存在其他因素导致某些个体对头皮屑的易感性。长久以来，对头皮屑易感体质特性的探索已经成为一种挑战。气候差异、季节变化等环境因素，还有微生物定植及激素水平变化而引起的临床和亚临床效应均会影响头皮健康。

（二）头皮屏障损伤

另一种对个体头皮屑易感性非常重要的因素是头皮角质层屏障功能。角质层是抵抗外界损伤（如细菌、氧化应激、紫外线照射、有毒物质等）的重要屏障，它可以防止皮肤表面的水分丢失，维持头皮的适度水分含量。对患有头皮屑的头皮，其角质层中的结构脂质水平有明显降低，不同脂质之间的相对比值改变，伴有组织结构损伤。其经皮水分丢失（transepidermal water loss，TEWL）明显高于健康头皮，这一点进一步证明了脂质水平的改变会影响头皮的屏障功能。更为重要的是，因头皮屑而损伤了的头皮屏障，会出现角质细胞潜在的高度增殖倾向和成熟障碍，直至出现亚临床的感染。表皮屏障损伤导致水分丧失增加，头皮干燥产生干性鳞屑。

（三）环境因素

在紫外线、ROS 等刺激下，真皮血管通透性过度升高、真皮血管扩张且出现血管新生，炎性细胞从血液进入皮肤真皮层和表皮层，使皮肤出现亚急性反应，释放促炎因子 TNF-α、IL、干扰素（IFN）-γ 等，这些炎性因子进一步导致血管通透性增加，并加重炎症反应的程度。炎症反应将角质形成细胞间的连接破坏，头皮角化粒异常降解，角质层脱落形成鳞屑。

四、头皮敏感

油性或干性鳞屑（头皮屑）、皮脂腺分泌的多余皮脂堵塞毛囊口，导致毛囊内部发生炎症反应，毛囊口发炎，出现红肿和炎性渗出，导致头皮疼痛或瘙痒，外观表现为头皮起痘。

头皮敏感对于头皮油腻或干燥的患者而言更常见，也更为严重。表皮屏障受损、清洁过度等都会导致头皮敏感。头皮敏感的症状主要包括痒、刺痛、麻木、灼热感、干燥等，多发于有皮肤敏感史背景的人群，属于敏感型皮肤综合征的范畴。这类人群头皮微生物生态系统常处于紊乱状态。

头皮疼痛（Trichodynia）也是头皮敏感的一种，通常被形容为头皮不适、疼痛或知觉异常，这种不适通常在梳头时被感知。头皮疼痛在临床上和组织学上考察结果显示敏感头皮处血管扩张，可能与神经系统相关联。P 物质、降钙素基因相关肽、血管活性肠肽等神经递质的释放诱导血管扩张和肥大细胞脱颗粒作用，可能导致神经源性炎症。

2018 年在法国的一项调查结果显示，44.2%的人遭受头皮敏感的影响，主要的诱发因素是污染、热刺激、情感因素和洗发水。此外，心理因素、气候突然转变也可能引起头皮敏感。2015 年，由上海市皮肤病医院王学民教授主持的一项针对中国女性敏感性头皮的调查问卷评估结果显示，对敏感性头皮症状具有显著影响的环境诱发因素包括空气干燥、运动、湿度、热量和阳光。

但是，目前对头皮敏感的发病原理仍知之甚少。头皮属于皮肤组织的一部分，研究者常通过皮肤敏感的相关研究结果来推测头皮敏感的病理过程，例如，角质层神经酰胺减少、皮肤屏障受损、皮肤含水量降低等，都会诱导刺激物皮肤吸收增多，从而引发皮肤敏感。另外，有人从头皮微生物系统入手，发现诱发头皮敏感的主要因素(污染、热刺激、压力、洗发水)也会诱导头皮菌群失衡；一些抗菌治疗手段也能改善头皮敏感症状。频繁使用洗发水洗头可能是头皮敏感的一个重要诱导因素，频繁使用洗发水会破坏头皮屏障功能，导致经皮失水量过多，也会使头皮暴露在更多清洁成分的侵袭之下。

第四节　头皮和头发的保养

一、脱发

(一)促进血液循环

"发为血之余"，输送到末梢的血液所携带的氧气和营养成分往往不足以支撑毛囊细胞的生长和分裂活动，而这些细胞代谢产生的废物又不能及时通过血液循环得到有效清除，这样一来，毛囊细胞会因缺乏足够的生活能源而出现营养不良甚至凋亡。可以通过按摩、梳头等方式加速头皮血液循环。

(二)合理膳食

皮毛的营养供给，是在机体提供大脏器正常"运营"和满足基础代谢的基础上，有了富余才会提供的，所以节食、营养不良、吸收障碍的人群，其皮肤和毛发的质量也会下降，如出现面黄、脱发。所以，保证合理的饮食，适度地节食，并配合运动，保证营养的均衡供给，可促进毛囊的正常生长。

二、头油

应减少对皮脂腺的刺激。饮食上要避免肥厚油腻的食物，减少糖分的摄入。不要频繁地洗头或使用发用产品，防止化学成分，如表面活性剂、染发剂等对头皮的冲击，使头皮的皮脂腺变得敏感。

三、头皮屑

可以使用含有抑菌成分的发用产品，调节头皮菌群的平衡。天然的抑菌成分更加温和，可有效预防菌群滋生，降低头皮炎性反应。

四、头皮敏感

头皮比较薄，抵御外界刺激的能力会相应较弱，故需维持头皮屏障功能，预防头皮炎症反应，保持表皮脂质平衡、菌群平衡、水油平衡。可以戴帽子，预防紫外线的刺激，还应注意饮食结构，少吃辛辣刺激的食物，以减少对头皮的刺激。

参考文献

[1] Alonso L, Fuchs E. The hair cycle[J]. Journal of Cell Science, 2006, 119(3): 391-393.

[2] Pelletier G, Ren L. Localization of sex steroid receptors in human skin[J]. Histol Histopathol 2004, 19: 629-636.

[3] 黄涛, 万苗坚, 董佳辉, 等. 男性型脱发患者头皮雄激素受体表达的研究[J]. 中国美容医学, 2012, 21(5): 778-781.

[4] 于中蛟, 陆洁, 段昕所. 痤疮与雄激素关系的研究进展[J]. 承德医学院学报, 2005, 22(4): 348-350.

[5] Shin H, Yoo H G, Inui S, et al. Induction of transforming growth factor-beta 1 by androgen is mediated by reactive oxygen species in hair follicle dermal papilla cells[J]. BMB Reports, 2013, 46(9): 460.

[6] Ramos P M, Miot H A. Female Pattern. Hair Loss: A clinical and pathophy-siological review[J]. Anais Brasileiros de Dermatologia, 2015, 90(4): 529-543.

［7］ Melnik B C. Linking diet to acne metabolomics, inflammation, and comedo-genesis: An update［J］. Clin Cosmet Investig Dermatol, 2015, 15(08): 371-388.

［8］ Torkamani N, Rufaut N W, Jones L, et al. Destruction of the arrector pili muscle and fat infiltration in androgenic alopecia［J］. British Journal of Dermatology, 2014, 170(6): 1291-1298.

［9］ Torkamani N, Rufaut N W, Jones L, et al. Beyond goosebumps: Does the arrector pili muscle have a role in hair loss? ［J］. International Journal of Trichology, 2014, 6(3): 88.

［10］ Malassez R. Note sur les champignon du pityriasis simplex［J］. Arch Physiol, 1874, 1: 451.

［11］ McGinley K J, Leyden J J, Marples R R, et al. Quantitative microbiology of the scalp in non-dandruff, dandruff and seborrheic dermatitis［J］. J Investig Dermatol, 1975, 64(6): 401-405.

［12］ Pierard G E, Arrese J E, Piérard-Franchimont C, et al. Prolonged effect of antidandruff shampoos-time to recurrence of Malassezia ovalis colonization of skin［J］. International Journal of Cosmetic Science, 1997, 19 (3): 111-117.

［13］ Piérard-Franchimont C, Xhauflaire-Uhoda E, Piérard G E. Revisiting dandruff［J］. International Journal of Cosmetic Science, 2006, 28(5): 311-318.

［14］ Harding C R, Moore A E, Rogers J S, et al. Dandruff: A condition characterizedby decreased levels of intercellular lipids in scalp stratum comeum and impaired barrierfunction［J］. Arch Dermatol Res, 2002, 294 (5): 221-230.

［15］ Warner R R, Schwartz J R, Boissy Y, et al. Dandruff has an altered stratum corneum uhrastructure that is improved with zinc pyrithione shampoo［J］. J Am Acad Dermatol, 2001, 45(6): 897-903.

［16］ Bielenberg D R, Bucana C D, Sanchez R, et al. Molecular regulation of UVB-induced cutaneous angiogenesis［J］. J Invest Dermatol, 1998, 111: 864-872.

［17］ Kupper T S, Fuhlbrigge R C. Immune surveillance in the skin: Mechanisms and clinical consequences［J］. Nat Rev Immunol, 2004, 4: 211-222.

［18］ Misery L, Myon E, Martin N, et al. Sensitive skin: Psychological effects and seasonal changes［J］. J Eur Acad Dermatol, 2007, 21: 620-628.

［19］ Farage M A. How do perceptions of sensitive skin differ at different anatomicalsites—An epidemiological study? ［J］. Clin Exp Dermatol, 2009, 34: 521-530.

［20］ Rosenthal M, Goldberg D, Aiello A, et al. Skin microbiota: Microbial community structure and its potential association with health and disease［J］. Infection, Genetics and Evolution, 2011, 11(5): 839-848.

［21］ Misery L, Sibaud V, Ambronati M, et al. Sensitive scalp: Does this condition exist? An epidemiological study［J］. Contact Dermatitis, 2008, 58(4): 234-238.

［22］ Godse K, Zawar V. Sensitive scalp［J］. International Journal of Trichology, 2012, 4(2): 102.

［23］ Ma L, Guichard A, Humbert P, et al. Evaluation of the severity and triggering factors of sensitive scalp in Chinese females［J］. Journal of Cosmetic Dermatology, 2015.

[24] Cho H J, Chung B Y, Lee H B, et al. Quantitative study of stratum corneum ceramides contents in patients with sensitive skin[J]. The Journal of Dermatology, 2012, 39(3): 295-300.

[25] Masako K, Yusuke K, Hideyuki I, et al. A novel method to control the balance of skin microflora: Part 2. A study to assess the effect of a cream containing farnesol and xylitol on atopic dry skin [J]. Journal of Dermatological Science, 2005, 38(3): 207-213.

[26] Berardesca E, Abril E, Serio M, et al. Effects of topical gluco-oligosaccharide and collagen tripeptide F in the treatment of sensitive atopic skin[J]. International Journal of Cosmetic Science, 2009, 31(4): 271-277.

第十七章

口腔亚健康

第一节　口腔亚健康概述

　　口腔健康是人体全身健康的重要组成部分，是人体健康的十大标准之一，在延长健康寿命和提高生命质量方面起着重要作用。世界卫生组织提出口腔健康标准为：牙齿清洁，无龋洞，无疼痛感，无出血现象，牙龈颜色正常，也就是说，口腔健康是指无口腔颌面部慢性疼痛、口咽癌、口腔溃疡、先天性缺陷、牙周疾病、龋病、牙齿丧失以及影响口腔健康的其他疾病和功能紊乱。

　　目前，人们针对口腔亚健康问题的主要诉求包括缓解牙龈出血和牙周肿痛，预防龋齿和口腔异味，预防和治疗口腔溃疡等。

　　口腔亚健康问题不仅导致咀嚼功能降低或丧失，牙龈、牙根或牙神经的炎症等引起疼痛，造成机体不适；而且，龋齿、牙周疾病等会破坏牙齿硬组织和牙周组织，影响言语功能和美观，导致口腔异味等还会引起社交困难和心理障碍，影响人们的生活质量。

　　此外，口腔亚健康问题可能诱发或者加重全身性的疾病。根据 2015 年国际牙科联盟《The Challenge of Oral Disease》报告中指出，口腔疾病与肺部疾病、糖尿病、心血管疾病、早产和低出生体重儿等有关。口腔疾病与许多慢性疾病存在共同危险因素，例如龋齿、牙周疾病等口腔疾病与冠心病、脑卒中、糖尿病、癌症、肥胖等有关。健康的膳食模式有助于同时预防全身疾病和口腔疾病。

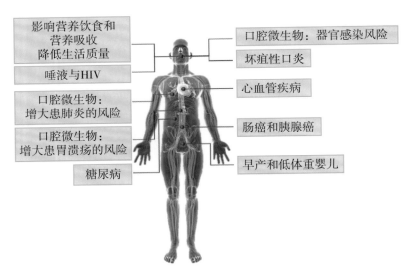

影响营养饮食和
营养吸收
降低生活质量

唾液与HIV

口腔微生物:
增大患肺炎的风险

口腔微生物:
增大患胃溃疡的风险

糖尿病

口腔微生物:器官感染风险

坏疽性口炎

心血管疾病

肠癌和胰腺癌

早产和低体重婴儿

图 17-1　口腔疾病与某些系统疾病的发生密切相关

第二节　口腔亚健康相关知识

在人群中,龋齿和口腔炎症型疾病,如口腔溃疡、牙龈炎、牙周炎等的发病率仍然很高。口腔清洁工作如果做得不好,易生牙菌斑。牙菌斑不仅可以引起龋坏,还是引发牙周炎的始动因子,定植在牙菌斑上的革兰氏阴性厌氧菌是牙龈牙周炎症的主要元凶。研究表明,牙龈卟啉单胞菌(Porphyromonas gingivalis)、齿垢密螺体(Treponema denticola)、福塞坦氏菌(Tannerella forsythia)、中间普氏菌(Prevotella intermedia)、微小单胞菌(Parvimonas micra)和具核梭杆菌(Fusobacterium nucleatum)等厌氧菌是诱发龋齿和牙龈炎症的致病微生物。

牙周炎症是发生在支持牙齿的牙龈、牙周膜及牙槽骨等牙周组织的炎症或感染,由黏附在牙齿表面的牙菌斑细菌和细菌形成的毒素所引起。牙周炎症可分为牙龈炎和牙周炎。牙龈炎的主要症状有牙龈红肿、牙龈自发溢血、刷牙或咬硬物时牙龈出血、牙龈沟加深等。如果牙龈炎没有得到及时有效的治疗和控制,会进一步发展成牙周炎,牙龈、牙周膜、牙骨质、牙周韧带和牙槽骨部位都出现炎症或感染，形成牙周袋、牙槽骨吸收、牙龈萎缩和牙齿松动等症状。牙周炎的恶化会导致牙周支持组织破坏逐渐加重，最终导致牙齿脱落。

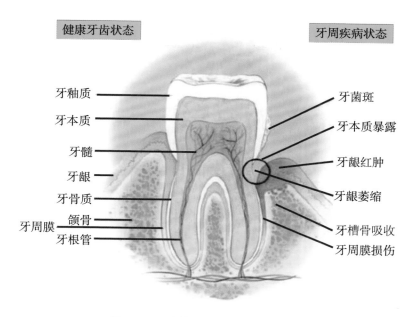

图 17-2　牙齿结构在疾病状态下的变化

一、牙齿的整体结构

牙齿由外而内由牙釉质、牙本质和牙髓组成。牙周组织是牙齿周围的牙齿支持、固定和营养组织，包括牙槽骨、牙龈、牙周膜和牙骨质。

二、牙齿的主要结构

（一）牙釉质（enamel）

釉质是在牙冠表层的半透明的白色硬组织，十分坚硬。牙本质诱导前成釉细胞分化成釉细胞，成釉细胞分泌基质并离开釉牙本质界。当釉基质分泌到牙釉质应有的厚度，便开始矿化，内釉上皮的成釉细胞分泌的釉原蛋白（amelogenin）是

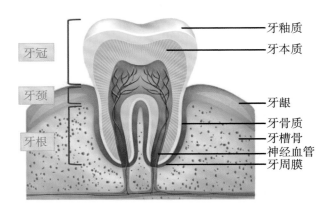

图 17-3　牙齿的结构组成

重要的牙釉质基质蛋白。釉原蛋白通过自组装、蛋白酶解处理和晶体成核与成长的调控过程，调控牙釉质的生物矿化。

（二）牙本质（dentin）

牙本质是构成牙齿的主体部分，由基质和牙本质小管组成。

牙本质是构成牙齿的主体的硬组织，位于牙釉质和牙骨质的内层，也是牙髓腔及根管的侧壁，颜色淡黄，大约含有 30% 的有机物和水、70% 的无机物，硬度低于牙釉质。若用显微镜观察，可见到牙本质内有许多排列规则的细管，称为牙本质小管，管内有神经纤维，当牙本质暴露后，能感受外界冷、热、酸、甜等刺激，从而引起疼痛。

牙本质小管中有来自造牙本质细胞的细胞突，以进行营养代谢。牙本质钙化程度和硬度比牙釉质稍低，色淡黄，不透明。无机盐类占 70% 左右，主要为羟基磷灰石，有机物约占 30%，主要是胶原蛋白。

（三）牙髓（pulp）

牙髓位于牙齿内部牙髓腔内。牙髓组织主要包括神经、血管、淋巴和结缔组织以及牙髓外周的造牙本质细胞。

（四）牙骨质（cementum）

牙骨质是包绕在牙根表面的薄层骨样组织，营养主要来自牙周膜，并借牙周膜纤维与牙槽骨紧密相接。

（五）牙龈（gingiva）

牙龈是附着在牙颈和牙槽突部的黏膜组织，呈粉红色，有光泽，质地韧。牙龈的边缘称为龈缘，龈缘与牙颈之间的小沟称为龈沟。

（六）牙槽骨（alveolar bone）

牙槽骨是颌骨包绕牙根的部分，借助于牙周膜与牙根紧密相连。牙槽骨有支持和固定牙齿的作用。

（七）牙周膜（parodontium）

牙周膜也称牙周韧带，是致密的结缔组织，位于牙根和牙槽骨之间，由细胞、基质和纤维构成。纤维牙周膜的纤维主要由胶原纤维组成。成纤维细胞是牙周膜中最多、在功能上最主要的细胞，功能是合成胶原纤维和吞噬变性、老化的胶原纤维。

第三节　口腔亚健康形成机制

一、龋齿

龋齿是口腔常见多发病之一。由于龋病病程进展缓慢，常常被忽略。龋齿病变向牙体深部发展，可引起牙髓病、根尖周病、颌骨炎症等一系列并发症，以致严重影响全身健康。

（一）龋齿的定义

龋齿（dental caries），俗称蛀牙，是人类口腔的常见疾病。口腔致龋菌分解牙齿表面的食物残渣产酸，使牙齿的牙釉质、牙本质与牙骨质等硬组织分解和丧失。龋齿形成初期并不会有痛的感觉，牙齿表面通常是完整，凭肉眼看不见有蛀洞；牙齿出现蛀洞，进食时可能会感到牙齿不适；牙齿出现明显蛀洞，产生剧痛，此时牙髓受细菌感染而坏死，细菌可从牙髓经根尖孔扩散至邻近的牙周组织，引致发炎，并可能产生脓肿。龋齿呈现黄色到黑色之间的不同颜色，其症状包括疼痛与进食困难，并发症包括牙齿周围组织发炎、牙齿丧失，以及形成牙齿脓肿。

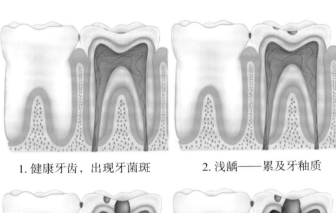

1. 健康牙齿，出现牙菌斑　　　　2. 浅龋——累及牙釉质

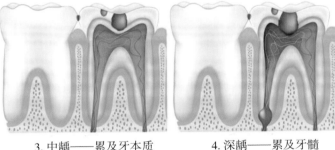

3. 中龋——累及牙本质　　　　4. 深龋——累及牙髓

图 17-4　龋齿发生的不同阶段

(二)龋齿的形成机理

牙菌斑生物膜是指口腔中不能被水冲去或漱掉的细菌性斑块，是由基质包裹的相互黏附或黏附于牙面、牙间表面的软而未矿化的细菌性群体。细菌凭借牙菌斑生物膜这独特的结构黏附在一起生长，相互附着很紧，难以清除。牙菌斑一般肉眼不易察觉，经牙菌斑染色剂着色后可显示出来，如图 17-5 所示。

细菌在牙菌斑这一特殊的微生态环境内的产酸代谢活动是产生龋病损害的直

牙菌斑：肉眼不可见 牙菌斑指示剂染色后肉眼可见

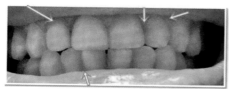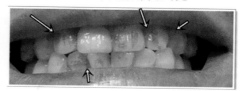

图 17-5 牙菌斑龋齿发生的不同阶段

接原因，牙菌斑中的致龋菌发酵食物中的碳水化合物产酸，使牙菌斑 pH 值下降，从而造成牙体硬组织脱矿，形成龋病。

牙釉质是高度矿化的无细胞结构。釉柱是构成釉质的基本单位，釉柱的化学结构以富含钙和磷的羟基磷灰石晶体为主。在生理条件下，矿物质达到溶解度后与唾液液体达到离子交换平衡，溶液为过饱和状态。当唾液处在过饱和状态时，羟基磷灰石晶体稳定而不会发生降解。当 pH 值降低时，晶体的溶解度就会明显增加。随着牙菌斑致龋菌产酸（乳酸等）增加，局部唾液 pH 值降低，唾液变得不饱和，晶体中的钙、磷离子基团被 H^+ 离子置换，使晶体结构失去稳定性，继而崩解。羟基磷灰石晶体崩解就是脱矿。一般来说，牙齿局部 pH 值低于 5.5 时，羟基磷灰石和氟磷灰石就会开始出现溶解，脱矿速率大于牙齿再矿化速率，龋齿就会发生；当 pH 值继续降到 4.5 以下时，牙齿腐蚀就会发生，形成明显的龋洞。牙齿脱矿化的化学反应：

$$Ca_{10}(PO_4)_6(OH)_2 \underset{OH^-}{\overset{H^+}{\rightleftharpoons}} Ca^{2+}+PO_4^{3-} \underset{H^+}{\overset{F^-}{\rightleftharpoons}} Ca_{10}(PO_4)_6F_2 \text{ 或 } Ca_{10}(PO_4)_6(OH)F$$

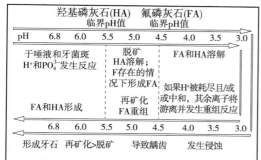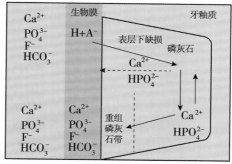

图 17-6 牙齿局部 pH 值与牙齿的脱矿化

1. 变形链球菌

变形链球菌是国际上公认的龋齿发病最主要的致病菌。变形链球菌为革兰氏染色阳性厌氧球菌，是口腔天然菌群中占比例最大的链球菌属中成员，是牙菌斑的主要组成。变形链球菌致龋主要经过三个步骤：第一步，细菌对牙面获得性膜上的蔗糖非依赖性黏附；第二步，葡萄糖基转移酶介导的蔗糖依赖性的细菌对牙面的牢固黏附；第三步，代谢产酸。

变形链球菌在牙面黏附定植并形成菌斑膜，是其致龋的先决条件，变形链球菌黏附能力的大小是其致龋能力强弱的重要特征之一。变形链球菌对牙面的黏附包括初始黏附（蔗糖非依赖性黏附）和蔗糖依赖性黏附两个阶段。第一阶段：初始黏附主要是靠静电作用、氢键作用和黏附素-受体作用（离子键、氢键和疏水键）。第二阶段：变形链球菌利用蔗糖，在葡萄糖基转移酶和果糖基转移酶的催化作用下合成胞外多糖来介导定植性黏附，以确保细菌不会因咀嚼或唾液的流动而被冲刷掉。

2. 远缘链球菌

流行病学研究发现，变链菌和远缘链球菌在人类唾液中的检出率随着年龄增长而增加，且这种趋势以远缘链球菌更为明显，但变链菌的检出率高于远缘链球菌。有变链菌定居的口腔不一定存在远缘链球菌，但有远缘链球菌定居的口腔常可检出变链菌，且两者共存时两细菌分离的绝对数量显著增加。Hiorse 等（1993）研究表明，唾液中同时携带变链菌和远缘链球菌的儿童龋严重程度均显著高于只携带变链菌或远缘链球菌的儿童龋，而远缘链球菌携带者的龋严重程度超过变形链球菌携带者。Hakimiha N. 等（2014）的研究表明，远缘链球菌对龋病的活跃性，特别是牙光滑面龋的增长，比变形链球菌更密切。

(三) 食物与龋齿

食物是细菌产酸代谢的底物，不同的食物其致龋力不同。单糖和双糖对菌斑pH 值的影响较多糖大，单糖和双糖易被致龋菌利用产酸，多糖则不易被细菌所利用。对菌斑 pH 值影响大小：蔗糖>麦芽糖>乳糖，甘露醇与木糖醇对菌斑 pH值影响最小。木糖醇在进食后几乎不被细菌发酵；木糖醇对变形链球菌有抑制作用，所以木糖醇被认为是代替蔗糖的很好的甜味剂。食物生物性状对其致龋力有影响，黏度大的食物比糖溶液致龋力强，硬而粗糙的食物则致龋力弱。糖的进食频率也是影响其致龋力的重要因素。长期习惯进食糖者因菌斑 pH 值经常处于较低水平，使变形链球菌、乳杆菌等产酸、耐酸的细菌在酸性环境下的竞争优势明显，故在这类人群中，龋齿发病率较高。

(四)宿主与龋齿

唾液是牙齿的外环境，参与龋病发生、发展的各个阶段。唾液通过对食物和代谢产物的清除来影响菌斑内的产酸代谢，改变 pH 值变化规律，从而影响菌斑的致龋性。另外，唾液的缓冲及中和能力在维持唾液和菌斑 pH 值的稳定方面也起了一定的作用。食物的生物性状刺激唾液的分泌状况不同，使进食后牙菌斑 pH 值的变化规律也发生相应的改变，硬而粗糙的食物需费时咀嚼，使唾液的分泌增多，流速加快，从而对食物的清除率增大，菌斑内产酸减少，pH 值的变化幅度减小。咀嚼口香糖同样也可刺激唾液的分泌，故进食后咀嚼口香糖可有效抑制菌斑内产酸，阻止菌斑 pH 值的下降。另外，年龄因素也可影响个体牙菌斑 pH 值的变化规律。面对酸性食物的影响，儿童更容易产生牙菌斑。其他风险因子还包含由糖尿病、干燥综合征与抗组胺药、抗忧郁药物等引发的唾液分泌量下降。

二、牙周疾病

牙周疾病主要有牙龈炎和牙周炎。牙龈出血和牙龈肿痛等都是牙龈炎的症状。牙周炎则可导致牙周松动或丧失、牙龈萎缩。牙周炎已被医学界定论为继癌症、心脑血管疾病之后，威胁人类身体健康的第三大"杀手"，也是口腔健康的"头号杀手"。牙周炎是侵犯牙龈和牙周组织的慢性炎症，是一种破坏性疾病，主要特征为牙周袋形成，牙槽骨吸收和牙齿逐渐松动。牙周炎是导致成年人牙齿丧失的主要原因。

(一)牙周疾病定义

牙周疾病(periodontal disease)：发生牙龈、牙周膜及牙槽骨等牙周组织的炎症，由黏附在牙齿表面的牙菌斑引起的。牙周疾病是常见的口腔疾病。牙周疾病主要分为牙龈炎和牙周炎。

牙龈炎(gingivitis)：牙周疾病在早期侵犯覆盖在牙齿周围的软组织牙龈，主要症状为牙龈红肿，刷牙或咬硬物时牙龈出血，牙龈沟加深。

牙周炎(periodontitis)：牙龈炎如果没有得到及时有效的治疗，会进一步发展成牙周炎，牙龈、牙周膜、牙骨质、牙周韧带和牙槽骨部位都有炎症，出现牙周袋、牙槽骨吸收、牙龈萎缩和牙龈炎症等症状。如果牙周炎得不到控制，会使牙周的支持组织破坏逐渐加重，最终导致牙齿丧失。牙周炎是 35 岁以上人群牙齿缺失的主要原因。

表 17-1　牙龈炎与牙周炎区别

区别	牙龈炎	牙周炎
症状	牙龈红肿、出血；龈沟加深；没有牙周袋；不出现牙齿松动	出现牙龈的炎症；出现牙周袋；后期可出现牙齿移位和松动
X 射线	没有骨的破坏；X 射线结果显示没有骨吸收的情况	X 射线结果可见牙槽嵴的高度降低；近牙根面的牙齿吸收

(二)牙周疾病主要病因及其致病机制

目前研究认为，牙周疾病的病因主要分为三大方面：牙菌斑(是引发牙周炎的始动因子，也是造成牙周组织破坏重要的因素)；牙石、食物嵌塞、创伤、牙位异常等局部促进因素；精神压力、遗传因素、性激素、吸烟、糖尿病、艾滋病、骨质疏松症等因素。

大量的试验性研究、流行病学资料和临床观察证明，细菌是造成牙周组织破坏的始动因子。牙周病的发生和菌斑内的细菌积聚有密切关系，尤其是革兰阴性厌氧菌。1996 年，世界牙周病学会指定三种细菌为特异的牙周病原菌：伴放线聚集杆菌、牙龈卟啉单胞菌和福赛坦氏菌。可疑牙周致病菌有：中间普氏菌、具核梭杆菌、直肠弯曲杆菌、齿垢密螺体、微小消化链球菌、月形单胞菌、螺旋体属和真细菌属等。致病细菌及其代谢物，通过侵入牙周组织，造成对牙周组织的刺激和破坏，可局部的宿主反应，包括炎性细胞浸润、前列腺素及细胞因子的产生，细菌溶解酶出现和破骨细胞活跃造成组织损伤。

1. 牙菌斑

唾液中的唾液蛋白或糖蛋白吸附在牙面，形成一层无结构、无细胞的薄膜，称为获得性薄膜（acquired pellicle）。获得性薄膜一旦形成，口腔内的细菌定植（colonization）于薄膜，定植菌迅速分裂、繁殖和生长，导致菌斑细菌数量和种类增多，细菌间黏附共聚相互连接，形成复杂菌群。

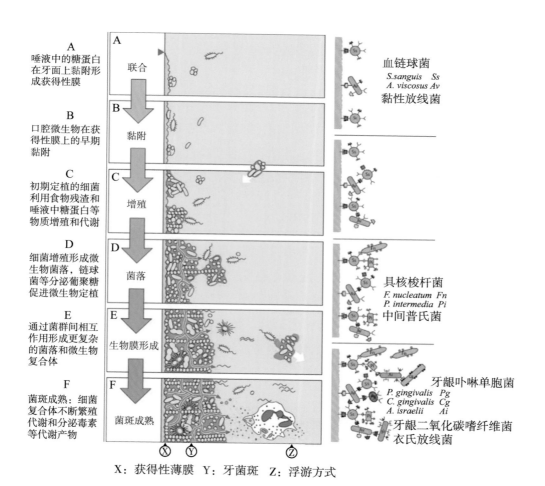

图 17-7　牙菌斑的形成过程

2. 牙龈卟啉单胞菌(porphyromonas gingivalis)

牙龈卟啉单胞菌是一种革兰氏阴性专性厌氧的产黑色素类杆菌，对颊黏膜、牙周袋壁上皮、菌斑中其他细菌表面等具有较强的黏附作用，它可产生内毒素 LPS 诱导宿主免疫反应，激活 NF-κB 信号通路，诱导产生大量可引起牙槽骨吸收、细胞通透性增加以及胶原降解的 IL-1、IL-6、前列腺素 E_2 等炎症因子。牙龈卟啉单胞菌产生胶原酶、胰酶样蛋白酶、磷酸酯酶 A 以及氨、吲哚、有机酸、硫化氢等代谢产物，对牙周组织产生毒性及破坏作用，是慢性牙周炎病变区域最主要的优势菌，可以使病变的组织产生化脓性感染。牙龈卟啉单胞菌与牙周炎、牙周临床指数紧密相关，是毒性最强的牙周致病菌之一。

(三)其他促进牙周炎症的因素

牙菌斑是引发牙周炎的始动因子，也是造成牙周组织破坏最重要的因素。牙石、食物嵌塞、创伤、牙位异常等局部促进因素，以及精神压力、遗传因素、性激素、吸烟、糖尿病、维生素缺乏、艾滋病、骨质疏松症等因素，都能在一定程度上加重牙周炎症反应。

三、口腔溃疡

口腔溃疡俗称"口疮"，是一种常见的发生于口腔黏膜的溃疡性损伤病症。口腔溃疡发作时疼痛剧烈，局部灼痛明显，严重者还会影响饮食、说话，给日常生活造成极大不便；口腔溃疡可并发口臭、慢性咽炎、便秘、头痛、头晕、恶心、乏力、烦躁、发热、淋巴结肿大等全身症状。

(一)口腔溃疡定义

口腔溃疡属于常见的口腔黏膜疾病，病因复杂，发病机制尚无定论，产生原因可能是：免疫功能障碍(免疫缺陷、自身免疫反应)，家族遗传，病毒、细菌感染，生理机能失调(消化系统疾病、内分泌紊乱、营养缺乏等)，精神因素(劳累过度、精神压力、睡眠不足)等，这些因素均可引起口腔溃疡的频繁发作。目前任仍无口腔溃疡治特效治疗药物。多数轻型口腔溃疡无须特意治疗便可自愈，临床上以局部治疗为主，目的是消炎，减轻疼痛或减少复发，促进溃疡愈合。常用的局部治疗药物有：抗菌消炎药（含漱剂、口腔溃疡药膜），局部麻醉止痛药（1%达克罗宁），中药散剂（珠黄散、三七粉、西瓜霜、冰硼散、锡类散、青黛散）等。

（二）复发性口腔溃疡

复发性口腔溃疡（recurrent oral ulcer）是最常见的口腔黏膜疾病，可发于口腔黏膜的任何部位，如唇、舌尖、舌边缘、颊、牙龈和硬腭等。不同年龄阶段、不同种族、不同地域的人都可能患病。一般人群的患病率可高达20%。复发性口腔溃疡是易反复发作病因不明的炎症性疾病，具有周期性及烧灼性疼痛的特点，口腔黏膜出现单个或多个溃疡。

复发性口腔溃疡典型症状：在最初24小时内，其症状并不明显，有些人可能会有刺痛或灼痛的前驱症状，之后2~3天，患处产生红色斑疹或丘疹，其上皮由腐蚀进而在病灶中央形成溃疡，并逐渐往外扩大，疼痛加剧，其外观呈圆形或卵圆形，患部中央部位凹陷，外围的红斑晕圈为其特色之一。5~7天后，溃疡表面渐由纤维性腐痂所覆盖，疼痛渐趋缓和，溃疡也开始愈合，红斑逐渐消失，黏膜表面又恢复光滑。

由于病因至今尚未确定，因此对于此疾病的预防与治疗结果的预期性仍然偏低。目前用于治疗此症的药物大多是类固醇剂、抗生素、免疫抑制剂、抗组织胺剂及收敛剂等。美国FDA批准的唯一用于治疗口腔溃疡的处方药氨来呫诺口腔贴片，具有抗炎、抗过敏作用，能抑制化学介质引起的迟发型过敏反应，有拮抗白三烯等炎性物质的作用，对轻型复发性口腔溃疡有较好疗效。

（三）复发性口腔溃疡研究进展

复发性口腔溃疡的愈合是一个复杂的生理学过程，包括炎症反应、细胞增殖和胶原代谢等。研究发现，表皮生长因子及其受体在细胞增殖、运动、损伤修复、细胞外基质形成、溃疡愈合及免疫调节等方面均发挥着重要的作用。正常情况下，口腔黏膜表面细胞脱落所造成的细胞缺失，主要是由细胞的不断更新而保持动态平衡，这种动态平衡与生长因子的作用密切相关。大量研究表明，生长因子参与了调控愈合的整个过程，主要通过影响上皮细胞及成纤维细胞的增殖和代谢、改变胞外基质的合成与分泌、调节炎症反应的强弱来发挥作用，在创面愈合和组织改建过程中起着举足轻重的作用。

四、口臭

(一)口臭定义

口臭是指呼吸或张口时散发出异味的一种症状，又称口气或口腔异味。口臭在现代口腔医学中没有被列为是一种病症，但口臭对患者的生活和生理上都有不良影响。生活上，口臭影响人际交往同时给患者带来的心理方面危害。生理上，口臭病会加重口腔疾病和影响自身食欲，口臭与肠胃疾病密切相关。

口臭分为真性口臭(genuine halitosis)和假性口臭(pseudo halitosis)。真性口臭是指他人能够感觉到的来自口腔的明显异味。假性口臭指患者本人自我感觉有口腔异味，但检查结果为阴性，此症状可以通过解释说明和心理咨询得到改善。真性口臭又分为生理性口臭(physiologic halitosis)和病理性口臭(pathologic halitosis)。生理性口臭产生于口腔腐化过程，没有会引起口臭的特殊疾病或病理状况存在。口臭主要来源是舌背的后方。食物因素(大蒜、洋葱等)引起的暂时性口臭也归于此类。病理性口臭包括口源性口臭和非口源性口臭。口源性口臭是由于口腔卫生状况差或某些口腔疾病而引起的，例如牙周病、未治愈的龋齿、口干症等引起的口臭。口腔微生物利用唾液中的氨基酸和蛋白质、脱落的上皮细胞和食物残渣等分解代谢成多肽，多肽进一步降解成氨基酸，含硫氨基酸被口腔致臭菌代谢，产生令人不愉快的气味——挥发性硫化复合物(VSCs)。硫化物主要成分为硫化氢(H_2S)、甲基硫醇(CH_3SH)和乙基硫化物($(CH_3)_2S$)。$(CH_3)_2S$主要来源为牙周袋，CH_3SH主要来源为牙周与舌苔，H_2S的来源最为表浅，以舌苔因素为主。非口源性口臭是由鼻腔、咽喉、肺部或上消化系统疾病，或全身疾病如尿毒症、肝硬化等造成的。口腔内因素、口腔外因素和精神性因素是引发口臭的三大病因。口腔内因素是主要致病因素。有研究表明，85%~90%口臭病人的致病因素来自口腔。

（二）口臭产生的原因

1. 致臭菌与口臭

目前研究认为，牙周致病菌产黑色素类杆菌群、具核梭杆菌、福赛类杆菌、齿垢密螺旋体等，与口臭关系密切；部分研究认为革兰氏阳性厌氧菌 Solobacterium moorei 和口臭紧密相关，是引起口臭的主要致病菌；牙周袋和舌苔是口腔致臭菌最主要的附着场所。

与牙周病有关的牙龈卟啉单胞菌、齿垢密螺旋体、中间普氏菌、洛氏普氏菌等四种细菌在体外实验都表现出较活跃的产硫能力。除了牙周袋内发现牙周致病菌与口臭关系密切，舌背部（舌苔）和唾液的细菌检测中也分别发现大量牙周致病菌，而且这些致病菌的量与口臭程度成正相关。

2. 口腔挥发性硫化物的形成

口臭主要过程是细菌的腐化，多肽和蛋白质水解产生氨基酸，蛋氨酸、胱氨酸和半胱氨酸等含硫氨基酸被酶催化降解成硫化氢、甲基硫醇和乙基硫化物为主的挥发性气体混合物而导致口臭。蛋白质的存在是口臭产生所必需的条件，唾液、龈沟液、血液、菌斑和残留在口腔内的食物碎屑里都含有一定的蛋白质。

硫化氢是细菌分解硫氨基酸（如半胱氨酸和蛋氨酸）后产生的。L-半胱氨酸在半胱氨酸脱硫基酶催化作用下生成丙酮酸、氨气和硫化氢，是致口臭的挥发性硫化气体的主要成分。甲基硫醇是致口臭的挥发性硫化气体的主要成分之一，与硫化氢一道占总挥发性硫化物（VSCs）的 90%。甲基硫醇具有低级硫醇的特臭，嗅觉阈值仅为 0.5×10^{-6} g/L。

第四节　口腔亚健康的预防与缓解

一、龋齿

（一）抑制致龋菌在牙面的黏附、生长和产酸

致龋菌，尤其是变形链球菌在牙面上黏附和产酸是龋损形成的主要原因。降

低口腔中变形链球菌在牙面黏附能力、抑制变形链球菌生长、抑制产酸或中和有机酸等，均能减轻和预防龋齿。

（二）提高牙齿的抗龋能力

牙的抗龋力指牙对菌斑微生物产生的有害代谢产物的抵抗能力，包括牙的抗酸力和抗细菌黏附的能力。高度矿化的致密表面结构可降低其表面自由能，减少细菌黏附；高度矿化的牙，特别是含有抗龋微量元素氟，能增强釉质的抗酸能力，使牙对龋的易感性降低。因此，提高牙齿矿化程度和促进受损牙面的再矿化，可提高牙齿的抗龋力。临床研究发现，口服含羟基磷灰石的口香糖，能有效缓解牙齿敏感者的牙齿敏感症状，其原因可能与促进再矿化有关。尽管该实验研究未直接研究龋齿，但基于其促进牙齿再矿化和修复牙齿表面的作用机制，提示咀嚼含羟基磷灰石的口香糖也可能能提高牙齿抗龋能力，预防龋齿发生。

（三）提高唾液抗龋能力

唾液的抗龋力指唾液对牙面的清洁、缓冲、抑菌和调节细菌对牙面黏附的综合能力。咀嚼口香糖，促进口腔分泌大量唾液，唾液在口腔内经常流动，对牙面起到了机械清洁作用，减少了食物残屑和细菌在牙面的滞留，有利于口腔内糖的清除，从而预防龋齿。

二、牙周疾病

（一）菌斑控制：抑制牙菌斑

菌斑控制是治疗和预防牙周炎症的首要措施，消除致病因素，使牙周炎症消除或减轻到最低程度。由于牙菌斑在去除之后还会不断地在牙面上重新形成，因此坚持每天彻底清除牙菌斑和抑制牙周致病菌，才能预防牙周疾病的发生和复发。

表 17-2　主要牙周致病菌

类型	特性	简　介
牙龈卟啉单胞菌	革兰氏阴性菌，专性厌氧	主要致病菌，致臭菌
齿垢密螺旋体	革兰氏阴性菌，专性厌氧	致病菌、致臭菌
福塞坦氏菌	革兰氏阴性菌，专性厌氧	内毒素、类胰蛋白酶类、表面蛋白 S-layer 等毒力因子
具核梭杆菌	革兰氏阴性菌，专性厌氧	丁酸是其主要代谢产物，可抑制牙龈成纤维细胞的增殖；内毒素、外膜蛋白（OMP）、fadA 黏附蛋白等多种毒力因子，引起组织坏死和炎症反应
中间普氏菌	革兰氏阴性菌，专性厌氧	致病菌：荚膜、纤毛、凝血素、内毒素、弹性蛋白酶、胰蛋白酶样酶等毒力因子可降解牙周组织
伴放线放线杆菌	革兰氏阴性菌，专性厌氧	致病菌：脂多糖、白细胞毒素、CagE 蛋白等毒力因子
微小消化链球菌	革兰氏阳性菌，专性厌氧	致病菌

1. 抑制牙周致病细菌

目前，抑菌剂的主要机制有：干扰细胞壁的合成，抑制核酸复制与转录，抑制蛋白质合成，影响细胞膜功能，抗代谢作用等。天然中草药抑菌途径：干扰微生物的酶系，破坏其正常的新陈代谢，抑制酶的活性；使微生物的蛋白质凝固和变性，干扰其生存和繁殖；改变细胞膜的渗透性，使其体内的酶类和代谢产物逸出，导致其失活。目前，体外抑制牙周致病细菌的相关研究较少。

2. 抑制牙周致病菌的黏附作用

牙菌斑生物膜是由细菌互相黏附或者黏附在牙齿表面的细菌性团块，细菌表面的黏附蛋白和受体以及菌毛和胞外多糖都参与细菌间的共聚及细菌对牙表面的黏附。抑制牙周病需要减少致病菌的黏附，减少牙菌斑的形成，预防牙周病生物膜形成。研究发现，使用浮石粉和抗敏感性抛光膏，能有效地提高牙齿表面的光

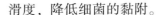

滑度，降低细菌的黏附。

(二)消除或降低牙周炎症

牙周疾病的发生与宿主对致病原的免疫反应过程和防御功能有关。调节宿主的免疫应答和炎症反应，抑制细胞因子和炎症介质过量产生，可抑制或减少引起结缔组织降解的基质金属蛋白酶和胶原酶产生，减少花生四烯酸的代谢产物和牙槽骨吸收。

1. 抑制 IL-1、IL-8、IL-6、TNF-α、PGE$_2$等炎症介质的产生

炎症反应过程中释放的大量炎症介质、细胞因子引发组织的继发性损伤，致使炎症过程扩大与恶化。抑制 IL-1、IL-8、IL-6、PGE$_2$ 和 TNF-α 等炎症介质的产生，能减轻牙龈炎症反应，缓解牙龈红肿充血、牙龈肿胀等牙龈炎症状。

2. 减少金属基质蛋白酶、胶原酶的合成和降低其活性

牙龈炎症病损区产生金属基质蛋白酶、溶酶体酶、胶原酶使牙龈结缔组织中胶原纤维和基质溶解破坏，使牙龈组织中胶原变性、消失，引起牙龈萎缩。减少金属基质蛋白酶、胶原酶的合成和降低其活性，能在一定程度上减少牙龈结缔组织的胶原降解和变性。

3. 抑制牙槽骨吸收

牙槽骨吸收是造成牙齿松动的直接原因。抑制和减少牙槽骨吸收造成的牙槽骨破坏，能在一定程度上减缓控制牙周炎发展或预防牙齿松动。目前，已有动物实验研究考察了口服中草药功效成分对牙槽骨吸收的影响。

(三)提高牙周膜细胞修复能力

牙周膜是位于牙槽骨和牙骨质之间的致密结缔组织，具有支持、营养、感觉和形成功能。牙周膜中的前体细胞具有多向分化潜能，可分化为成骨细胞、成牙骨质细胞和成纤维细胞，参与牙周膜和邻近硬组织的维持、修复和再生。另外，牙周膜成纤维细胞可表达骨保护素（OPG）和核因子 κB 受体激活因子配体（RANKL），可通过 RANKL/OPG 系统来调节牙槽骨的代谢，可能在抵御炎症组织 RANKL 介导的骨吸收中发挥一定的防御功能。

（四）促进成骨细胞成骨作用

正常生理情况下，骨骼的动态平衡依赖于成骨细胞成骨作用和破骨细胞破骨吸收之间平衡。牙周炎症引起牙槽骨吸收和造成的骨破坏，可由成骨细胞的成骨作用形成新的骨组织。在成骨细胞的增殖和分化过程中，Ⅰ型胶原、碱性磷酸酶、骨涎蛋白、骨钙素 OPG 等在成骨作用中具有重要作用。

（五）抗氧化作用

牙周组织中，过量的活性氧 ROS 引起的氧化应激在牙周炎发生发展中起着重要的作用。减少牙周局部组织 ROS 的产生，促进氧化-抗氧化防御系统的平衡，对于牙周炎症具有潜在的预防及治疗作用。抗氧化剂是一种抑制氧化底物活性的物质，包括内源性抗氧化剂超氧化物歧化酶、过氧化氢酶、谷胱甘肽过氧化物酶等，可维持机体内 ROS 水平处于正常范围；抗氧化剂还可通过饮食中摄取，又称外源性抗氧化剂。

三、口腔溃疡

口腔溃疡是一个复杂的生理学过程，包括炎症反应、细胞增殖和胶原代谢等，目前对其发生的分子生物学机制了解不多。由于病因和发病机理不明，该疾病的治疗还没有特别有效的方法，临床治疗包括全身治疗和局部治疗，全身治疗因为用药烦琐，用药时间长，副反应较多，患者不易接受，所以限制了全身治疗药物的应用。

（一）一般治疗方案

对于多数轻型患者来说，局部治疗由于可以减轻疼痛，促进溃疡愈合，副作用小，能明显改善生活质量，显得较为重要。局部治疗的方法和药物较多，主要作用是消炎、止痛、并促进愈合，常用的药物包括消炎类药物、止痛类药物、免疫调节剂激素以及其他药物。消炎类药物有糖皮质激素外用软膏、含漱液、黏附片等，止痛类有利多卡因凝胶、喷剂等，抗菌消肿类有西地碘含片，促愈合类有重组表皮生长因子凝胶、康复新液等。全身性药物有糖皮质激素、免疫抑制剂（甲氨蝶呤等）、免疫增强剂（胸腺肽等）、生物制剂（依那西普等）和中成药（知柏地黄丸、黄连上清片等）等。

(二)减轻口腔黏膜炎症反应

口腔溃疡模型大鼠血清和口腔黏膜中 TNF-α 含量显著升高，TNF-αmRNA 表达明显增强。显齿蛇葡萄叶（又名藤茶）中含有丰富的二氢杨梅素，可以用于缓解黏膜炎症反应。二氢杨梅素通过抑制口腔黏膜组织中 NF-κBp65 对巨噬细胞中 TNF-αmRNA 的转录和释放的调节作用，使口腔黏膜中细胞因子 TNF-α 下降，从而起抗口腔溃疡的作用。

芦荟中的芦荟多糖对口腔溃疡作用机制与抑制 NF-κB 炎症通路有关，芦荟多糖可降低模型大鼠口腔溃疡组织中 NF-κBp65 的表达水平，对金属基质蛋白酶 MMP2 表达水平有一定抑制作用。中药黄柏可降低血清 TNF-α 含量，减轻炎症损伤，可明显缩短口腔溃疡病程，黄柏使得口腔溃疡模型大鼠血清 TNF-α 含量明显降低。

(三)促进口腔溃疡愈合

黄芪中的黄芪多糖能够提高口腔溃疡实验性大鼠表皮生长因子（EGF）的水平和改善 T 细胞亚群的失衡状态，具有明显促进口腔溃疡愈合的作用。石榴提取物凝胶可以减少复发性口腔溃疡患者的疼痛，缩短口腔溃疡愈合时间。甘草提取物的黏附胶贴片对治疗复发性口腔溃疡及缩短愈合时间具有较好的疗效，与安慰剂组相比，甘草生物黏合剂可以有效地减少疼痛，使溃疡炎性范围和坏死中心的直径显著减小。

(四)免疫调节作用

细胞免疫异常可能是复发性口腔溃疡的病因之一。复发性口腔溃疡患者体内 $CD4^+Th$ 细胞减少、$CD8^+T$ 细胞不变或增多，以及 $CD4^+/CD8^+T$ 细胞比例减小，从而引起机体或局部细胞免疫功能降低，导致口腔黏膜上皮局部发生损伤，形成溃疡的风险增加。

四、口臭

口腔异味患者往往不存在明显的口腔疾病，潴留大量微生物及食物残渣的舌苔、不良的口腔卫生及由此而产生的口腔内微生物过量是引起口臭的主要原因。

(一)机械方法

清洁舌背、保持良好的口腔卫生及减少口腔内微生物数量，是防治口源性口臭的重要措施。

1. 洁舌

在没有特殊病因的情况下，产生口臭的原因主要是过多过厚的舌苔的存在。舌背有许多舌乳头及沟纹，会有口腔黏膜脱落的上皮、食物残渣等滞留，舌苔越厚、沟纹越深，越易形成厌氧环境，形成口腔内厌氧菌生长的良好环境，从而产生挥发性硫化物造成口臭。机械性清除舌苔可降低 36% ~ 50% 挥发性硫化物（VSCs）。

2. 清洁牙间隙

与舌苔对 VSCs 的影响相比，牙间隙对 VSCs 的影响较小，但其作用不能忽略。在一项研究中，使用牙线者，其口气值、唾液臭味、唾液尸胺含量均低于不用牙线者。

(二)牙周洁治

牙周病与慢性口臭有相关关系，患有牙周炎的口臭患者口气中 VSCs 主要来自口腔，牙周袋是 VSCs 的主要来源，专业系统的牙周治疗有助于减轻口臭。同时，舌苔的作用非常重要，患者在牙周治疗的同时配合清除舌苔，改善口臭的效果更好。

(三)抑制和减少口腔致臭细菌

1. 化学方法

洗必泰含漱液、西砒氯铵及三氯生等化学制剂可降低口腔细菌数量和口腔内

VSCs 水平。洗必泰又名氯己定，是强效表面活性剂型广谱杀菌剂。洗必泰可迅速吸附于微生物细胞表面，破坏细胞膜使胞浆成分渗漏；还可抑制细菌脱氢酶活性。洗必泰可与牙表面的无机物、有机物等有高度亲和力，能较长时间停留在牙面上，并可抑制葡聚糖合成减少牙菌斑的形成。西吡氯铵是一种表面活性剂，有杀菌作用，可通过减少舌背部产生 VSCs 的细菌数量而发挥作用。三氯生，即三氯羟苯醚，是一种脂溶性抗菌药，具有抑制牙菌斑和抗炎作用。

2. 益生菌抑制口臭

口腔作为消化道的起始端，是一个复杂而完整的微生态系统，定植于口腔的微生物主要包括细菌、真菌、支原体、病毒及原虫等，与口腔固有环境共同构成了口腔微生态系统。益生菌是适量给予宿主后，能对宿主产生保健作用的活的微生物。近年来，很多国内外专家学者开始关注益生菌在口腔疾病防治上的作用。研究表明，多种益生菌能制约口腔致病菌的生长，抑制致病菌黏附定植，释放抗菌物质，调节黏膜免疫等机制，在口腔疾病的防治、口腔健康的促进中发挥着重要作用。

采用益生菌调节口腔生态，阻碍有害细菌的生长，促进口腔健康，成为新的干预方向。从健康儿童口咽部分离出益生作用的唾液链球菌 K12，体外及临床试验表明，其在防治口臭、口腔念珠菌病等口腔疾病中发挥着重要作用。目前，已有市售的唾液链球菌 K12 益生菌产品（BLIS-K12）在多个国家上市。

3. 中草药成分抑制口臭

口腔致臭菌主要为福赛坦氏菌、牙龈卟啉单胞菌、中间普氏菌、具核梭杆菌、微小消化链球菌以及齿垢密螺旋体等。抑制致臭菌生长和代谢产生 VSCs，是解决口源性口臭问题的主要干预途径。绿茶、余甘子、乌梅、菊花等植物可以有效抑制口腔致臭菌，减少 VSCs 的生成。

（四）减少口腔挥发性硫化物的产生

抑制甲硫氨酸酶脱氨酶、L-甲硫氨酸-γ-水解酶等甲基硫醇生物合成过程中的关键酶，是目前治疗口臭的新的研究方向之一。Kandalam 等（2018）研究发现，阻断甲硫氨酸分解代谢和抑制甲硫氨酸脱氨酶活性，能显著降低牙龈卟啉单胞菌生成 VSCs 的量。

（五）转化作用

氧化剂过氧化氢、二氧化氯等可直接氧化 VSCs，使之成为无味产物，从而抑制口臭。多种金属离子，如锌、锡、镁等氧化 VSCs 前体物质中的硫醇基，从而减少致臭物质 VSCs 的产生；碳酸氢钠通过减少 VSCs 含量，从而减轻口臭。在无毒性且与硫有较强亲和力的金属离子中，其抑制 VSCs 的作用强弱排列如下：$Zn^{2+}>Cu^{2+}>Ag^+>Sn^{2+}>Fe^{2+}$。$Zn^{2+}$ 分子量较小，少有牙齿着色，金属味较轻，被广泛用于各种口腔护理产品中。

（六）遮盖作用

通过咀嚼含薄荷等芳香气味的口香糖，可在一定程度上遮盖口腔异味，但其遮盖作用的持续时间通常较短。薄荷和茶树精油是最常见的用来遮盖口腔异味的成分，佛手柑、甜茴香、薰衣草、没药、柑橘、百里香等也在部分产品中应用。

（七）促进口腔唾液分泌

唾液是无色无味透明的近中性液体，正常成年人每天的唾液分泌量为 $1.5\sim2.0L$，含 99.4% 的水分和 0.6% 的固体物质，包括有机物和无机物。唾液在口腔经常流动，可以起到机械清洗的作用，减少口腔内食物残渣和致病因子。

唾液量减少，会降低唾液的冲刷作用和缓冲作用，导致口腔内微生物代谢活动增加产生 VSCs。对于口腔唾液分泌少的口干症患者，促进口腔唾液分泌，提高口腔自净能力，对缓解口臭具有一定的效果。口香糖是最常见的口腔健康食品，其主要通过咀嚼刺激促进口腔唾液分泌，起到维护口腔健康的作用。

（八）治疗引起口臭的疾病

当口腔内存在牙体、牙周、黏膜疾病，以及肿瘤或存在引起口臭的非口源性疾病因素时，应对这些疾病进行相关诊治。幽门螺杆菌的控制是解决胃部疾病因素引起口臭的干预途径之一。

抑制幽门螺杆菌是治疗胃部疾病的主要途径之一。抑制幽门螺杆菌的机制可归纳为以下几点：抑制细菌生长呼吸以及抑制糖代谢中间产物的氧化过程；减少胃液分泌，降低胃游离酸及蛋白酶活性，清除幽门螺杆菌，抗炎、改善局部循环，促进黏膜愈合；抑制 NF-κB 的 p50 亚基向细胞核的转移，从而抑制 NF-κB 的活化，减少 NO 及 IL-8 的产生，降低胃黏膜炎症反应。中草药中，上述三种机制的应用典型分别为黄连、大黄、黄芩。

参考文献

[1] Mount G J, Hume W R, Ngo H C, et al. Preservation and restoration of tooth structure[M]. John Wiley & Sons, 2016.

[2] Hirose H, Hirose K, Isogai E, et al. Close association between Streptococcus sobrinus in the saliva of young children and smooth-surface caries increment[J]. Caries Research, 1993, 27(4): 292-297.

[3] Hakimiha N, Khoei F, Bahador A, et al. The susceptibility of streptococcus mutans to antibacterial photodynamic therapy: A comparison of two different photosensitizers and light sources[J]. Journal of Applied Oral Science, 2014, 22(2): 80-84.

[4] Socransky S S, Haffajee A D. Dental biofilms: Difficult therapeutic targets[J]. Periodontology, 2002, 28(1): 12-55.

[5] Seoudi N, Bergmeier L A, Hagi-Pavli E, et al. The seroprevalence and salivary shedding of herpesviruses in behcet's syndrome and recurrent aphthous stomatitis[J]. Journal of Oral Microbiology, 2015, 7(1): 27156.

[6] Landová H, Daněk Z, Gajdziok J, et al. Ceska A Slovenska farmacie: Casopis Ceske farmaceuticke spolecnosti a Slovenske farmaceuticke spolecnosti[J]. Oral Mucosa and Therapy of Recurr Ent Aphthous Stomatitis. 2013, 62(1): 12-18.

[7] Bhat S, Sujatha D. A clinical evaluation of 5% amlexanox oral paste in the treatment of minor recurrent aphthous ulcers and comparison with the placebo paste: A randomized, vehicle controlled, parallel, single center clinical trial[J]. Indian Journal of Dental Research Official Publication of Indian Society for Dental Research, 2013, 24(5): 593-598.

[8] Monfort Codinach M, Chimenos Küstner E, Alburquerque R, et al. Update of intra and extra oral causes of halitosis: A systematic review[J]. Oral Health and Dental Management, 2014, 13(4): 975-981.

[9] 王琳. 黄芩与茶多酚对口臭致臭菌及致臭底物作用的实验研究[D]. 成都: 四川大学, 2005.

[10] 孙崇奎, 卢礼兵, 朱姝, 等. 醋酸铅棉球法筛选口腔产硫化氢细菌的研究[J]. 国际口腔医学杂志, 2010, 37(05): 507-510.

[11] 王哲哲, 张雪, 高永峰. 芦荟多糖对实验性口腔溃疡大鼠 NF-κB 和 MMP2 表达的影响[J]. 中国药理学与毒理学杂志, 2017 (5): 62.

[12] 杨敬宁, 袁敏, 邹每伶, 等. 黄柏对大鼠口腔溃疡的作用及其对 TNF-α 水平的影响[J]. 中国中医药科

技，2013（6）：614-615.

［13］王雪梅，薄磊，祁晶，等.黄芪多糖对大鼠口腔溃疡治疗作用研究［J］.天然产物研究与开发，2013，25
（3）：321-324.

［14］Ghalayani P，Zolfaghary B，Farhad A R，et al. The efficacy of Punica granatum extract in the management of
recurrent aphthous stomatitis［J］. Journal of Research in Pharmacy Practice，2013，2(2)：88.

［15］张黎，刘育菘，吴芸菲，等. 基于 IL-23/Th17 炎症轴探讨葛根素对大鼠牙周炎牙槽骨吸收及 OPG/
RANKL/RANK 通路的影响［J］. 口腔医学研究，2020，36(9)：844.

［16］Moghadamnia A A，Motallebnejad M，Khanian M. The efficacy of the bioadhesive patches containing licorice
extract in the management of recurrent aphthous stomatitis［J］. Phytotherapy Research，2009，23（2）：
246-250.

［17］Kandalam U，Ledra N，Laubach H，et al. Inhibition of methionine gamma lyase deaminase and the growth of
Porphyromonas gingivalis：A therapeutic target for halitosis/periodontitis［J］. Archives of Oral Biology，2018，
90：27-32.

附 录

第十八章

维生素、矿物质、不饱和脂肪酸以及
益生菌/益生素的保健功效

第一节　维生素

维生素(Vitamin，又作"维他命")是机体健康、生长、繁殖和生活所必需的一类有机物质，是人体六大营养要素之一。人类机体所需的维生素主要通过外界摄取获得，大多数维生素是辅酶的重要组成成分，部分维生素本身即为辅酶，调节机体的生理代谢。基于溶解性的差异，可将维生素分为脂溶性维生素和水溶性维生素。

一、脂溶性维生素

脂溶性维生素易溶于油脂和脂肪，摄入后可在消化道内随脂肪经淋巴系统吸收，除少量随胆汁排出外，大部分可储存在脂肪组织中。脂溶性维生素主要包括维生素 A、维生素 D、维生素 E 和维生素 K。

(一)维生素 A

维生素 A 是所有具有视黄醇生物活性类物质的统称，主要包括维生素 A_1(即视黄醇)和维生素 A_2(即脱氢视黄醇)，以及胡萝卜素和一些类胡萝卜素类物质(包括 α-胡萝卜素、β-胡萝卜素、叶黄素等)。维生素 A_1 的活性较强，因此日常所说的维生素 A 一般指维生素 A_1；类胡萝卜素在机体内能转化为维生素 A，因此称之为维生素 A 原或维生素 A 前体。

1. 维生素 A 的健康功效

（1）维持正常的视觉。维生素 A 对维持眼睛在暗光下的视觉功能十分关键。视黄醛是由维生素 A 经氧化形成的醛类物质，若维生素 A 充足，则视紫红质再生快，暗适应恢复时间短；反之，时间则延长，严重时可导致夜盲症。维生素 A 还可促进眼睛及各组织结构的正常分化，促进角膜的生长或修复，维持正常的视觉功能。维生素 A 缺乏可以造成眼表上皮细胞过度角化，泪腺萎缩，角结膜干燥，从而引起干眼病。

（2）维持上皮组织细胞的正常功能。维生素 A 可以保持上皮组织的健全与完整，促进黏膜和皮肤的发育和再生，在上皮细胞的形态形成、角质化、分化和功能成熟过程中发挥着重要的作用。维生素 A 含量不足或缺乏，容易导致上皮组织的角质化，从而产生皮肤干燥、粗糙、脱屑等症状。

（3）促进骨骼、牙齿和机体的生长发育。人体骨细胞中的维生素 A 可激活破骨细胞活性而抑制成骨细胞活性，与其他细胞因子共同维持两者的动态平衡，以保证骨骼正常生长发育。维生素 A 可促进牙齿的成釉质细胞的正常生长，缺乏时，会影响牙齿的生长发育。

（4）其他功效。维生素 A 还具有抗氧化、维持机体免疫力，以及抑制肿瘤生长等作用。

2. 维生素 A 的参考摄入量

表 18-1　维生素 A 参考摄入量　　　　　（单位：μg RAE/d）

年龄（岁）			0~	0.5~	1~	4~	7~	11~	14~	18~	50~	65~	80~	孕妇 1~12周	孕妇 13~27周	孕妇 ≥28周	乳母
用量	EAR	男	—	—	220	260	360	480	590	560	560	560	560				
		女	—	—	220	260	360	450	450	480	480	480	480	480	530	530	880
	RNI	男	300	350	310	360	500	670	820	800	800	800	800				
		女	300	350	310	360	500	630	630	700	700	700	700	700	770	770	1300
	UL		600	600	700	900	1500	2100	2700	3000	3000	3000	3000	3000	3000	3000	3000

注：摘自 WS/T578.4—2018。RAE 为视黄醇活性当量；EAR 为平均需要量；RNI 为推荐摄入量；UL 为可耐受最高摄入量。

天然存在的维生素 A 主要存在于动物性食品中，如动物肝脏、蛋类、奶油及鱼肝油等，可以直接被人体利用。植物性食物中的胡萝卜素，在人体内可以转化为维生素 A，这些植物性食物包括常见的水果，如梨、苹果、荔枝、枇杷、西瓜、香蕉等；以及常见的蔬菜，如大白菜、荠菜、马齿苋、菠菜、胡萝卜、韭菜等。

(二)维生素 D

维生素 D 是一种类固醇衍生物，是维持高等动物生命活动所必需的营养素，由不同的维生素 D 原经紫外线 270~300nm 照射后激活形成，因此适当的日光浴可以满足人体对维生素 D 的需求。

当人体长期缺乏维生素 D 时，体内的钙、磷代谢会发生障碍，骨质发生改变，导致儿童易患佝偻病，成人易患骨质软化症及骨质疏松症等骨骼疾病。

1. 维生素 D 的健康功效

(1)促进钙、磷的吸收，有利于骨骼和牙齿的生长发育。维生素 D 在体内经肝脏和肾脏羟化酶作用转化后，可促进小肠黏膜细胞上运钙蛋白的生理合成，促进小肠黏膜对钙、磷的吸收，还可促进肾小管对钙、磷的吸收，从而维持血浆中钙、磷浓度的正常水平。机体内的钙、磷大部分以无机盐的形式存在于骨骼和牙齿中，维生素 D 促进机体对钙、磷的吸收，也为骨的矿化提供了原料。维生素 D 可作用于破骨细胞、成骨细胞，双向调节骨代谢，使骨骼和牙齿能够正常生长发育。

(2)其他功效。维生素 D 还在调节机体免疫功能预防和治疗等方面具有一定的功效。

2. 维生素 D 的参考摄入量

表 18-2　维生素 D 参考摄入量　　　　　　　　　　(单位：μg/d)

年龄(岁)		0~	0.5~	1~	4~	7~	11~	14~	18~	50~	65~	80~	孕妇 1~12 周	孕妇 13~27 周	孕妇 ≥28 周	乳母
用量	EAR	—	—	8	8	8	8	8	8	8	8	8	8	8	8	8
	RNI	10	10	10	10	10	10	10	10	15	15	10	10	10	10	
	UL	20	20	20	30	45	50	50	50	50	50	50	50	50	50	50

注：摘自 WS/T578.4—2018。EAR 为平均需要量；RNI 为推荐摄入量；UL 为可耐受最高摄入量。

日常膳食中，维生素 D 主要存在于海水鱼、动物肝、奶油、蛋黄等动物性食物中，保健食品鱼肝油制剂中也含有丰富的维生素 D。

（三）维生素 E

维生素 E 又名生育酚，是所有具有 α-生育酚活性的生育酚、三烯生育酚及其衍生物的总称，包括四种生育酚和四种三烯生育酚。其中，α-生育酚是维生素 E 中生物活性最高、自然界分布最广的形式。

维生素 E 缺乏，人体会出现贫血、水肿、肌无力、小脑共济失调、生殖机能障碍等症状，但维生素 E 几乎存在于所有人体组织中，且存留时间长，正常情况很少会出现缺乏症。维生素 E 的毒性较小，但大剂量服用时（800mg～3.2g），会出现各种各样的中毒症状。

1. 维生素 E 的健康功效

（1）预防贫血。血红蛋白是血液中红细胞的重要组成成分，其含量高低直接反应贫血程度。维生素 E 具有保持血红细胞的完整并促进血红细胞的生物合成的功能。

（2）促进细胞呼吸。维生素 E 能促进肝和其他器官内泛醌的形成，泛醌在组织呼吸中起着重要的作用。维生素 E 还能促进辅酶 Q 的合成，该辅酶是碳水化合物、脂肪和蛋白质中释放能量的细胞呼吸机制中一个重要调节因子。

（3）其他功效。维生素 E 还具有抗氧化、提高机体免疫力、抑制肿瘤血管生成，以及抗衰老等方面的健康功效。

2. 维生素 E 的参考摄入量

表 18-3　维生素 E 参考摄入量　（单位：mg α-TE/d）

年龄（岁）		0～	0.5～	1～	4～	7～	11～	14～	18～	50～	65～	80～	孕妇 1～12 周	孕妇 13～27 周	孕妇 ≥28 周	乳母
用量	AI	3	4	6	7	9	13	14	14	14	14	14	14	14	14	17
	UL	—	—	150	200	350	500	600	700	700	700	700	700	700	700	700

注：摘自 WS/T578.4—2018。AI 为适宜摄入量；UL 为可耐受最高摄入量。膳食中具有维生素 E 生物活性物质的总量，以毫克 α-生育酚当量（mg α-TE）表示。

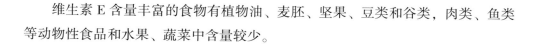

维生素 E 含量丰富的食物有植物油、麦胚、坚果、豆类和谷类，肉类、鱼类等动物性食品和水果、蔬菜中含量较少。

（四）维生素 K

维生素 K 与血液凝固有关，又称为凝血维生素，包括维生素 K_1、K_2、K_3 和 K_4，其中 K_1 和 K_2 是天然存在的脂溶性维生素，K_3 和 K_4 是通过人工合成的水溶性维生素。

维生素 K 缺乏，人体会出现凝血迟缓和出血现象，但因其可通过正常饮食摄取，且人体肠道中的微生物也可合成，在成人体内很少出现缺乏；但新生婴儿肠道内的正常菌群尚未完善，不能合成维生素 K，缺乏的可能性比较大。

1. 维生素 K 的健康功效

（1）凝血功能。维生素 K 是肝脏凝血酶原形成的必需物质，并能调控其他凝血因子（凝血因子Ⅶ、Ⅸ和Ⅹ）的合成。维生素 K 参与抗凝蛋白 C、S 和 Z 的生物合成，使机体维持正常的凝血功能。

（2）参与骨代谢。在骨骼中存在三种维生素 K 依赖性蛋白，即骨钙素、基质 Gla 蛋白和 S 蛋白。其中，骨钙素最为重要，经维生素 K 介导的 γ 羧化的骨钙素可与钙及羟基磷灰石结合，促进骨组织矿化，并调节成骨细胞及破骨细胞活性；基质 Gla 蛋白是一种与骨和软骨相关的蛋白，参与骨形成和矿化，抑制动脉钙化，调节骨代谢。

2. 维生素 K 的参考摄入量

表 18-4　维生素 K 参考摄入量　　　　　　　　　　（单位：μg/d）

年龄（岁）		0~	0.5~	1~	4~	7~	11~	14~	18~	50~	65~	80~	孕妇 1~12 周	孕妇 13~27 周	孕妇 ≥28 周	乳母
用量	AI	2	10	30	40	50	70	75	80	80	80	80	80	80	80	85

注：摘自 WS/T578.4—2018。AI 为适宜摄入量。

人类维生素 K 的来源主要有两个：一是肠道细菌的合成，占 50%～60%；二是食物来源，占 40%～50%，日常饮食中，绿叶蔬菜中维生素 K 的含量最高，其次是奶、肉等蛋白类食物。

二、水溶性维生素

水溶性维生素是指可溶于水、不溶于油脂和脂溶剂的维生素，包括维生素 B 族和维生素 C，绝大多数是以辅酶或辅基的形式参与各种酶系统，在中间代谢的很多重要环节(如呼吸、羧化、一碳单位转移等)发挥重要的作用。由于具有水溶性，在满足机体需要后，多余部分可随尿排出，在机体仅有少量存储，缺乏症状出现较快。

当维生素 C 缺乏时，早期无特异性症状，严重缺乏则会引起坏血病。维生素 C 过量，则可引起腹胀、皮疹、胃酸过多或泌尿系统结石，严重者可致溶血，甚至致命；如大剂量长期服用而突然停药，则可能出现坏血病症状。

(一)维生素 C

维生素 C 又叫做 L-抗坏血酸，是一种水溶性维生素，具有较强的还原性。

1. 维生素 C 的健康功效

(1)参与机体的羟化反应。维生素 C 可以活化脯氨酸羟化酶和赖氨酸羟化酶，促进脯氨酸和赖氨酸向羟脯氨酸和羟赖氨酸转化，而羟脯氨酸和羟赖氨酸是维持胶原空间蛋白结构的关键成分，可维持血管、肌肉、骨骼和牙齿的正常生理功能，有利于伤口愈合、增强毛细血管壁强度、骨损伤修复等。维生素 C 是 7α-羟化酶的辅酶，可促进胆固醇经羟化形成胆汁酸，降低血中的胆固醇含量。

(2)改善铁、钙、叶酸的利用。维生素 C 能促进铁和钙吸收，并将叶酸还原成四氢叶酸，防止发生巨幼红细胞性贫血。

(3)抗氧化。

(4)缓解铅、汞、镉、砷等重金属对机体的毒害作用。

2. 维生素 C 的参考摄入量

表 18-5　维生素 C 参考摄入量　　　　（单位：mg/d）

年龄（岁）		0～	0.5～	1～	4～	7～	11～	14～	18～	50～	65～	80～	孕妇 1～12 周	孕妇 13～27 周	孕妇 ≥28 周	乳母
用量	EAR	—	—	35	40	55	75	85	85	85	85	85	85	95	95	125
	AI	40	40	—	—	—	—	—	—	—	—	—	—	—	—	—
	RNI	—	—	40	50	65	90	100	100	100	100	100	100	115	115	150
	UL	—	—	400	600	1000	1400	1800	2000	2000	2000	2000	2000	2000	2000	2000

注：摘自 WS/T578.5—2018。EAR 为平均需要量，RNI 为推荐摄入量；AI 为适宜摄入量；UL 为可耐受最高摄入量。

维生素 C 可通过日常饮食正常摄入，其主要来源为新鲜蔬菜和水果。维生素 C 含量较丰富的蔬菜有辣椒、油菜、菠菜、卷心菜、菜花、西兰花等，水果有柑橘、柠檬、柚子、山楂、沙棘、刺梨、酸枣等。

(二)维生素 B_1

维生素 B_1 又称硫胺素，可在小肠内通过载体被机体吸收，经肝脏 ATP 的作用后被磷酸化，以硫胺素单磷酸（TMP）、焦磷酸硫胺素（TPP）和硫胺素三磷酸（TTP）三种形式存在于机体，进而参与人体的一系列生命活动。

维生素 B_1 缺乏时，会出现食欲减退、乏力、头痛、肌肉酸痛、体重减轻等症状，伴随着病情加重，可出现典型的湿性和干性脚气病。维生素 B_1 几乎没有副作用，可完全排出体外，当每天服用超过 5～10g 时，偶尔出现发抖、疱疹、浮肿、神经质、心跳增快及过敏等症状。

1. 维生素 B_1 的健康功效

维生素 B_1 在机体的整个物质代谢中都有着重要的作用。维生素 B_1 可抑制胆碱酯酶的作用，如果维生素 B_1 缺乏，会加剧乙酰胆碱分解，使神经传导受到影响。维生素 B_1 通过调节和激活免疫系统的免疫细胞和球蛋白，参与免疫系统的多个功能。维生素 B_1 也是一种抗炎因子，可防止炎症反复出现。

2. 维生素 B_1 的参考摄入量

表 18-6 维生素 B_1 参考摄入量　　　　　　　　（单位：mg/d）

年龄（岁）			0~	0.5~	1~	4~	7~	11~	14~	18~	50~	65~	80~	孕妇 1~12周	孕妇 13~27周	孕妇 ≥28周	乳母
用量	EAR	男	—	—	0.5	0.6	0.8	1.1	1.3	1.2	1.2	1.2	1.2				
		女	—	—	0.5	0.6	0.8	1	1.1	1	1	1	1	1	1.1	1.2	1.2
	RNI	男	—	—	0.6	0.8	1	1.3	1.6	1.4	1.4	1.4	1.4				
		女	—	—	0.6	0.8	1	1.1	1.3	1.2	1.2	1.2	1.2	1.2	1.4	1.5	1.5
	AI		0.1	0.3	—	—	—	—	—	—	—	—	—	—	—	—	—

注：摘自 WS/T578.5—2018。EAR 为平均需要量；RNI 为推荐摄入量；AI 为适宜摄入量。

维生素 B_1 的膳食来源主要为谷类和豆类，动物性食物以瘦肉中含量最多，肝、心、肾次之，蔬菜及水果中则含量较少。

（三）维生素 B_2

维生素 B_2（核黄素）在体内以游离核黄素、黄素单核苷酸（FMN）及黄素腺嘌呤二核苷酸（FAD）三种形式存在于组织，其中 FMN、FAD 是体内许多酶系统的重要辅基，所形成的辅酶参与催化体内各种氧化还原反应。

长期缺乏维生素 B_2 会导致儿童生长迟缓，轻中度缺铁性贫血；也会影响视力，导致口腔、唇、皮肤的炎症；严重缺乏时，常伴有其他 B 族维生素缺乏症状等。在肾功能正常的情况下，维生素 B_2 几乎不产生毒性。

1. 维生素 B_2 的健康功效

（1）参与糖、蛋白质、脂肪、核酸的代谢，促进机体代谢与生长发育。

（2）保护视力及预防白内障的形成。

（3）影响对铁的吸收。

（4）提高机体的抗氧化能力。

（5）防治心血管疾病。

2. 维生素 B_2 的参考摄入量

表 18-7　维生素 B_2 参考摄入量　　　　　　　　　　（单位：mg/d）

年龄(岁)			0~	0.5~	1~	4~	7~	11~	14~	18~	50~	65~	80~	孕妇 1~12 周	孕妇 13~27 周	孕妇 ≥28 周	乳母
用量	EAR	男	—	—	0.5	0.6	0.8	1.1	1.3	1.2	1.2	1.2	1.2				
		女	—	—	0.5	0.6	0.8	0.9	1	1	1	1	1	1	1.1	1.2	1.2
	RNI	男	—	—	0.6	0.7	1	1.3	1.5	1.4	1.4	1.4	1.4				
		女	—	—	0.6	0.7	1	1.1	1.2	1.2	1.2	1.2	1.2	1.2	1.4	1.5	1.5
	AI		0.4	0.5	—	—	—	—	—	—	—	—	—	—	—	—	—

注：摘自 WS/T578.5—2018。EAR 为平均需要量；RNI 为推荐摄入量；AI 为适宜摄入量。

人体肠道中的细菌可以合成维生素 B_2，但量不多，主要还是从食物中获取，一般动物性食物中维生素 B_2 的含量要高于植物性食物，动物内脏中维生素 B_2 的含量最高，其次是蛋、奶类食品。

（四）维生素 B_6

维生素 B_6 又称吡哆素，包括吡哆醇（PN）、吡哆醛（PL）及吡哆胺（PM）三种，这三种物质都可以磷酸化，生成磷酸吡哆醇（PNP）、磷酸吡哆醛（PLP）、磷酸吡哆胺（PMP），其中 PLP 是生物体最活跃的形式，并且参与许多重要的酶反应。

维生素 B_6 缺乏，主要表现为溢脂性皮炎、黄嘌呤酸尿、神经系统病变、铁粒幼细胞贫血、口唇干裂、易激怒、抑郁等症状。维生素 B_6 的毒性相对较低，但若长期过量服用会导致恶心、呕吐、腹泻、呼吸急促等症，大剂量服用还会出现神经毒性和光敏感性。

1. 维生素 B_6 的健康功效

（1）作为辅酶，维生素 B_6 可催化 150 多种酶，参与蛋白质、脂质、碳水化合物等多种物质的体内代谢过程。

（2）PLP 是血红素合成限速酶（δ-氨基 γ-酮戊酸合成酶）的辅酶，参与血红蛋白合成过程中 Fe^{2+} 的掺入，与血红蛋白的生成有关。

2. 维生素 B_6 的参考摄入量

表 18-8　维生素 B_6 参考摄入量　　　　　　　　　　（单位：mg/d）

年龄(岁)		0~	0.5~	1~	4~	7~	11~	14~	18~	50~	65~	80~	孕妇 1~12 周	孕妇 13~27 周	孕妇 ≥28 周	乳母
用量	EA	—	—	0.5	0.6	0.8	1.1	1.2	1.2	1.3	1.3	1.3	1.9	1.9	1.9	1.4
	AI	0.2	0.4	—	—	—	—	—	—	—	—	—	—	—	—	—
	RNI	—	—	0.6	0.7	1	1.3	1.4	1.4	1.6	1.6	1.6	2.2	2.2	2.2	1.7
	UL	—	—	20	25	35	45	55	60	60	60	60	60	60	60	60

注：摘自 WS/T578.5—2018。EAR 为平均需要量；RNI 为推荐摄入量；AI 为适宜摄入量；UL 为可耐受最高摄入量。

维生素 B_6 可以由肠道细菌合成，但并不能满足机体需求，还需从食物中摄入。动物性食物中的维生素 B_6 的主要存在形式为 PLP 和 PMP，其中鸡肉、鱼肉、肝脏、蛋中的含量较高，植物性食物(如谷类、豆类、水果、蔬菜)中维生素 B_6 也较为丰富，主要以吡哆醇的形式存在。

(五)叶酸

叶酸也叫蝶酰谷氨酸，是 B 族维生素的一种，在酸性条件下不稳定，光照条件下易被分解，因此叶酸要密封、避光和低温保存。

人体缺乏叶酸，会导致消化道黏膜的萎缩性改变，引发舌炎；缺乏叶酸，会使血中高半胱氨酸水平升高，引起动脉硬化和冠心病；孕妇在怀孕早期，叶酸摄入不足会导致畸形儿，也可能会引发核巨红细胞性贫血(婴儿)和巨红细胞性贫血(孕妇)。叶酸摄入不足还会引起结肠癌、前列腺癌、宫颈癌等癌症。

1. 叶酸的健康功效

(1)叶酸作为维持生物体正常生命过程所必需的一类有机物质，通常被机体吸收后，变成至少五种有活性的辅酶形式，参与到机体内一碳单位的转移。

(2)叶酸还参与了核酸 DNA 和 RNA 合成中嘌呤和嘧啶的形成，影响细胞的分裂和繁殖。

(3)血红蛋白的结构物卟啉基的形成，红细胞和白细胞的快速增生等，都需要叶酸的参与。

(4)叶酸可提供大量游离碳离子，供给制造神经末梢和构成传递神经冲动的重要化学物质原料，保证人体神经系统的正常发育。

2. 叶酸的摄入量

正常情况下，叶酸是无毒副作用的，即使连续 1 个月每天摄入 15mg，也没有任何不良影响。叶酸可以由肠道细菌合成，此外，许多食物也都含有叶酸，动物性食物如肝、肾、鸡蛋等，植物性食物如梨、蚕豆、芹菜等。

(六)烟酸

烟酸即 3-吡啶甲酸，又名尼克丁酸，是结构最简单、理化性质最稳定的一种维生素，在体内转化为烟酰胺，它们在体内具有同样的生物活性。

人体缺乏烟酸，易引起癞皮病，人体的皮肤、胃肠道和中枢神经系统都会受到影响，其典型的症状是皮炎、腹泻和痴呆。大剂量服用烟酸会有较多的不良反应，常见的有皮肤红肿、皮疹、瘙痒及胃肠道反应，还能引起血糖和尿酸增高、心律失常、肝功能异常、诱发痛风及关节炎。

1. 烟酸的健康功效

(1)参与合成辅酶 I 和辅酶 II，参与糖类、脂肪和蛋白质的能量释放。

(2)作为辅酶 I 和辅酶 II 的组成成分，参与核酸的形成。

(3)葡萄糖耐受因子的重要组成成分，促进葡萄糖代谢。

(4)大剂量的烟酸通过干扰胆固醇或脂蛋白合成，来降低血胆固醇水平。

2. 烟酸的参考摄入量

对于成年人，烟酸的推荐摄入量为 10～15mg NE/d。烟酸广泛存在于食物中。植物性食物中主要是烟酸，主要为谷类及坚果，但玉米中的烟酸为结合型的，不易被吸收利用，以玉米为主食的人群容易患癞皮病；动物性食物中主要是烟酰胺，主要为肝、肾、瘦肉、鱼肉等，乳、蛋等食物中虽然含量不多，但其含有的色氨酸较多，可以转化为烟酸。

(七)泛酸

泛酸又称维生素 B_5，广泛存在于食物中。天然泛酸均为右旋，只有右旋泛酸具有生物活性。泛酸是辅酶 A 和酰基载体蛋白生物合成的重要前体物质，参与生物体内碳水化合物、脂肪酸、蛋白质和能量代谢。

1. 泛酸的健康功效

（1）参与类固醇、褪黑激素、抗体和亚铁血红素的合成。

（2）是体内柠檬酸循环、胆碱乙酰化、合成抗体等代谢所必需的中间物。

（3）增加谷胱甘肽的生物合成，从而减缓细胞凋亡和损伤。

（4）降低胆固醇和甘油三酯的浓度。

2. 泛酸的参考摄入量

泛酸广泛存在于食物中，蜂王浆中含量较多，此外，肠道细菌也可合成。人类缺乏泛酸的现象极少见，无需额外摄入。

（八）生物素

生物素又称维生素 H 或 B_7，是线粒体丙酰辅酶 A 羧化酶、丙酮酰胺羧化酶、乙酰辅酶 A 羧化酶、甲基巴豆酰辅酶 A 羧化酶的辅酶，作为羧化、脱羧和脱氢反应酶系的辅助因子参与碳水化合物、蛋白质和脂肪三大营养物质的代谢。此外，其在 CO_2 固定反应中作为载体，起着重要作用。

生物素缺乏症以皮肤、黏膜和神经系统损害为主。在普通人群中，长期的生物素缺乏可能导致疲乏、恶心、呕吐、食欲下降、皮炎及肌肉痛等，也会引起免疫功能的下降。

1. 生物素的健康功效

（1）参与细胞的增殖，提高机体的免疫能力。

（2）促进淋巴细胞的成熟，刺激机体免疫系统产生免疫应答。

2. 生物素的参考摄入量

成年人的生物素的适宜摄入量为 40mg/d。生物素的来源广泛，且机体肠道细菌也可以合成生物素，机体一般不会出现缺乏症。常见含生物素的植物性食物有苹果、大豆、蘑菇、柑橘、花生等，常见动物性食物有动物肝脏。生鸡蛋清中有一种抗生素蛋白，会与生物素结合，导致机体难以吸收利用。

（九）维生素 B_{12}

维生素 B_{12} 是一类含钴的类咕啉化合物，又称作钴胺素，是唯一含必需矿物质的维生素。维生素 B_{12} 在体内的活性形式为甲基钴胺素（甲基维生素 B_{12}）和 5'-脱氧腺苷钴胺素（辅酶 B_{12}），对人体的健康正常生长有着重要影响。当人体缺乏维生素 B_{12} 时，会出现消化道症状、神经症状及精神症状等。维生素 B_{12} 缺乏多因吸收不良引起，膳食缺乏较少见。维生素 B_{12} 在人体不会长期贮存，过量的维生素 B_{12} 会排出体外。

1. 维生素 B_{12} 的健康功效

（1）细胞内的 N^5-甲基四氢叶酸是甲基的供体，缺乏维生素 B_{12}，四氢叶酸的利用率降低，红细胞的成熟和分裂受到影响，导致巨红细胞贫血、高同型半胱氨酸血症及其尿症。

（2）辅酶 B_{12} 是 L-甲基丙二酰辅酶 A 变位酶的辅酶，若缺乏维生素 B_{12}，会使 L-甲基丙二酰辅酶 A 大量堆积，致使髓鞘质变性退化，引起神经损害的症状。

2. 维生素 B_{12} 的参考摄入

动物性食物是维生素 B_{12} 的主要来源，包括动物内脏、贝壳类、软体动物类、海产品、蛋类等。

第二节 矿物质

人体包含 60 多种无机元素，统称为矿物质。矿物质是人体必需的七大营养素之一。含量较多的钙、磷、镁、钾、钠、氯、硫，称为常量矿物元素。还有一些矿物元素在人体内的含量很少，但它们都有重要的生理功效，且必须从食物中摄取，称为必需微量元素。目前确认是必需微量元素的包括碘、锌、铁、铜、硒、钴、铬、钼；可能是必需微量元素的包括锰、硅、镍、硼、钒；具有毒素，但剂量低时可能是必需微量元素的包括氟、锡、砷等。

一、常量元素

（一）钙

对人体而言，体内 99% 的钙用来构成骨骼和牙齿以及维持它们的正常功能，其余 1%的钙存在于血液及肌肉等处，对体内的一系列生理生化反应起重要的调节作用。

我国人群缺钙现象相当普遍，长期的钙摄入不足，易造成骨质疏松、骨软化等疾病。当血中钙离子浓度低于 1.5~1.75mmol/L 时，神经肌肉的兴奋性增加，可引起肌肉的自发性收缩，临床上称搐搦，应及时补充钙元素。补钙过量时，则可能会导致结石、动脉硬化、高钙血症等疾病，同时会影响其他矿物元素的利用率。

1. 钙的健康功效

(1)影响肌肉收缩、内分泌、糖原的合成与分解、电解质转运以及细胞生长等。

(2)影响膜的结构和功能变化，改变细胞膜对钾、钠等阳离子的通透性。

(3)与 K^+ 相互拮抗，维持心肌正常的收缩与舒张达到协调统一。

(4)血浆中的钙离子是凝血因子之一，参与凝血过程。

(5)调节体内多种酶活性。

2. 钙的参考摄入量

表 18-9　钙参考摄入量　　　　　　　　（单位：mg/d）

年龄（岁）		0~	0.5~	1~	4~	7~	11~	14~	18~	50~	65~	80~	孕妇 1~12 周	孕妇 13~27 周	孕妇 ≥28 周	乳母
用量	EAR	—	—	500	650	800	1000	800	650	800	800	800	650	810	810	810
	RNI	200	250	600	800	1000	1200	1000	800	1000	1000	1000	800	1000	1000	1000
	UL	1000	1500	1500	2000	2000	2000	2000	2000	2000	2000	2000	2000	2000	2000	2000

注：摘自 WS/T578.2—2018。EAR 为平均需要量；RNI 为推荐摄入量；UL 为可耐受最高摄入量。

动物性食物中，奶及奶制品的钙含量丰富，且易被机体吸收，是较好的钙来源；此外，虾皮中的钙含量也较高。植物性食物中，芝麻及大豆是钙的重要来源，有些谷类和蔬菜中也含有较多的钙，但植物体内的草酸会与钙形成钙盐，不易被机体吸收。

(二)磷

人体内的磷 80%~85%存在于牙齿和骨骼中，其余则分布于人体全身各组织和体液中。

1. 磷的健康功效

（1）是构成细胞膜和遗传物质 RNA、DNA 的必要成分。

（2）参与能量代谢与调节。

（3）调节骨骼的钙化、体液酸碱平衡和遗传信息传递等。

2. 磷的摄入

磷在食物中分布广泛，因此磷缺乏症较为少见。

（三）镁

人体内的镁有 60%~65%存在于骨骼及牙齿中，其余大部分分布于软组织和血液中。镁主要分布在细胞内液，细胞外液的镁元素不超过 1%。

当人体缺乏镁时，易出现肌肉颤抖或痉挛，以及失眠、烦躁、心跳过快、神志不清等症状，同时伴有糖尿病和多种心血管疾病。一般只要肾功能正常，即使摄入过量的镁，也会排出体外。但是如果一次性摄入大剂量的镁，或者肾功能出现问题，导致体内镁量过多，则会出现恶心、胃痉挛、疲倦、乏力、腱反射消失、血压下降等症状，严重者甚至出现呼吸抑制、心搏骤停等。

1. 镁的健康功效

（1）是骨骼和牙齿的组成成分之一，对骨骼和牙齿健康具有重要作用。

（2）是 300 多种酶系统中的辅助因子，调节体内各种生化反应，激活酶系统。

（3）与钙拮抗，阻碍神经冲动和抑制肌肉的收缩。

（4）调节心脏泵功能和钾离子在心肌细胞中的运移，调节冠状动脉和外周动脉的血管扩张，减少血小板的聚集，对心血管系统起保护作用。

2. 镁的参考摄入量

表 18-10　镁参考摄入量　　　　　　　　　　（单位：mg/d）

年龄(岁)		0~	0.5~	1~	4~	7~	11~	14~	18~	50~	65~	80~	孕妇 1~12 周	孕妇 13~27 周	孕妇 ≥28 周	乳母
用量	EAR	—	—	110	130	180	250	270	280	280	270	260	310	310	310	280
	RNI	20	65	140	160	220	300	320	330	330	320	310	370	370	370	330

注：摘自 WS/T578.2—2018。EAR 为平均需要量；RNI 为推荐摄入量。

镁广泛存在于食物中。镁的植物性食物来源有绿叶蔬菜、大麦、苋菜、坚果等，以及食用菌，如口蘑、香菇等。动物性食物来源有肉类、奶类等。

（四）钾

体内钾主要存在于细胞内。

钾缺乏会导致机体出现相应的症状，主要表现为心律失常、横纹肌肉裂解、肾功能障碍、肌无力及瘫痪等。钾摄入过多时，一般会排出体外。但当肾功能不全，又摄入大量的钾时，神经肌肉和心血管会表现出一系列症状。用非自然膳食方式的补钾，当摄入钾高于 8g/d 时，会导致高血钾症，造成心力衰竭，甚至导致死亡。

1. 钾的健康功效

（1）维持细胞的新陈代谢以及物质合成。

（2）维持神经肌肉的兴奋性及维持心肌的正常功能。

（3）与钠离子协同作用，维持机体正常渗透压和酸碱平衡。

2. 钾的摄入

钾广泛分布于各种动植物食物中，常见的植物性食物有紫菜、黄豆、向日葵籽、番茄、菠菜萝卜等，常见的动物性食物有牛肉、羊肉等。

（五）钠

钠 44%~50% 存在于细胞外液，是细胞外液中带正电的主要离子，9%~10% 存在于细胞内液，40%~47% 存在于骨骼。

一般情况下，机体不会缺乏钠元素。正常情况下，钠摄入过多时，不会在机体内蓄积，但如过量摄入，就会产生一系列症状，出现水肿、高血压、血栓、萎缩性胃炎、胃癌等。

1. 钠的健康功效

（1）调节细胞渗透压，维持水平衡。

（2）调节酸碱平衡。

（3）在神经传导兴奋的过程中，维持神经肌肉应激性。

2. 钠的参考摄入量

成人钠适宜摄入量为 $1.3 \sim 1.5g/d$。钠在食物中广泛存在，一般情况动物性食物钠含量高于植物性食物。人体钠主要的来源是食盐，含盐的酱油、腌制品等也是人体钠的来源。降低钠的摄入量，对预防高血压、心血管疾病和中风有帮助。

（六）氯

氯和钠形成的氯化钠主要存在于细胞外液，氯和钾形成的氯化钾主要存在于细胞内液，少量氯离子松散结合于结缔组织，是可交换氯，骨骼和脑脊液中也含有少量氯。

一般来说，大量出汗、腹泻、呕吐、肾病、肾功能改变或食用利尿剂，容易造成氯缺乏，氯缺乏后会出现呼吸缓慢、手足麻木、头昏、消化功能减弱等症状。当氯摄入过多时，会造成机体酸碱失衡，可能引起酸中毒、高氯血症等。

1. 氯的健康功效

（1）维持细胞外液的容量和渗透压，维持体内水分和酸碱的平衡。

（2）作为胃酸的主要组成，促进食物的消化吸收，抑制胃中的微生物生长。

（3）具有电解质的功能，可协助肝脏清除体内的废物，协助血液将二氧化碳运送到肺部。

（4）促进蛋白质、维生素 B_{12} 及铁的吸收。

2. 氯的摄入

人体内氯的主要来源为食盐，海藻、茶等也是氯的主要食物来源。

（七）硫

硫在人体中的含量比较少，它是存在于各种氨基酸中而被人体所吸收的。人体中的含硫氨基酸有蛋氨酸、胱氨酸和半胱氨酸。硫也是构成细胞蛋白的重要常量元素，在肝脏、肾脏、心脏等的硫蛋白中含有镉、锌、铜等金属元素，称为金属硫蛋白；人体所需的维生素如硫胺素、泛酸、硫辛酸和生物素等都含有硫；硫也是胰岛素和辅酶 A 的成分。

硫元素缺乏会使人体毛发干燥、秃顶，皮肤粗糙起皱、湿疹、牛皮癣，手指甲或脚趾甲真菌感染、断裂等，使人体生长发育减缓，解毒功能下降等。一般情况下，机体不会摄入硫过量，若以无机硫作为添加剂导致硫过量，则可能会造成厌食、腹泻、抑郁等反应。

1. 硫的健康功效

硫的健康功效主要通过含硫氨基酸来发挥作用。

2. 硫的摄入

人体每天最少需 800mg 硫。硫的食物来源广泛，蛋白质类食物中硫的含量尤为丰富，动物性食物有肉类、鱼、蛋等，植物性食物有豆类、谷类、萝卜、苹果等。

二、微量元素

微量元素在机体内的含量甚微，在人体内含量小于万分之一，但对生命过程意义深远。

（一）铁

人体必需微量元素中，铁的含量最多。人体中几乎 2/3 的铁存在于红细胞中的血红蛋白，25% 的铁存在于肝、脾、骨髓及肠黏膜，主要在小肠被吸收。铁以二价离子的形式被吸收，三价铁离子很难被吸收。

人体缺铁，会发生缺铁性贫血。孕妇和儿童对铁的需求量极大，这类人群最有可能出现缺铁性贫血。铁缺乏，还会影响其他组织器官功能，造成人体免疫力下降、学习能力下降、表情呆滞，同时含铁酶的含量和功效也会受到影响，从而影响机体的代谢功能。铁可在人体被反复利用，人体的排出量很少，因此铁摄入过多，会在体内堆积，轻则出现呕吐、腹泻、腹痛等症状，重则引起肝纤维化、动脉粥样硬化及多种器官的肿瘤。

1. 铁的健康功效

（1）参与体内氧的运送和组织的呼吸过程。

（2）参与合成血红蛋白，维持正常的造血功能。

（3）参与维生素 A、嘌呤与胶原的合成。

（4）通过影响 T 淋巴细胞，影响非特异性免疫。

2. 铁的参考摄入量

成年人铁的推荐摄入量为 12~20mg/d。动物性食物含有丰富的铁元素，如动物血、瘦肉、肝、肾等。植物性食物中大豆、黑木耳、芝麻等含铁较为丰富，谷物及蔬菜类则含量较少。

(二) 锌

在生物体内，锌主要以二价锌离子的形式存在，在人体中的含量在微量元素里仅次于铁。锌与机体的代谢及某些疾病的发生发展关系极为密切，有人称锌为"生命的火花"。

人体缺锌会出现多种症状和疾病，如生长发育不良、味觉下降、食欲不振、免疫功能下降、溃疡病、伤口愈合能力差、皮肤炎症、人的暗适应能力下降和辨色能力减弱，少精、弱精或精液不液化，男性前列腺炎；孕妇缺锌可导致婴儿畸形、脑发育不良、神经管缺陷，如无脑儿、脊柱裂等。

1. 锌的健康功效

(1) 参与蛋白质、脂肪、糖和核酸代谢。

(2) 是细胞膜的组成成分之一，能降低红细胞的渗透脆性，保护和稳定生物膜。

(3) 增加镰状细胞病人红细胞的过滤性，减少不可逆性镰状红细胞的数量。

(4) 影响膜结合酶的活性及离子的跨膜运动。

(5) 影响 DNA 合成、RNA 合成和细胞分裂。

(6) 影响骨骼生长与骨代谢。

(7) 参与免疫调节。

(8) 影响内分泌系统。

(9) 促进维生素 A 的正常代谢和视觉功能。

(10) 保护皮肤和骨骼的正常功能，促进智力发育，改善味觉等。

2. 锌的参考摄入量

一般情况下，人体内锌不会过多。长期补充大量的锌，会导致贫血、免疫力下降、高密度脂蛋白胆固醇降低等。成人一次性摄入 2g 以上的锌，会导致锌中毒，引起恶心、呕吐、上腹疼痛、腹泻。

锌的来源广泛，动物类食物如牡蛎、扇贝、牛肉、猪肝等，植物性食物如扁豆、蚕豆、米、花生等，蔬菜及水果中锌含量较低。

(三)铜

正常人的体内一般含铜70~100mg，含量较少。铜被人体吸收后，经血液送至全身，除一部分以铜蛋白形式储存于肝脏外，其余在肝脏内合成血浆铜蛋白，或在各组织内合成细胞色素氧化酶、过氧化物歧化酶、酪氨酸酶等。

铜缺乏会导致贫血、骨质疏松、生长发育停滞、皮肤和毛发脱色、脂溢性皮炎、肌张力减退、精神系统退化，其中，缺铜贫血为低血色素小红细胞性贫血，补铁不能改善症状。铜摄入过量，会损伤肝细胞、红细胞，会出现恶心、呕吐、流涎、腹泻、口腔金属味、蓝绿色粪便、行动障碍、失眠、脱发等症状。

1. 铜的健康功效

(1)血浆铜蓝蛋白可维护正常的造血机能和铁的代谢。

(2)维护骨骼、血管、皮肤等组织的弹性和结缔组织的正常功能。

(3)维护中枢神经系统的健康。

(4)保护机体细胞免受超氧离子的毒害。

(5)影响胆固醇代谢、心肌细胞氧化代谢、机体防御机能、激素分泌等。

2. 铜的参考摄入量

成人铜的推荐摄入量为0.8mg/d。铜的动物性食物来源有动物内脏、贝类、虾、蟹、肉类、鱼类等，植物性食物来源有花生、核桃、小麦、玉米、白菜、萝卜等。

(四)碘

碘在人体的含量极低(20~50mg)，其中70%~80%储存于甲状腺内，参与甲状腺素的合成，通过甲状腺素发挥其生理作用。

碘缺乏可以引起地方性甲状腺肿、克汀病、胎儿早产、死亡发病率高以及甲状腺激素水平低下等各种病症。

长期摄入量过多碘或者一次性摄入剂量较大的碘，会危害人体健康，导致碘过多病症，包括碘致甲状腺功能亢进、碘致甲减、桥本甲状腺炎、甲状腺癌、碘过敏和碘中毒等。

1. 碘的健康功效

碘的健康功效主要通过甲状腺素来体现。

(1)甲状腺激素可参与糖、脂肪、维生素等代谢。

(2)甲状腺激素刺激蛋白质、核糖核酸、脱氧核糖核酸等生命物质的合成。

(3)甲状腺激素可促进身体和智力发育。

2. 碘的参考摄入量

成人碘的推荐摄入量为 120μg/d。人体内的碘主要来自食物，其次是自来水及加碘食盐。海产品含有丰富的碘，如海带、紫菜、海参、虾皮等，陆地食物中蛋、奶、肉类等也含有一定量的碘，蔬菜水果中含碘量最低。

(五)硒

硒是人体必需的微量元素，具有"抗癌之王"的美誉，中国营养学会将硒列为人体必需的 15 种营养素之一。硒在肝脏和甲状腺等器官中含量较为丰富，通常以硒蛋白的形式发挥生物学功能，同时还是多种生物活性酶的重要组成成分，对维持人体各项器官的正常生理功能具有重要意义。

缺硒会诱发克山病和大骨节病。过量摄入硒，可导致中毒，临床上的硒中毒分为急性、亚急性及慢性。慢性硒中毒的主要特征是脱发及指甲形状改变、畸形和肝硬化，有些病例还可见到皮肤病灶及神经系统异常；而急性硒中毒则主要表现为运动异常和姿势病态、呼吸困难、胃胀气、高热、脉快、虚脱。

1. 硒的健康功效

(1)含硒蛋白能影响甲状腺素的调节。

(2)具有抗氧化作用。

(3)参与免疫反应。

(4)对镉、铅、汞、砷等重金属具有一定的拮抗作用。

(5)保护视觉器官的健全功能。

2. 硒的健康摄入指南

成人硒的推荐摄入量为 60μg/d。动物性食物是硒良好的食物来源，如猪肝、猪肾、海参、牡蛎、蛤蜊、羊肉等，植物性食物的含硒量与当地的土质有关。

（六）铬

自然界中的铬主要以三价铬和六价铬两种形式存在。前者具有生物活性，广泛存在于各种植物和动物组织中，且是人体中唯一随着年龄的增长而含量降低的元素；后者则是明确有害的，能使人体血液中某些蛋白质沉淀，引起贫血、肾炎、神经炎等疾病。

早期缺铬无明显的征兆，人体内会分泌足够的胰岛素，以补偿缺铬引起的胰岛素效能降低。因此，胰岛素分泌增加是体内缺铬的一个主要标志，若不及时补充铬，当胰腺分泌胰岛素的代偿能力枯竭时，胰岛素功能将严重受损，从而引起糖尿病，同时出现低血糖、异常肥胖及动脉硬化等症状。三价铬的毒性很小，吸收率低，目前还未曾有膳食摄入导致铬过量的报道。

1. 铬的健康功效

（1）参与机体糖代谢，维持体内正常的葡萄糖耐量。

（2）改善组织细胞膜对胰岛素的敏感性，促进葡萄糖向细胞膜的输送和转运。

（3）调节机体脂质代谢。

（4）影响蛋白质合成、机体的生长发育及机体的免疫功能。

2. 铬的参考摄入量

成人铬的推荐摄入量为 $30\mu g/d$。铬的来源广泛，动物性食物主要有肉类和海产品，植物性食物主要有谷类、豆类、坚果、紫菜等。

（七）钴

一般正常人体内含钴总量为 $1.1\sim1.5mg$，其中 14% 分布于骨骼，43% 分布于肌肉，其余则分布于其他软组织中。人体内的钴主要以维生素 B_{12} 和维生素 B_{12} 辅酶的形式发挥生物学作用。

维生素 B_{12} 中钴的生物活性，是无机钴活性的 1000 倍。许多归咎于缺钴的疾病，如恶性贫血、急性白血病等，实际上是由于缺乏维生素 B_{12} 引起的，通过补充维生素 B_{12} 可以加以防治。钴过量，人体常会出现皮肤潮红、炎症、恶心、呕吐、耳鸣、心力衰竭、肺纤维化、咳喘、红细胞增多等症状。

1. 钴的健康功效

（1）刺激人体骨髓的造血系统，促进血红蛋白的合成及红细胞数目的增加。

（2）改善锌的生物活性，促进锌在肠道吸收。

（3）影响甲状腺代谢，在碘缺乏时，钴能激活甲状腺的活性，钴和碘联用，对于治疗缺碘引起的甲状腺肿效果更佳。

（4）参与氨基酸、脂肪、糖的代谢及核酸和蛋白质的合成。

（5）与氢氰酸形成不同配合物，解除氰化物的毒性。

2. 钴的参考摄入量

人体对钴的生理需要量不易准确估计，每日供给 $1 \sim 2 \mu g$ 即可。较好的动物性含钴食物有动物肝脏，植物性食物有小麦、花生、苹果、菠菜等。

（八）锰

锰在人体内总含量为 $10 \sim 20 mg$，分布于全身各组织器官。骨骼含锰量随膳食锰摄入量的变动而变化，骨骼是锰的储存库；毛发锰的含量可以反映机体锰的营养状况。锰能激活很多酶，例如转移酶、水解酶、激酶、脱羧酶等，并且是精氨酸酶、丙酮酸羧化酶和超氧化物歧化酶等酶的组成部分。

缺锰的主要症状有：皮炎、动脉硬化、低胆固醇、生长迟缓、骨骼异常、关节畸形、平衡不良、生殖功能障碍，以及碳水化合物和脂肪代谢紊乱等。

锰能抑制多巴胺的形成，锰过多会引起血管收缩、血压升高。此外，急性脑出血、脑血栓形成、蛛网膜下腔出血、动脉硬化与心肌梗塞患者的血及头发的锰含量明显增高。锰过多还可能导致精神分裂症。锰的通透性较高，容易集中在大脑，锰过量或缺乏均影响脑功能。

1. 锰的健康功效

（1）影响骨骼的正常生长和发育。

（2）与 DNA 合成、RNA 转录及遗传信息传递有关。

（3）参与性激素合成。

2. 锰的参考摄入量

成年人锰的适宜摄入量为 $3.5 mg/d$。锰的主要食物来源为植物性食物，包括芹菜、生菜、葡萄、草莓、坚果、谷类及豆类，动物性食物则主要为蛋类。

（九）氟

氟主要分布于人体骨骼、指甲及头发中，为体内含量第三的微量元素。

缺氟主要会引起龋齿和骨质疏松。氟过量也会对人体造成不良影响。氟过多会影响大脑的生理过程，可导致记忆力减退、精神不振、失眠、易疲劳；氟对酶有抑制作用，降低酶的活性，以致影响能量的代谢和物质的转化；长期高浓度氟摄入，可以改变牙釉质的正常结构，引起氟斑牙，也会影响钙和磷代谢，导致氟骨症；氟过多会损害心血管系统，造成动脉硬化；此外，氟过多对肾脏和生殖系统都有负面影响。

1. 氟的健康功效

（1）氟具有保护牙齿的功能。氟化物可以降低牙釉质溶解度，促进其再矿化；可改变口腔的生态环境，抑制细菌酶，阻断蛋白质与釉质表面的钙结合，减少牙菌斑的形成。氟对牙齿还有脱敏的作用。

（2）适量的氟能维持机体正常的钙磷代谢，有利于钙和磷的利用及在骨骼中沉积，加速骨骼的形成，促进生长，维护骨骼的健康。

（3）适量的氟还具有促进生长发育和繁殖，影响神经系统兴奋性等功能。

2. 氟的参考摄入量

成年人氟的适宜摄入量为 1.5mg/d。人体内氟的主要来源为饮水。

第三节　不饱和脂肪酸

脂肪是人体必需的三大基本营养成分之一，95%以上天然油脂由饱和及不饱和程度各异的脂肪酸甘油脂组成。脂肪酸是中性脂肪、磷脂和糖脂的主要成分。

脂肪酸根据碳氢链上不饱和键的数量可分为三类：饱和脂肪酸、单不饱和脂肪酸、多不饱和脂肪酸。

一、单不饱和脂肪酸

单不饱和脂肪酸被认为是最健康的膳食脂肪，具有高的氧化稳定性，包括油酸、棕榈油酸、芥酸、肉豆蔻油酸、反式油酸、蓖麻油酸等。

　　日常生活中最常见的是油酸，几乎存在于所有植物和动物脂肪中，橄榄油、棕榈油、花生油等均含有丰富的油酸。油酸具有使血清中总胆固醇、低密度脂蛋白胆固醇水平下降，降低血清总胆红素，减少炎症，降血糖，促进儿童生长发育，抗癌等作用，有益于人体健康。

二、多不饱和脂肪酸

　　多不饱和脂肪酸是指碳链长度为 16~22 个碳原子的直链脂肪酸，双键愈多，不饱和程度愈高。

　　多不饱和脂肪酸的分子中，距羧基最远的双键在倒数第六个碳原子上的，称为 ω-6 多不饱和脂肪酸；出现在倒数第三个碳原子上的，称为 ω-3 多不饱和脂肪酸。ω-6 系列主要有：亚油酸(LA)和 γ-亚麻酸(GLA)等。ω-3 系列主要有：α-亚麻酸(ALA)、二十碳五烯酸(EPA)、二十二碳五烯酸(DPA)和二十二碳六烯酸(DHA)等。

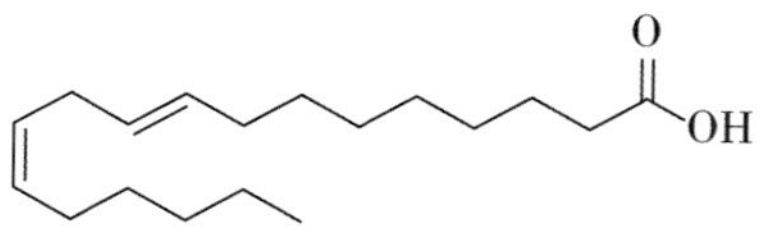

亚油酸
Linoleic acid，LA

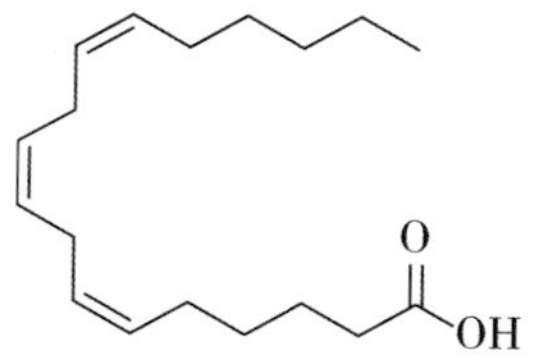

γ-亚麻酸
Gamma linolenic Acid，GLA

图 18-1　ω-6 系列多不饱和脂肪酸

　　必需脂肪酸是指人体维持机体正常代谢不可缺少，但自身又不能合成或合成速度慢而无法满足机体需要，只能通过食物供给的脂肪酸。必需脂肪酸不仅能够吸引水分滋润皮肤细胞，还能防止水分流失，是机体的润滑油。在必需脂肪酸中，亚油酸、γ-亚麻酸属于 ω-6 系列多不饱和脂肪酸；α-亚麻酸属于 ω-3 系列多不饱和脂肪酸。

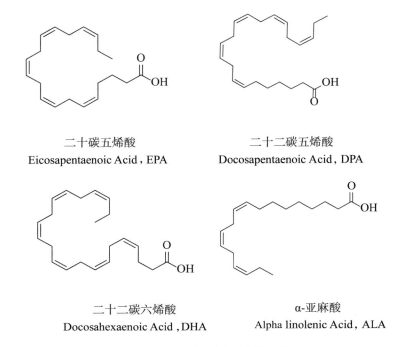

二十碳五烯酸
Eicosapentaenoic Acid，EPA

二十二碳五烯酸
Docosapentaenoic Acid，DPA

二十二碳六烯酸
Docosahexaenoic Acid，DHA

α-亚麻酸
Alpha linolenic Acid，ALA

图 18-2　ω-3 系列多不饱和脂肪酸

（一）ω-3 多不饱和脂肪酸

1. α-亚麻酸

α-亚麻酸存在于许多植物油中，苏子是现有已知植物中 α-亚麻酸含量最高的物种，苏子油中 α-亚麻酸含量为 60% 左右，其次是胡麻籽，胡麻籽油中 α-亚麻酸含量约为 50%。此外，一些动物体内也含有亚麻酸，蚕蛹油中含量高达 72.84%，牛蛙的肝脏和脂肪中含量分别达到 22.84% 和 16.06%；藻类、深海鱼、虾贝等也含有较为丰富的 α-亚麻酸。

α-亚麻酸具有强大的抗炎和抗氧化活性。α-亚麻酸能够保护心肌的结构和功能，降低心肌纤维化程度，具有心血管保护和抗动脉粥样硬化的作用。哺乳动物的大脑和视网膜中 DHA 比例很高，如果缺乏，大脑的学习、认知等能力及视觉功能均会受到影响，而 α-亚麻酸是 DHA 的前体物质，可见，α-亚麻酸对维持视觉和大脑功能正常有着重要的作用。此外，α-亚麻酸还有神经保护、抗肿瘤、降低胆固醇、降血脂、抗衰老等功能。

2. EPA 和 DHA

EPA 和 DHA 的天然来源主要是海洋动物，如贝类、甲壳类、鱼(特别是鲭、鲑、鲱、沙丁鱼等)。EPA 和 DHA 具有多种健康功效，如可抑制血小板的聚集，减少血栓素 A_2 形成，从而预防心肌梗死和脑梗死；能降低血液中的总胆固醇、低密度脂蛋白和极低密度脂蛋白，升高高密度脂蛋白，发挥抗动脉粥样硬化的作用。此外，EPA 是合成具有抗炎活性的前列腺素 PGH_3 的母体，同时 EPA 和 DHA 代谢过程中可继续转化为另一种抗炎前列腺素 PGH_1，从而表现出抗炎活性。

(二) ω-6 多不饱和脂肪酸

1. 亚油酸

亚油酸是功能性多不饱和脂肪酸中被最早认识的一种，在我们日常食用的液体植物油，如葵花籽油、大豆油、芝麻油、玉米油等中普遍存在，我国膳食结构一般可满足机体对亚油酸的需求。

亚油酸能与胆固醇结合成脂，并进一步促使其降解为胆酸而被排泄，具有降低血胆固醇的作用。此外，亚油酸还可降低三酰甘油、低密度脂蛋白和极低密度脂蛋白的含量，使高密度脂蛋白含量增加；改变胆固醇的体内分布，减少血管壁中脂质的沉积；改变脂蛋白的组成和结构，增加细胞膜及脂蛋白的流动性，改善或保护血管壁。

2. 共轭亚油酸

共轭亚油酸是一系列含有共轭双键的亚油酸的总称，主要存在于反刍动物(牛、羊等)的肉及乳制品中，在一些植物中也发现了共轭亚油酸的存在，但是非常少。共轭亚油酸中，c9, t11 和 t10, c12 是两种含量最多且已被证实具有生理活性的主要异构体，其中 c9, t11 是共轭亚油酸的主要膳食形式。

共轭亚油酸具有抑制多种肿瘤的作用，还具有抗动脉粥样硬化、抗糖尿病、调节糖脂代谢、降血糖、促进骨形成、降低骨质流失及促进钙吸收、调节机体免疫力等多种健康功效。共轭亚油酸已被列入食品补充剂健康指南，建议膳食中共轭亚油酸的摄入量为 400~600mg/d。

3. γ-亚麻酸

自然界和人类食物中富含 γ-亚麻酸的资源并不多，目前已发现的有月见草（7%~13%）、玻璃苣（20%~25%）、黑加仑（16%）等植物，其也存在于多种藻类及低等真菌类中，如大螺旋藻、球孢毛霉、微小毛霉等。

γ-亚麻酸为无色油状液体，在空气中极易氧化，是人体本身无法合成而又必需的一种脂肪酸，可衍生成双高-γ-亚麻酸及花生四烯酸，再转变成前列腺素、白三烯、前列环素，具有广泛的生理活性。研究表明，γ-亚麻酸具有抑菌、抗癌、改善心脑血管疾病以及降血脂的功效。

第四节　益生菌/益生素

一、益生菌

益生菌是通过定植在宿主（人或动物）体内，改变宿主某一部位菌群组成的一类对宿主有益的活性微生物。益生菌可通过调节宿主黏膜与系统免疫的功能或调节肠道内菌群的微生态平衡，来促进营养吸收和保持肠道健康。

(一)常用的益生菌

益生菌的种类多样，人和动物体内有益的细菌或真菌主要有酵母菌、益生芽孢菌、丁酸梭菌、乳杆菌、双歧杆菌、放线菌等，其中，乳酸菌菌属的菌株对人体健康具有重要意义。

1. 乳酸菌

乳酸菌(乳杆菌)是指一类能利用可发酵糖类产生大量乳酸的无芽孢、革兰氏染色阳性细菌的总称，是最常见的益生菌，在自然界中分布广泛。同时，乳酸菌也存在于一些常见的食品中，如发酵饮品(乳制品、啤酒、葡萄酒、麦芽汁等)及发酵和腌制食品(榨菜、泡菜等)。乳酸菌属的菌株，除极少数外，其中绝大部分都是人体内必不可少的且具有重要生理功能的菌群，广泛存在于人体的肠道中。根据其形态特征的不同，可分为乳酸链球菌族和乳酸杆菌族。

（1）乳酸杆菌（*Lactobacillus*）， 是乳酸菌中最大的一个菌属， 在动物和人类体内从口腔到直肠广泛存在， 是动物和人类肠道和阴道中占优势的菌群之一， 具有免疫调节、 抑制肠道病原体、 维持肠道菌群等多种生物活性。 乳酸杆菌是制作酸奶及酸奶制品的必需品， 日常生活中也用于生产奶酪、 巧克力、 酸面包、 酸菜、传统韩国泡菜、 啤酒、 葡萄酒、 苹果酒和许多其他发酵食品。

（2）乳酸乳球菌（*Lactococcus Lactis*）， 是乳酸菌属中的一种重要模式菌， 广泛存在于乳制品和植物产品中， 在泡菜、 啤酒、 葡萄酒、 面包和其他发酵食品中应用广泛， 尤其是制备干酪（俗称芝士）的常用发酵剂。 乳酸乳球菌除了将牛奶中的乳糖通过发酵转变成乳酸， 产生风味物质双乙酰和乙醛外， 在干酪成熟过程中， 其胞内的肽酶和胞外的蛋白酶可以促进干酪中的蛋白质水解， 从而对成熟干酪风味物质的形成具有重要作用。

（3）嗜热链球菌（*Streptococcus Thermophilus*）， 是被美国和欧盟确定为 93 个链球菌属中唯一公认的安全菌种， 广泛应用于发酵乳制品的生产中， 其重要性仅次于乳酸乳球菌。 作为最经典的酸奶发酵剂菌种， 嗜热链球菌常与保加利亚乳杆菌（*Lactobacillus Bulgaricus*）一起用于酸奶生产， 二者相互促进， 通过共生作用大大提高彼此的生长速度并改善酸奶品质， 赋予产品良好的质构特性和风味。

2. 双歧杆菌（*Bifidobacterium*）， 是一种革兰氏阳性、 不运动、 细胞呈杆状、一端有时呈分叉状、 严格厌氧的细菌属， 广泛存在于人和动物的消化道、 阴道和口腔等部位， 是人和动物肠道菌群的重要组成成员之一。 常见的双歧杆菌有两歧双歧杆菌（B. *bifidum*）、 青春双歧杆菌（B. *adolescentis*）、 婴儿双歧杆菌（B. *infantis*）、 长双歧杆菌（B. *longum*）和短双歧杆菌（B. *breve*）等。 近年来， 研究发现双歧杆菌对人体健康具有重要作用， 如保护生物屏障、 抗肿瘤、 免疫增强、改善胃肠道功能、 抗衰老等多种重要的生理功能， 已在食品和医药领域得到广泛应用。

（二）健康功效及作用机制

1. 改善乳糖不耐受症

乳糖是牛奶中的主要糖类成分， 在进入人体肠道后， 被小肠黏膜的乳糖酶分解为半乳糖和葡萄糖后， 才能被机体吸收利用。 通常， 大部分人在出生的时候体内就含有乳糖酶(先天性乳糖不耐受症患者除外),但随着年龄的增长,部分人由于长时间不喝牛奶或者是没有食用乳制品,造成小肠内的乳糖酶活性降低或缺乏,从而不能对牛奶或其他食物中的乳糖有效分解,使得乳糖在大肠内经细菌发酵后,分解产生过多的气体、酸和水,导致腹胀或者腹泻等肠道症状,即通常所说的乳糖不耐受症。尽管缺少乳糖酶不会造成致命后果,但其不良影响明显,常见症状包括反胃、腹部绞痛、胀气和腹泻,这些症状大约会在食用含有乳糖的食物或饮料后30分钟到2小时后出现。

益生菌中含有丰富的酶,如乳糖酶、脂肪酶等,可以改善乳糖不耐受症。有研究表明,乳糖不耐受者服用酸奶和外源性益生菌(双歧杆菌)2周后,结肠内的内源性双歧杆菌和其他菌群的数量以及β-半乳糖苷酶活性均显著升高,从而可缓解乳糖不耐受症状。

2. 调节胃肠道功能

双歧杆菌对肠道功能紊乱具有双向调节作用,既可以预防腹泻,又能治疗便秘,可以辅助预防和治疗多种肠道疾病。双歧杆菌可以通过调整肠道菌群,并通过产生乙酸、乳酸等短链脂肪酸来抑制肠道腐败菌的生长和有毒代谢产物的形成,刺激肠蠕动,从而减少水分的过度吸收,从而缓解便秘症状。乳酸菌可以通过自身代谢产物和与肠道内其他菌群间的相互作用,来调整肠道菌群之间的关系,形成平衡稳定的肠道内环境。

3. 调节免疫

益生菌通过在黏膜上定植,来调节体内菌群,竞争性排斥病原体,以及防止病原体黏附和定植,调节免疫功能。益生菌在体内通过代谢可以产生细菌素和短链脂肪酸,降低肠道内pH值,调节和刺激黏膜屏障和免疫功能。益生菌也可通过诱导吞噬作用和免疫球蛋白分泌,调节免疫T细胞的响应,增强Th1响应,减弱Th2响应等机制来影响非特异性免疫及特异性免疫应答功能。

4. 抑菌

乳酸杆菌可通过产生抗菌物质(如乳酸、过氧化氢、细菌素等)使肠道处于酸性环境,不仅有利于抑制病原性细菌,还可促进肠道蠕动,阻止病原菌的定植;乳酸菌还可通过竞争营养或肠道黏附位点来抑制致病菌。例如,细菌性阴道病是育龄妇女阴道炎的最常见原因,其特征是栖居在阴道内的乳酸杆菌减少导致阴道菌群平衡失调的复杂变化，近年来，益生菌在治疗细菌性阴道炎的临床研究中多有应用，且疗效显著。

5. 其他健康功效

益生菌能产生多种维生素，包括泛酸、尼克酸，以及维生素 B_1、B_2、B_6，维生素 K 等，同时能产生短链脂肪酸、抗氧化剂、氨基酸等，参与人体的生长代谢，对骨骼成长和心脏健康有重要作用。乳酸菌还可提高钙、磷、铁的利用率，促进维生素 D 的吸收和利用。

此外，益生菌在抗癌、抗过敏、抗炎、抗衰老以及降血脂等方面均有一定功效。

(三)日常的健康应用

我国乳酸菌标准明确规定，酸奶中活菌的数量要达到每毫升 100 万个，否则就不能保证最终到达大肠的活菌量，也就无法保证功效。一般来说，每天喝 1 瓶约 100mL 以每瓶 100 亿个活性乳酸菌计的活性乳酸菌饮品，就足以满足人体所需。一般婴幼儿出生 3 个月后，即可开始逐渐补充一些含有益生菌的乳制品；对于孕期容易产生便秘等问题的孕妇来说，补充益生菌也是非常有帮助的；一般来说，随着年龄增加，肠内有害菌增多，成年人及老年人更需要补充益生菌。

二、益生素

益生素，又称作益生元、益生质，是能促进乳酸菌(主要是双歧杆菌)生长繁殖的物质总称，现被应用于功能性食品或保健食品，可活化肠道原生益生菌。

(一)双歧因子

在人的乳汁中含有一种叫 N-乙酰-D 葡萄糖类的物质，该物质能促进双歧杆菌增殖，故称为双歧因子。目前已发现的双歧因子有：双歧因子 1(N-乙酰-D 葡萄糖胺及其类似物，如 N-乙酰半乳糖和 N-乙酰甘露糖胺等)；双歧因子 2(酪蛋白经酶水解生成的多肽和次黄嘌呤)。乳清蛋白也是一种很好的双歧杆菌生长因子，此外还有酵母提取液、牛肉浸液、大豆胰蛋白酶水解产物等。

(二)功能性低聚糖

低聚糖，又称寡糖，是由 3~9 个单糖经糖苷键连接而成的低度聚合糖，包括功能性低聚糖和普通低聚糖，其特点是难以被胃肠消化吸收，甜度低、热量低，基本不增加血糖和血脂。由于人体胃肠道内没有水解这些低聚糖的酶系统，因此它们能直接进入大肠，作为双歧杆菌的增殖因子，促进双歧杆菌的生长繁殖，从而抑制腐败菌生长；同时，双歧杆菌发酵低聚糖可以产生短链脂肪酸和一些抗菌素物质，从而抑制外源致病菌和肠内固有腐败细菌的生长繁殖。常见的功能性低聚糖包括低聚果糖、低聚乳果糖、大豆低聚糖、低聚异麦芽糖和低聚木糖等。

(三)膳食纤维

膳食纤维是指不能被人体消化分解的多糖类及木质素，主要来自动植物的细胞壁，包括纤维素、木质素、蜡、甲壳质、果胶、β-葡聚糖、菊糖和低聚糖等，通常分为非水溶性膳食纤维和水溶性膳食纤维两大类。膳食纤维在胃肠道内吸收水分后膨胀，可增加肠道及胃内的食物体积，增加饱腹感，同时促进肠胃蠕动，缓解便秘。膳食纤维在肠道内，可改善肠道菌群，为益生菌的增殖提供能量和营养，是比较实用的益生素。

(四)其他

核苷酸在肠道内也可以促进双歧杆菌的增殖，成人正常膳食，一天提供核苷酸 1~2g；母乳、牛乳以及鸡蛋中的溶菌酶均可促进婴儿体内双歧杆菌的增殖。另外，一些常见的植物提取物，如胡萝卜汁、马铃薯提取物、玉米提取物等，均含有丰富的益生素。

益生素对人体的健康功效主要是体现为促进体内益生菌的增长繁殖，实现体内菌群的内稳态，同时益生菌不仅可以竞争性抑制有害菌的生长，而且其自身代谢以及与其他菌群相互作用产生的代谢物，亦可有效抑制有害菌和病原体的生长。

📝 参考文献

[1] 郑建仙. 功能性食品[M]. 第二版. 北京：中国轻工业出版社，2006：54，46，87-89，292.

[2] 熊方武，余传隆，白秋江. 中国临床药物大辞典 化学药卷（下）[M]. 北京：中国医药科技出版社，2018：2514.

[3] 王朝宗，张洪峰，王乐，等. 维生素A生理功能研究现状[J]. 临床医药文献电子杂志，2015，000（001）：196-197.

[4] 郭琇婷，徐芝兰，刘洁薇，等. 维生素A及其生理功能的研究现状[J]. 微量元素与健康研究，2018，035（006）：62-64.

[5] 马轶群. 干眼症动物模型制作及发病机制和治疗的研究[D]. 青岛：青岛大学，2003.

[6] Zhiyi H，Yu L，Guangying Q，et al. Role of Vitamin A in the immune system[J]. Journal of Clinical Medicine，2018，7（9）：258.

[7] Kindmark A，Melhus H，Ljunghall S，et al. Inhibitory effects of 9-cis and all-trans retinoic acid on 1，25（OH）2 vitamin D3-induced bone resorption[J]. Calcified Tissue International，1995，57（3）：242-244.

[8] 金鹿，闫素梅，史彬林，等. 维生素A抗氧化功能的机制[J]. 动物营养学报，2015，27（12）：3671-3676.

[9] 王永兰，许秀举，徐能义. 锌、铁及维生素A对免疫功能影响的研究进展[J]. 包头医学院学报，2008（05）：535-537.

[10] Sporn M B，Dunlop N M，Newton D L，et al. Prevention of chemical carcinogenesis by Vitamin A and its synthetic analogs（retinoids）[C]. Federation Proceedings，1976，35（6）：1332-1338.

[11] 糟航，马莉，王旭，等. 维生素A与肺癌关系的研究进展[J]. 吉林大学学报医学版，2016（1）：182-185.

[12] 毛萌. 维生素D3生理功能及临床应用进展[J]. 华西医学，1991，6（3）：299-301.

[13] 姜姗姗，孙曙光. 维生素D的研究进展[J]. 中国医学创新，2020，17（07）：167-172.

[14] 李秀锦，能昌爱，仲飞，等. 维生素D3的免疫调节作用[J]. 畜牧与兽医，2012，44（S1）：106-111.

[15] Judd S，Tangpricha V. Vitamin D deficiency and risk for cardiovascular disease[J]. Circulation，2008，117（4）：503.

[16] Fukuzawa K，Takase S，Tsukatani H. The effect of concentration on the antioxidant effectiveness of α-tocopherol in lipid peroxidation induced by superoxide free radicals[J]. Archives of Biochemistry and Biophysics，1985，240（1）：117-120.

[17] 葛颖华，钟晓明. 维生素C和维生素E抗氧化机制及其应用的研究进展[J]. 吉林医学，2007，28（5）：707-708.

[18] 葛毅强，葛玮东. 维生素E的生理保健功能[J]. 中国食物与营养，2000（4）：43-44.

[19] G Shklar，J L Schwartz. Vitamin E inhibits experimental carcinogenesis and tumour angiogenesis[J]. Eur J Cancer B Oral Oncol，1996，32B（2）：114-119.

［20］ Vermeer C V. Vitamin K：The effect on health beyond coagulation—An overview［J］. Food & Nutrition Research，2012，56（1）：5329-5335.

［21］ Bügel S. Vitamin K and bone health in adult humans［J］. Vitamins & Hormones，2008，78：393-416.

［22］ 曾翔云. 维生素 C 的生理功能与膳食保障［J］. 中国食物与营养，2005，000（004）：52-54.

［23］ 尤新. 维生素 C 的生理功能和对食品工业的特殊功用［J］. 中国食品添加剂，1996，000（004）：15-18.

［24］ 杨静，侯水生，余健剑，等. 硫胺素的生理作用及导致其缺乏的主要因素［J］. 中国饲料，2012（09）：31-33.

［25］ Meador K J，Nichols M E，Franke P，et al. Evidence for a central cholinergic effect of high-dose thiamine［J］. Annals of Neurology，1993，34（5）：724-726.

［26］ Manzetti S，Zhang J，van der Spoel D. Thiamin function，metabolism，uptake，and transport［J］. Biochemistry，2014，53（5）：821-835.

［27］ 孙路路，张石革. 维生素 B1（硫胺）缺乏症（脚气病）与补充维生素 B1［J］. 中国药房，2003（06）：63-64.

［28］ 王林静，黄亿明. 核黄素与健康［J］. 广东药学院学报，2000（03）：223-225.

［29］ Thakur K，Tomar S K，Singh A K，et al. Riboflavin and health：A review of recent human research［J］. Critical Reviews in Food Science and Nutrition，2017，57（17）：3650-3660.

［30］ Powers H J，Weaver L T，Austin S，et al. Riboflavin deficiency in the rat：Effects on iron utilization and loss［J］. British Journal of Nutrition，1991，65（03）：487-496.

［31］ Tavares N R，Moreira P A，Amaral T F. Riboflavin supplementation and biomarkers of cardiovascular disease in the elderly［J］. JNHA-The Journal of Nutrition，Health and Aging，2009，13（5）：441-446.

［32］ Bird R P. The Emerging Role of Vitamin B6 in Inflammation and Carcinogenesis［J］. Advances in Food and Nutrition Research，2018，83：151-194.

［33］ 王晓凌. 生物化学［M］. 第 3 版. 南京：江苏科学技术出版社，2017：52.

［34］ Báez-Saldaña A，Díaz G，Espinoza B，et al. Biotin deficiency induces changes in subpopulations of spleen lymphocytes in mice［J］. The American Journal of Clinical Nutrition，1998，67（3）：431-437.

［35］ 史亚敏，张冬菊. 生物化学［M］. 北京：中国科学技术出版社，2008：191.

［36］ 邱丽颖，张轩萍. 药理学［M］. 北京：中国医药科技出版社，2016：240.

［37］ Uwe G，Joachim S，Klaus K. Magnesium in prevention and therapy［J］. Nutrients，2015，7（9）：8199-8226.

［38］ 吴茂江. 硫与人体健康［J］. 微量元素与健康研究，2011，028（002）：67-68.

［39］ 张万起. 与造血系统息息相关的铁元素［J］. 中国社区医师，2012，028（040）：6-6.

［40］ Beard J L. Iron biology in immune function，muscle metabolism and neuronal functioning［J］. The Journal of Nutrition，2001，131（2）：568S-580S.

［41］ William J Bettger，Boyd L O'Dell. A critical physiological role of zinc in the structure and function of biomembranes［J］. Life Ences，1981，28（13）：1425-1438.

[42] Amornrut P, Falciglia G A, Brehm B J. Effect of marginal zinc deficiency on human growth and development[J]. Journal of Tropical Pediatrics, 1997(4): 192.

[43] 程敏琪. 锌缺乏及对内分泌的影响[J]. 国外医学(内分泌学分册), 1987(3).

[44] 张娟, 敖淑清, 徐济达, 等. 维生素 A 锌铁及其联合应用对维生素 A 缺乏的影响[J]. 中国学校卫生, 2009(04): 62-65.

[45] Christian P, Khatry S K, Yamini S, et al. Zinc supplementation might potentiate the effect of vitamin A in restoring night vision in pregnant Nepalese women[J]. The American Journal of Clinical Nutrition, 2001, 73 (6): 1045-1051.

[46] Williams R H. Textbook of endocrinology[J]. Academic Medicine, 1962, 37(5): 527.

[47] Edelman I S. Thyroid thermogenesis[J]. New England Journal of Medicine, 1974, 290(23): 1303-1308.

[48] 吴正奇, 刘建林. 硒的生理保健功能和富硒食品的相关标准[J]. 中国食物与营养, 2005(05): 43-46.

[49] Burk R F. Selenium, an antioxidant nutrient[J]. Nutrition in Clinical Care, 2002, 5(2): 75-79.

[50] Arthur J R, McKenzie R C, Beckett G J. Selenium in the immune system[J]. The Journal of Nutrition, 2003, 133(5): 1457S-1459S.

[51] 李贵升. 微量元素硒对少儿视力影响的观察[J]. 广东微量元素科学, 1996(05): 58-60.

[52] 唐利华, 方热军. 有机铬的营养与生理作用研究进展[J]. 动物营养学报, 2010 (5): 1186-1191.

[53] 徐海军, 黄瑞林, 李铁军, 等. 铬的营养生理功能[J]. 天然产物研究与开发, 2010, 22(3): 531-534.

[54] 何德炬. 人体必需微量元素钴的研究[J]. 化学世界, 1995, 04: 223-223.

[55] 丁立. 微量元素钴锰锂与造血[J]. 国际输血及血液学杂志, 1992, 015(001): 20-22.

[56] 万力生. 儿童微量元素缺乏防治[M]. 北京: 金盾出版社, 2004: 166.

[57] 余元勋, 胡玲玲, 余国斌. 中国医学分子微量元素学[M]. 合肥: 安徽科学技术出版社, 2009: 386.

[58] Watts D L. The nutritional relationships of manganese[J]. J Orthomol Med, 1990, 5(4): 219-222.

[59] Hidiroglou M. Zinc, copper and manganese deficiencies and the ruminant skeleton: A review[J]. Canadian Journal of Animal Science, 1980, 60(3): 579-590.

[60] Takeda A. Manganese action in brain function[J]. Brain Research Reviews, 2003, 41(1): 79-87.

[61] 郗丽兰. 微量元素锰的生理功能[J]. 粮食加工, 1990(02): 30-33.

[62] Fordyce F M. Fluorine: Human health risks[J]. Encyclopedia of Environmental Health, 2011: 776-785.

[63] 刘洁, 柳文美. 氟与健康[J]. 昆明医学院学报, 2009, 30(S1): 49-53.

[64] 田爱欣, 王玮. 微量元素氟和人体健康[J]. 中国食物与营养, 2008(03): 53-54.

[65] 赵晓燕, 马越. 亚麻酸的研究进展[J]. 中国食品添加剂, 2004 (1): 27-29.

[66] Ren J, Chung S H. Anti-inflammatory effect of α-linolenic acid and its mode of action through the inhibition of nitric oxide production and inducible nitric oxide synthase gene expression via NF-κB and mitogen-activated protein kinase pathways[J]. Journal of Agricultural and Food Chemistry, 2007, 55(13): 5073-5080.

[67] Kim K B, Nam Y A, Kim H S, et al. α-Linolenic acid: Nutraceutical, pharmacological and toxicological evaluation[J]. Food and Chemical Toxicology, 2014, 70: 163-178.

[68] De Caterina R, Zampolli A, Del Turco S, et al. Nutritional mechanisms that influence cardiovascular disease[J]. The American Journal of Clinical Nutrition, 2006, 83(2): 421S-426S.

[69] Fiaccavento R, Carotenuto F, Minieri M, et al. α-Linolenic acid-enriched diet prevents myocardial damage and expands longevity in cardiomyopathic hamsters[J]. The American Journal of Pathology, 2006, 169(6): 1913-1924.

[70] Andrew J Sinclair, Nadia M Attar-Bashi, Duo Li. What is the role of α-linolenic acid for mammals? [J]. Lipids, 2002, 37(12): 1113-1123.

[71] 黄明发, 吴桂苹, 焦必宁. 二十二碳六烯酸和二十碳五烯酸的生理功能[J]. 食品与药品, 2007(02): 69-71.

[72] 李妍, 王静, 李麒龙, 等. EPA 与 DHA 最新研究进展[J]. 农产品加工(学刊), 2013(03): 6-13.

[73] 张合亮, 赵祥忠, 宋俊梅. 功能性配料——共轭亚油酸的研究进展[J]. 江苏调味副食品, 2014(02): 4-8.

[74] 孙慧, 王帅, 荣瑞芬. 功能性脂质——共轭亚油酸的功能及应用研究进展[J]. 生物加工过程, 2016, 14(06): 77-81.

[75] 葛海涛. γ-亚麻酸药理药效研究进展[J]. 中草药, 1999(7): 554-556.

[76] 贾曼雪, 王枫. γ-亚麻酸的生物学功能研究进展[J]. 国外医学(卫生学分册), 2008(01): 44-47.

[77] R. Fuller. Probiotics in man and animals[J]. Journal of Applied Bacteriology, 1989, 66(5): 365-378.

[78] 章文明, 汪海峰, 刘建新. 乳酸杆菌益生作用机制的研究进展[J]. 动物营养学报, 2012, (3): 389-396.

[79] 陈俊亮, 田芬, 霍贵成, 等. 乳酸乳球菌对切达干酪成熟过程中质构和风味的影响[J]. 食品科学, 2013(21): 163-167.

[80] 田辉, 梁宏彰, 霍贵成, 等. 嗜热链球菌的特性与应用研究进展[J]. 生物技术通报, 2015, 31(9): 38-48.

[81] 徐萱, 李霞, 杨利国. 双歧杆菌的生物学特性及对人体的生理功能[J]. 微生物学通报, 2001, 28(6): 94-96.

[82] 黄承钰, 钟燕. 益生菌与乳糖不耐受[C]. 中国营养学会第九次全国营养学术会议论文摘要汇编, 2004: 83-89.

[83] C E McNaughtm, J MacFie. Probiotics in clinical practice: A critical review of the evidence[J]. Nutrition Research, 2001, 21(1-2): 343-353.

[84] E Isolauri, Y Sütas, P Kankaanpää, et al. Probiotics: Effects on immunity[J]. American Journal of Clinical Nutrition, 2001, 73(2): 444S-450S.

［85］钱志祥，陈代杰．益生菌治疗细菌性阴道炎的临床研究及其相关机制［J］．中国抗生素杂志，2020, 45
（10）：974-981.

［86］沈定树，梁平，彭敏飞．细菌性阴道病微生态与益生菌［J］．中国微生态学杂志，2012, 24(6)：570-572.

［87］杨维军，王华，杨坚．益生菌的功效及其在食品中的应用［J］．四川食品与发酵，2005(1)：27-30.

［88］Maria Kechagia, Dimitrios Basoulis, Stavroula Konstantopoulou, et al. Health benefits of probiotics：A
Review［J］. ISRN Nutrition, 2013, 1-7. doi：10. 5402/2013/481651.

第十九章

常见的健康草本植物

第一节 茶　叶

茶叶来自茶树 *Camellia sinensis*（L.）O. Ktze 的幼嫩芽叶，根据加工工艺不同，可以分为绿茶、红茶、白茶、黄茶、乌龙茶、黑茶六大基本茶类，以及再加工茶。

一、茶叶的主要成分

（一）茶多酚

茶多酚是茶叶中多酚类物质的总称，在新鲜的茶叶中占有较大的比重，为茶叶干重的 18%~36%，是决定茶叶色、香、味及功效的主要物质。它主要是由儿茶素及其聚合物类、花黄素类（黄酮醇类化合物）、花色素类（花白素和花青素）及酚酸类化合物组成，其中以儿茶素含量最高，占 60%~80%。儿茶素是绿茶、白茶、黄茶、乌龙茶等不发酵茶或发酵程度较轻的茶叶中最主要的活性成分，一般占茶叶干重的 12%~24%。至今发现的儿茶素有 20 多种，其中含量最高的是茶叶特有的 2-联苯酚基苯并吡喃与没食子酸形成的酯——EGCG（表没食子儿茶素没食子酸酯），它具有酚类抗氧化剂的共性，而且优于 EGC（表没食子儿茶素）、EC（表儿茶素）和 ECG（表儿茶素没食子酸酯）。

（二）咖啡碱

茶叶中的生物碱包括咖啡碱、可可碱和茶叶碱三种。咖啡碱是茶叶中含量最多的生物碱，一般含量为 2%～5%，高于咖啡豆（1%～2%）、可可豆（0.3%～2.0%）、可乐果（1%～2%）等，易溶于水，是单纯的苦味物质，也是一种中枢神经兴奋剂。

（三）氨基酸类

茶叶中含多种氨基酸，其中茶氨酸和 γ-氨基丁酸（GABA）是目前研究比较热门的两种氨基酸。

一般干茶中含茶氨酸 0.5%～3.0%，是茶叶中含量最高的游离氨基酸，同时也是茶叶中特有的游离氨基酸。2014 年，我国批准茶叶茶氨酸为新资源食品原料。茶氨酸在化学构造上与脑内活性物质谷酰胺、谷氨酸相似，可穿过血脑屏障在大脑中产生作用，对缺血性脑损伤和谷氨酸诱导的神经元细胞死亡具有保护作用。茶氨酸还具有缓解疲劳、降压安神、抗抑郁、提高记忆力等作用。

γ-氨基丁酸是茶叶中另一个引人关注的非蛋白质氨基酸，是中枢神经系统的抑制性传递物质，参与人体多种代谢活动，是脑组织中最重要的神经递质之一，可提高神经元活力。此外，GABA 能够起到镇静神经、抗焦虑、降血压、防止皮肤老化、促进乙醇代谢，以及治疗阿尔茨海默病、帕金森氏综合征及脑中风等神经性退行疾病的作用。

（四）茶多糖

茶多糖一般为水溶性多糖，含量为 0.5%～1.5%，在粗老茶中含量较高，主要为木糖、岩藻糖、葡萄糖、半乳糖等组成的复合多糖。茶多糖具有降血压、防辐射、抗肿瘤和增强人体免疫力的功效。

二、茶叶的健康功效

长期喝茶可降低患癌和患糖尿病风险、强壮牙齿、改善睡眠、提高注意力等，从科学上分析，因为茶叶含有茶多酚、咖啡碱、氨基酸、维生素和矿物质等成分，使茶叶对人体有一定的保健和健康功效。

（一）提高免疫力

茶多酚具有天然、低毒、高效的抗病毒作用。茶氨酸可在肝脏内分解为乙胺，乙胺可促进免疫细胞分泌抗病毒、病菌、真菌及寄生虫感染的化学物质，从而提高免疫能力。茶多糖能够活化并增强淋巴细胞和巨噬细胞功能，增强天然杀伤性细胞的活性，进而对免疫系统发挥调节作用。

（二）抗氧化

茶叶中的茶多酚是一类含有多酚羟基的化学物质，结构中的羟基可提供活泼的氢，从而使自由基灭活，具有较强的抗氧化活性。茶叶的花青素是当今人类发现的一种强抗氧化剂，也是最强效的自由基清除剂，花青素的抗氧化性能比维生素 E 高 50 倍，比维生素 C 高 20 倍。

（三）改善睡眠

茶叶中的氨基酸，特别是茶氨酸和 GABA 可松弛神经紧张，缓解压力，镇静安神，促进睡眠，抗抑郁。

（四）减肥

茶叶能促进能量消耗，减少能量摄入；改变脂类代谢，抑制脂肪形成，刺激脂肪细胞分解脂肪；增强饱腹感，抑制食欲，减少对营养成分的吸收，进而起到降脂减肥的作用。

（五）降血糖

茶叶中的茶多糖可通过保护胰岛 β 细胞功能，抑制外源碳水化合物的吸收，调控糖代谢酶类、胰岛素等内源因素来降低血糖水平。

（六）降血脂

茶叶茶多酚能较全面地调节血脂，尤其是降低血清 TG、TC 和 LDL-C 的含量，升高 HDL-C，起到降低血脂的作用。

（七）抵御辐射

茶叶中的茶多酚可清除电离辐射或电磁辐射致人体产生的自由基，有效防治紫外线辐射引起的 DNA 损伤。

三、茶叶的健康应用

如今，茶叶已成为人们生活中不可或缺的饮品。但人体需依照自身体质和所处季节选择适宜自身体状况的茶。

（一）按体质喝茶

白茶、绿茶和黄茶发酵程度低，性凉，适合体质偏热、胃火旺、精力充沛、经常在电脑前工作的人饮用。

青茶（乌龙茶）为半发酵茶，性平，适宜人群最广。

红茶为全发酵茶，性温，适合胃寒、手脚发凉、体弱、年龄偏大者饮用。

黑茶（普洱茶）为后发酵陈茶，性温，能去油腻、解肉毒、降血脂，适当存放后再喝，口感和疗效更佳。

（二）按季节喝茶

春季适合喝茉莉、菊花、玫瑰、桂花等花茶，利于散发体内的寒气，令人神清气爽。

夏季适合喝绿茶、白茶、黄茶、薄荷茶等花草茶，利于去火、生津止渴。

秋季适合喝乌龙茶，不寒不热，有助于消除体内的余热、解秋燥。

冬季适合喝黑茶、红茶、铁观音等，性温热，暖身抗寒。

（三）四类人不宜喝茶

胃溃疡患者不宜喝茶。因为茶叶中的咖啡碱会影响胃酸分泌，延缓溃疡部位的愈合，导致病情加重。

便秘患者不宜喝茶。因为茶中的鞣酸和咖啡碱等物质能减少胃酸分泌，同时有收敛作用，会减缓肠管蠕动，进而诱发便秘。

儿童和孕产妇不宜喝茶。因为茶叶中含有大量鞣酸，会影响身体对钙、铁及其他营养物质的吸收，从而影响胎儿及儿童的生长发育。

正在服药的人群不宜喝茶。因为茶叶中的鞣酸会与含多种金属离子或含生物碱的药物在胃中结合，生成难以溶化的化合物，服药后若饮茶量过多，会影响对药物的吸收。

第二节　人　参

人参是五加科植物人参 *Panax ginseng* C. A. Meyer 的干燥根和根茎。多采于秋季，洗净后晒干或烘干后使用。

一、人参的主要功效成分

(一)人参皂苷

人参皂苷是一类连接有糖链的三萜类皂苷，是人参的主要功效物质，占 3%~6%，其种类与含量决定人参的质量。

目前已经从人参属植物中分离得到 150 多种人参皂苷，根据苷元结构的不同，主要分为三类：达玛烷型四环三萜皂苷(包括原人参二醇型、原人参三醇型)、奥克梯隆型四环三萜皂苷和齐墩果烷型五环三萜皂苷。其中，原人参二醇型主要有 Ra_1、Ra_2、Ra_3、Rb_1、Rb_2、Rb_3、Rc、Rd、Rg_3 等，原人参三醇型主要有 Re、Rf、Rg_1、Rg_2、Rh_1 等。根据含量的不同，人参皂苷 Rb_1、Rg_1、Re、Rc 和 Rd 等属于含量较高的皂苷，也被称为常见人参皂苷；而一些低极性、次级人参皂苷，如 Rg_3、Rg_5、Rh_1、Rh_2、Rh_3、Rh_4、Rk_1、Rk_2 等，则在人参属药材中含量很低，被称为稀有人参皂苷。

（二）人参多糖

人参多糖在人参中的含量约为 5%，根据其单糖组成的种类和数量的差异，可分为中性糖和酸性糖。其中，中性糖主要包括葡聚糖、阿拉伯半乳糖等，即人参淀粉，占人参多糖的绝大部分（约为 80%）；酸性糖又称人参果胶，约占 20%。药理活性部分主要是少量的人参果胶。

（三）人参挥发油

挥发油是人参中的另一类有效成分，是人参所具有的特异香气的主要来源，但其含量较低，占 0.1%~0.5%，主要化学成分为烷烃类、酯类、烯类等，其中倍半萜烯约占人参挥发油的 40%，含氧化合物及长链烷烃类次之。而聚乙炔醇类是其具备药理作用的主要活性成分。

二、人参的健康功效

（一）调节免疫力

人参皂苷和人参多糖均具有调节机体免疫力的活性。

近年来，人参皂苷 Rb_1 作为免疫佐剂与疫苗联合，可增加机体的免疫淋巴细胞因子。Rg_1 作为人参中含量较多的有效成分之一，能显著增强腹腔巨噬细胞和自然杀伤细胞的免疫功能。Rg_3 能明显提高小鼠碳粒廓清速率、免疫器官指数、脾淋巴细胞转化和自然杀伤细胞杀伤功能。

人参多糖可促进免疫器官增重，刺激免疫细胞成熟分化，增殖淋巴细胞，阻止特异性免疫细胞凋亡，影响 T 细胞受体信号通路、糖酵解信号转导通路和代谢通路，对白血病 K562 细胞产生促进凋亡和诱导分化作用，并通过激活的转录因子及其上游信号转导酶激活巨噬细胞的功能。

（二）抗衰老

人参皂苷 Rb_1 和 Rg_1 可促进细胞的新陈代谢，加快衰老皮肤细胞核酸和蛋白质的合成，增加皮肤中 SOD 含量和活性，发挥其强大的抗氧化和清除自由基作用，减少脂质过氧化产物的沉积，从而延缓皮肤衰老。人参多糖也可通过提高抗氧化酶水平，发挥抗衰老功效。

（三）抗抑郁

人参总皂苷和人参皂苷 Rg_1、Rb_1、Re、Rg_3 等及其代谢物均具有一定的抗抑郁作用。其作用机制主要包括：调节下丘脑-垂体-肾上腺轴功能，增加脑源性神经营养因子；调节细胞因子与改变星形胶质细胞数目。

（四）抗疲劳

人参皂苷、氨基酸、多肽类物质能增加体内肝糖原和多种抗氧化酶，提高血红蛋白水平，改善肌肉中的线粒体代谢，减少血清中乳酸及体内尿素等有害物质的积累，从而起到抗疲劳的作用。

三、人参的种类

人参虽好，但种类繁多，功能不尽相同，若滥用，会造成"误补益疾"。

生晒参：由园参经晒干或烘干炮制而来。其性平，能补气生津，养阴清虚火，适合阴虚火旺体质者。

红参和高丽参：由园参经蒸制后干燥而成。红参温补，补气中有刚健温燥之性，长于振奋阳气，适合阳虚体质者。高丽参产于朝鲜，用法与红参类似。

林下参：林下参是仿野生培育的人参，可与同龄山参相媲美，无温燥之性，大补元气，为上品人参。

第三节　葛　根

葛根是豆科植物野葛 *Pueraria lobate*（Willd.）Ohwi 的干燥根，味甘、辛，性凉，具有解肌退热、通经活络、解酒毒等功能。

一、葛根的主要功效成分

除含淀粉外，葛根还富含异黄酮、多糖、葛根苷、香豆素、氨基酸等丰富的天然活性物质，具有极高的营养价值。

（一）异黄酮类

异黄酮类成分是葛根中的主要活性成分，也是最受关注的有效成分。截至目前，已从葛属植物中分离出 52 种异黄酮及其糖苷成分。葛根中的主要异黄酮类成分大多是大豆苷元的衍生物，如葛根素、大豆苷、芒柄花苷、大豆苷元、葛根素芹菜糖苷、染料木苷等。其中，大豆苷和葛根素的应用价值最高。

葛根素又称为葛根黄酮，具有降血糖、调血脂、保护血管、抗氧化应激、抗感染、提高胰岛素的敏感指数等作用，不良反应较少，被誉为"植物雌激素"，已被临床用于治疗心脑血管疾病、癌症、帕金森病、阿尔茨海默病、糖尿病和糖尿病并发症等疾病。

（二）萜类化合物和三萜皂苷

葛属植物中的萜类成分多为五环三萜类，少数为半萜类成分，大多数五环三萜类化合物是由齐墩果烷型五环三萜及其衍生物与低聚糖连接而成的皂苷，一般统称为大豆皂苷。目前已经分离出 27 个三萜类化合物和三萜皂苷，均具有五环三萜骨架。

（三）葛根苷类

葛根苷类是葛属物种的一类特征化合物，是二氢查耳酮的衍生物。相较于异黄酮物质及三萜类物质，葛根苷类物质含量较低。

（四）香豆素类

香豆素在葛根中含量较少，主要包括香豆雌酚、葛根酚、6,7-二甲氧基香豆素和槐属香豆雌烷 A。

二、葛根的健康功效

葛根中的异黄酮类、多糖、萜类、甾体类、香豆素类等具有改善心脑血管系统、抗氧化、降血糖、解热、抗炎、解酒护肝和调节免疫等药理活性。

(一)降血压

葛根具有活血通脉功效，可通过保护心脑血管、减慢心率、调整心肌状况来达到降血压的作用。研究表明，葛根对正常血压和高血压动物均有一定的降压作用。大豆苷元和葛根素能降低血浆中肾素的活性，抑制 ACE，同时抑制肾上腺素对腺苷酸环化酶的激活作用，增强心肌收缩力，保护心肌细胞，扩张血管，减慢心率，显著减少血浆中血管紧张素，从而降低血压。同时，葛根素还能增加微血管运动的振幅和提高局部微血流量，从而改善微循环障碍，对高血压具有双向调节作用。葛根异黄酮类物质具有明显扩张脑血管的作用，使血管紧张素显著降低，从而降低血压。

(二)降血脂

葛根素可降低高血脂症患者血中高胆固醇、高甘油三酯、低密度脂蛋白水平，减少脂质沉积，改善高脂血症。

(三)解酒护肝

中药葛根中总黄酮、多糖、多肽等有效成分不仅能够降低酒精中毒患者血醇浓度，还能够提高酒精性中毒的治疗有效率。

表 19-1　葛根解毒功效成分及作用机制

成分	解酒机制
葛根总黄酮	抗氧化，清除自由基 神经保护

续表

成分	解酒机制
葛根黄豆苷元及其衍生物	抗中枢抑制，减少酒后躁烦症状
大豆苷及大豆苷元	延迟胃排空，保护胃黏膜 抑制酒精吸收，促进酒精代谢及排泄
葛根素	减少酒精吸收 抗氧化，降低 MDA 含量、NOS 活性 肝脏保护，降低 AST 及 ALT 水平 神经保护，戒酒，抗焦虑 抗乙醛致心肌损伤 抗酒精性肾损伤
葛根多糖	降低肝 MDA 水平，降低血醇 抑制乙醇吸收、促进乙醇代谢 抗氧化，清除自由基
葛根多肽	肝脏保护，降低 AST 及 ALT 水平

（四）抗氧化

葛根中的多糖及异黄酮类成分能清除自由基，以阻止蛋白质羧基形成及蛋白质硝化的能力，并可预防性地对抗过氧化氢和超氧阴离子引起的氧化性损伤，提高人体内 SOD 活性，同时，可通过调节相关凋亡蛋白和降低 PC12 细胞中的相关酶，对神经元进行保护。

（五）降血糖

葛根多糖能够保护胰岛 β 细胞免受 ROS 损伤，促进胰岛素分泌。葛根黄酮能够显著降低四氧嘧啶糖尿病模型小鼠的血糖水平，显示出显著降糖功效。

三、葛根的健康应用

(一)葛根茶

取 30g 葛根洗净后入锅,加水煮沸后当茶饮用,具有清热解毒、醒酒护肝等功效。规律饮用葛根茶,有利于降血脂、降血糖、降血压、缓解因高血压引起的头痛、眩晕、耳鸣及腰酸腿疼等症状。

(二)葛根粥

取 50g 粳米洗净后入锅,加水适量煮粥,待熟烂时,放入 20g 葛根粉再煮片刻即可,早晚食用,可解暑清热、生津止渴,适用于夏季发热不退、口干烦渴者食用。

第四节 党 参

党参为桔梗科植物党参 *Codonopsis pilosula* (Franch.) Nannf. 、素花党参(西党参)*Codonopsis pilosula* Nannf. var. modesta (Nannf.) L. T. Shen 或川党参 *Codonopsis tangshen* Oliv. 的干燥根。党参性味甘平、无毒,具有活血化瘀、健脾益气、养血生津等功效。

一、党参的主要功效成分

从党参中分离并鉴定得到多种糖苷类成分、甾醇类成分、生物碱和其他含氮成分、挥发性成分、三萜等,包括苍术内酯Ⅲ(党参内酯)、党参苷Ⅰ、苍术内酯Ⅱ、邻苯二甲酸双(2-乙基)己酯、乙酸蒲公英萜醇、蒲公英萜醇、党参酸、丁香醛、胆碱、香草酸、烟酸、齐敦果酸,还含有多糖、单糖、氨基酸、挥发油及无机元素等。

（一）糖类

糖类包括菊糖、果糖、党参酸性多糖 CP21 和 CP22、β-D-葡萄糖己醇、α-D-果糖己醇等。研究显示，党参多糖具有增强免疫、抗氧化、抗应激、抗衰老等功能。

（二）萜类及三萜皂苷类

三萜类化合物为党参属的标志性成分，三萜类、倍半萜内酯类包括蒲公英萜醇、蒲公英萜醇乙酸酯、木栓酮、苍术内酯 Ⅱ、苍术内酯 Ⅲ 等。其中，苍术内酯 Ⅲ 具有显著的抗炎作用。

（三）苯丙素类

党参中的苯丙素类化合物包括党参苷 Ⅰ、党参苷 Ⅱ、丁香苷等。

（四）聚炔类

党参炔苷为党参标志性成分，对乙醇造成的胃黏膜损伤具有良好的保护作用，是党参保护胃黏膜的有效成分之一，该类成分还具有抗炎、免疫调节和抗癌等作用。党参的提取物还具有增加前列腺素量、增加胃血流量、抑制胃肠运动和胃酸分泌的作用。

（五）甾醇类

党参中的甾醇类包括菠甾醇、菠甾酮、α-菠甾醇-β-D 葡萄糖苷、豆甾醇、豆甾烯酮等。

（六）挥发性成分

党参包含己酸、庚酸、辛酸、壬酸、十二酸等酸性成分及蒎烯、十六酸乙酯、硬脂酸甲酯、叔丁基苯等挥发油成分。

（七）生物碱类

党参中的碱类化合物包括党参碱、党参脂、胆碱、正丁基脲基-甲酸酯等。

二、党参的健康功效

现代药理研究表明，党参具有增强免疫、调节血糖、抗炎、调节胃收缩等多种功效。党参多糖具有清除自由基、降血糖、免疫调节、抑制肿瘤、增强记忆等作用。

(一)免疫调节及抗肿瘤

党参多糖能增强肠道黏膜的免疫功能，通过激活巨噬细胞和淋巴细胞，从而促使免疫细胞处于活化状态，互相协调，共同在免疫系统中发挥作用。经过静脉注射党参制剂的小鼠巨噬细胞数目显著增加，吞噬能力增强，细胞内与免疫相关的酶活性均显著增强。党参多糖能显著抑制结肠癌细胞的增殖。

(二)肠胃调节

党参具有抗溃疡、保护胃黏膜、调整胃肠运动等作用。党参水煎剂能显著抑制乙醇、酸碱及消炎药等所致的胃黏膜损伤及溃疡，党参炔苷、党参多糖等成分是党参发挥相关功效的重要物质基础。

(三)抗氧化

党参具有清除自由基的作用，可以调高氧化氢酶及超氧化物歧化酶的活性，从而减少组织中的过氧化脂质含量，对细胞起到保护作用。

(四)降血脂

党参总皂苷能降低高脂血症大鼠的血清总胆固醇、三酰甘油、低密度脂蛋白胆固醇含量，提高血清中 NO 含量和高密度脂蛋白胆固醇含量，说明党参总皂苷有助于调节血脂，并稳定血管内环境。

(五)抗衰老

党参能使胸腺、脾脏指数显著增高，可延缓衰老机体免疫器官萎缩。其水提物可减缓或阻止线粒体结构的异常改变，增强其呼吸链复合体Ⅰ、Ⅳ酶活性，维持线粒体正常功能。

三、党参的健康应用

党参的使用和考证已有超过千年的历史，是最常用的补虚补气药之一，也经常与其他药物相配伍，在临床中广泛地使用。一般用量为 10～30g，不宜过量，过量可导致心前区不适和心律不齐。

第五节　猴头菇

猴头菇为齿菌科真菌猴头菌 *Hericium erinaceus* 的子实体，猴头菇性平、味甘，作为一种药食兼用菌，具有助消化、利五脏、增强免疫、降血糖、保护神经、抗癌和抗氧化等功能。

一、猴头菇的主要功效成分

猴头菇药效成分主要有杂多糖、低聚糖、猴头菇素和猴头菇酮等，其中糖类物质主要以多糖、糖蛋白、糖苷的形式存在。

(一)糖类

猴头菇活性物质中最重要的是多糖类成分。猴头菇多糖具有提高免疫力、抗衰老、降血脂等生理功能，特别对胃肠黏膜具有保护、免疫调节作用。猴头菇多糖主要由葡萄糖、半乳糖、甘露糖组成，具有丰富的寡糖，可以作为促双歧杆菌生长因子，有助于提高人体免疫，降低胆固醇。

(二)甾醇类

猴头菇子实体及菌丝体中均含有一定量的植物甾醇，如麦角甾醇，具有抗炎、抗癌、保护胃黏膜等生理活性功能。麦角甾醇在人体内可转化为维生素 D_2，在调节生命代谢功能上起到重要作用。

(三)萜类

有研究从猴头菇的菌丝体中分离到多种二萜苷类化合物，其中最具代表性的成分是猴头菌素。猴头菌素能够促进神经生长因子的合成，对智力衰退、神经衰弱等疾病有很好的改善效果。

(四)脂类

猴头菇子实体中的脂肪酸成分主要包括亚油酸、十六烷酸己酯、己基亚油酸，被证明具有降血脂、降血压等功效。

(五)酚类

国内外学者从猴头菇子实体中分离出了多种酚类化合物，属于含有酚类结构特征的杂萜类化合物，其生物活性与二萜类成分大致相同，对神经系统有一定的保护作用。此外，猴头菇中酚类化合物的功效还包括抗菌活性、降低血糖以及免疫调节等。

二、猴头菇的健康功效

(一)抗氧化

猴头菇多糖能增加小鼠肝超氧化物歧化酶的活性，具抗氧化活性。此外，猴头菇可显著提高小鼠血清乳酸脱氢酶的活力以及肝糖原、肌糖原的含量，对于机体抗氧化、抗疲劳、抵御疾病及康复均有积极的作用。

(二)免疫调节

猴头菇多糖对免疫抑制小鼠的非特异性免疫、细胞免疫、体液免疫功能均有明显的促进和改善作用。猴头菇多糖可以增强巨噬细胞的吞噬能力，增加白细胞数量，促进免疫球蛋白产生，提高机体淋巴细胞的转移率。

（三）胃黏膜保护

猴头菇多糖可以降低模型大鼠胃黏膜的溃疡指数，增加胃黏膜血流量，从而增强胃黏膜的自身防御功能，其多糖及氨基酸等功能性成分对黏膜上皮起到再生和修复作用，增强黏膜屏障机能。

（四）调节机体代谢

猴头菇多糖有助于改善高血糖导致的血脂代谢紊乱，刺激胰岛素的释放。

（五）抗疲劳

猴头菇多糖可以通过降低血乳酸、丙二醛等的含量，增加组织中糖原含量及抗氧化活性，起到显著的抗疲劳作用。

三、猴头菇的健康应用

由于猴头菇丰富的营养组成和极佳的保健功效，市面上有许多猴头菇健康产品，如猴头菇饼干、复合饮料等深受消费者喜爱。此外，猴头菇系列调味品也备受青睐，如酱油、醋经由猴头菇发酵，既保持了调味品的传统特色，又具有了营养保健功效。

第六节　枸　杞

枸杞为茄科植物宁夏枸杞 *Lycium barbarum* L. 的干燥成熟果实，具有滋补肝肾、益精明目的功效。

一、枸杞的主要功效成分

枸杞中化学成分类型多样，含有多糖、类胡萝卜素、甜菜碱，还含有有机酸及莨菪亭、β-谷甾醇、类胡萝卜内酯等。

（一）多糖

枸杞中研究最多的成分是水溶性枸杞多糖，占干果的 5%~8%。枸杞多糖是由葡萄糖、鼠李糖、阿拉伯糖、甘露糖、木糖、半乳糖和半乳糖醛酸组成的酸性杂多糖蛋白复合物。

（二）类胡萝卜素类

枸杞子的橙红色主要是由类胡萝卜素呈色，此类化合物包括 β-胡萝卜素、玉米黄素、叶黄素、β-隐黄素。玉米黄素二棕榈酸酯为枸杞中的主要成分，占枸杞类胡萝卜素中的 56%。

（三）生物碱类

枸杞中含有丰富的生物碱，包括托品类、吡咯衍生物、酰胺类生物碱等。

（四）黄酮类

枸杞黄酮类成分在叶、果实中均有分布，其中叶中含量较多。枸杞中分离得到的黄酮类成分有槲皮素、芦丁、杨梅素、木犀草素、山奈酚等。

二、枸杞的健康功效

（一）免疫调节

枸杞多糖具有免疫调节功效，能同时增强细胞免疫和体液免疫。枸杞提取物可促进 IL-2 受体的表达，促进淋巴细胞增殖。

（二）降血糖

枸杞多糖可以作为抗高血糖剂，起到控制血糖、调节糖代谢、改善氧化应激标志物的功效。

（三）抗氧化

枸杞叶/果实提取物清除自由基、抗氧化功效显著，枸杞的抗氧化能力主要与其总多酚类含量相关。此外，有研究证实，枸杞多糖能提高小鼠体内的 SOD 活性，从而清除过量自由基，降低 MDA 的含量，起到抗衰老的作用。

（四）护眼

枸杞对眼睛有益，从传统中医中早已得到验证。现代研究发现，人体视网膜中心的后部的视网膜黄斑富含抗氧化色素，它是由高密度的玉米黄素和叶黄素产生的。枸杞中的玉米黄素和叶黄素对眼睛具极佳的保护作用，有助于降低老年性退行性黄斑病变患病风险。

三、枸杞的健康应用

枸杞被广泛用作传统的中药和功能性食品，在亚洲国家，枸杞嫩叶可作蔬菜食用，果实可直接食用，亦可作为保健食材。枸杞根、果均可供药用。

基于枸杞化学成分与药理作用，枸杞及其提取物可以用于日化及护理用品的研发，如雪花膏、沐浴露、护发产品等，可以起到防脱发、促进毛发黑色素生成、美容养颜的效果。枸杞提取物亦可作为食品添加剂，同时具有营养强化，改善色、香、味，以及防腐等作用。

第七节　桂　花

桂花为木犀科植物木犀 *Osmanthus fragrans* 的花，在我国大部分地区均有栽培，是一种传统观赏植物。桂花可散寒破结、化痰止咳，具有丰富的健康药用价值。

一、桂花的主要功效成分

桂花中含有黄酮、多酚、萜类等功能性成分。

（一）挥发性成分

桂花具有特有的芳香性，被广泛应用于食品和香料中，其所含芳香物质主要包括萜烯类、醇类、紫罗兰酮类和邻苯二甲酸酯类，如 γ-癸酸内酯、α-紫罗兰酮、β-紫罗兰酮、芳樟醇等。其中，紫罗兰酮是桂花花瓣中含量最高的精油成分之一。

（二）黄酮及酚酸类

桂花中的黄酮、酚酸类物质构成了其抗氧化活性的物质基础，包括槲皮素、芦丁、木犀草素、阿魏酸、芹菜素等化合物，具有抗氧化、抗发炎、抗癌等功效。

（三）萜类

桂花中的齐墩果酸、香树脂醇和白桦脂醇等三萜类成分为桂花抗肝炎病毒的有效成分。

（四）苯丙素类

苯丙素类化合物是一类含取代苯乙基和肉桂酰基的天然糖苷类成分，在木犀属植物中主要是以对羟基苯乙醇酯或苷的形式存在，包括麦角甾苷等。该类化合物具有抗菌消炎、抗肿瘤、抗氧化、保肝护肝和碱基修复作用。

二、桂花的健康功效

（一）抗氧化

有研究证实，桂花黄酮能显著增强小鼠血清中的 SOD 活性，降低 MDA 含量。桂花黄酮可与柠檬酸、维生素 C、酒石酸等协同增强其抗氧化效果。桂花多糖、桂花色素等成分同样具备抗氧化能力，具有天然食品添加剂的开发前景。

（二）降血糖

桂花提取物具有一定的 α-葡萄糖苷酶抑制活性，可有效控制血糖水平。

（三）免疫调节

桂花多糖被证明具有显著的免疫调节活性，可显著促进淋巴细胞增殖转化，促进 IL-2 及 IFN-γ 等细胞因子的分泌。

三、桂花的健康应用

桂花常作为食品及茶叶的增香物，是一种用于治疗痢疾、哮喘和肝炎的传统药物。

《本草纲目》中记载，桂花能"治百病，养精神，和颜色，久服身轻不老，面生光华"。现代研究为此提供了充分的依据，桂花提取液具有显著的自由基清除活性，对非酶糖基化和 MMP-1 具有良好的抑制作用，因此，将桂花提取液用于护肤品中，可发挥较好的抗老化作用。体外细胞实验发现，桂花提取物可以降低酪氨酸酶活性并抑制细胞黑色素生成，可用于亮白肌肤。

第八节　陈　皮

橘皮为芸香科柑橘属植物橘 *Citrus reticulate* blanco 及其变种的果皮，其干燥成熟果皮在中医中被称为陈皮。陈皮药材又分为"陈皮"和"广陈皮"，其中以"广陈皮"的质量为优，"广陈皮"又以新会陈皮为上乘药材。

一、陈皮的主要功效成分

陈皮营养成分丰富，主要含有挥发油、黄酮类、多糖类、生物碱等多种生理活性物质，具有较高的药用价值。

（一）黄酮类

黄酮类物质为柑橘属重要的化学标志物，目前从柑橘中鉴定出来的黄酮类化合物有 60 余种，主要包括黄酮苷、多甲氧基黄酮等不同类型。陈皮内所含黄酮主要类别为多甲氧基黄酮类(以川陈皮素为主)和二氢黄酮苷类(以橙皮苷为主)。

橙皮苷的含量是中国药典中青皮和陈皮质量标准的控制指标，橙皮苷具有抗肿瘤、抗炎、抗菌、自由基清除、抗辐射、抗病毒、降低毛细血管的脆性及通透性等多种功效。川陈皮素是一类天然的多甲氧基黄酮类化合物，具有抗癌、抗炎、改善记忆和抗氧化等多种功效。不同产地和来源的陈皮药材中橙皮苷的含量在 4.503%~11.25%之间，川陈皮素的含量在 0.031%~1.048%之间，橘皮素的含量在 0.011%~0.717%之间。

(二)柑橘皮色素

柑橘皮色素是一类稳定、安全的天然色素。类胡萝卜素是柑橘果肉、果汁和果皮的主要呈色物质，柑橘中类胡萝卜素种类和含量高低是柑橘制品品质的重要指标。柑橘果皮和果肉中的类胡萝卜素均以叶黄素、玉米黄素、β-隐黄质为主。叶黄素具有抗氧化活性，同时对视网膜色斑褪化引起的视力下降和失明有明显的保护作用，是很多护眼保健品的主要功效成分。

(三)挥发油

陈皮中挥发油含量为 1.9%~3.5%，含有上百种化合物，以单萜类及倍半萜类成分为主。单萜类化合物 D-柠檬烯是陈皮精油的主要组成成分，在陈皮挥发油中的相对含量可达到 56.20%，它的含量与陈皮的品质有直接的关系。

(四)多糖类

陈皮中含有丰富的多糖类成分，陈皮多糖具有抗氧化、抗病毒、抗衰老、降血糖、免疫调节及抗肿瘤等作用。柑橘果皮中的果胶含量占果皮重量的 20%~30%，是一种天然高分子多糖化合物，同时也是一种有助于人体消化食物的水溶性膳食纤维。

（五）生物碱类

陈皮中的生物碱类成分对呼吸系统疾病具有一定的防治作用。陈皮中的生物碱主要是辛弗林和 N-甲基酪胺，其中辛弗林含量较高，辛弗林可刺激脂肪分解，提高代谢速率和促进脂肪氧化，从而具有减肥效果。

二、陈皮的健康功效

（一）对消化系统的作用

陈皮有促进胃肠动力的作用。陈皮及其提取物能抑制胃泌素的分泌，提高胃动素的水平，从而可以通过影响消化器官的分泌来改变胃肠功能，还可以通过影响胃肠平滑肌上的信号传导，来缓和胃肠功能运动的失调。陈皮中的川陈皮素、橘皮素及橙皮苷三种成分的组合，可显著促进大鼠胃液和胃蛋白酶的排出，提高胃蛋白酶活力，增强消化功能，且前两者的活性要强于橙皮苷，说明多甲氧基黄酮类成分是陈皮促消化功能的主要物质基础。此外，陈皮还具有抗胃溃疡以及疏肝利胆等药理功效。

（二）对心血管系统作用

陈皮及其黄酮类成分具有良好的改善心脑血管疾病的作用，包括调血脂、防治脂肪肝、抗血栓、抗动脉粥样硬化、心脑保护等作用。陈皮中的七甲氧基黄酮、川陈皮素、橘皮素等多甲氧基黄酮类成分能够显著降低血清总胆固醇、甘油三酯和低密度脂蛋白胆固醇水平，具有降血脂的功效，并能够改善肝细胞脂肪变性，保护肝脏组织，具有预防脂肪肝的作用。

（三）对呼吸系统的作用

有研究证实，陈皮挥发油有祛痰平喘和扩张支气管的作用，可松弛豚鼠离体气管平滑肌，并对豚鼠药物性哮喘具有保护作用；陈皮的水提物和挥发油均能阻断或解除氯化乙酰胆碱或磷酸组胺所致的气管平滑肌的收缩痉挛。此外，陈皮水煎剂及挥发油均具有止咳、祛痰的功效。

三、陈皮的健康应用

(一)传统中医应用

陈皮是药食两用的传统中药,有着悠久的中医用药历史,与不同草药配伍后,可用于消胀止呕、祛痰止咳、理气开胃、解鱼虾蟹毒。

(二)现代日常应用

陈皮在食品领域的应用日趋广泛,如陈皮蜜饯、陈皮话梅等深受消费者喜欢,可健胃消食、止咳化痰;以新会陈皮和云南普洱茶制作而成的新会陈皮普洱茶,其口味独特、气味清新,日益成为人们所推崇的新型养生保健饮品;陈皮还可做成各种美味的药膳,在炖鱼、肉或者煮粥的时候加入适量的陈皮,不仅能使菜肴呈现独特的风味,还能祛异味、解油腻,促进消化液分泌,增加食欲。

陈皮因其清新的香气,可以被用作传统的天然香料,用于化妆品的开发;柑橘皮也是柑橘香精或精油制备的主要原料,常用于香水、化妆品的开发。

第九节　金银花

金银花为忍冬科植物忍冬 *Lonicera japonica* Thunb. 的干燥花蕾或带初开的花,在我国已有悠久的应用历史。

一、金银花的主要功效成分

金银花中含有多种活性成分,主要有挥发油类、有机酸类、黄酮类、环烯醚萜苷类、三萜皂苷类等。

(一)挥发油类

挥发油类是金银花的有效成分之一,是从金银花中鉴别出种类最多的功能性

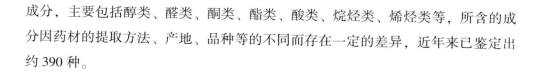

成分，主要包括醇类、醛类、酮类、酯类、酸类、烷烃类、烯烃类等，所含的成分因药材的提取方法、产地、品种等的不同而存在一定的差异，近年来已鉴定出约 390 种。

（二）有机酸类

金银花中富含有机酸，以绿原酸类化合物为主，由咖啡酸和奎尼酸构成的缩酚酸，是有机酸的主要有效成分。目前已从金银花提取物中分离出约 20 种咖啡酸衍生物，包括绿原酸、隐绿原酸、新绿原酸、异绿原酸 C、异绿原酸 B、异绿原酸 A 等。此外，金银花中还包括其他有机酸，如原儿茶酸、棕榈酸、肉桂酸、香草酸、阿魏酸等。

（三）黄酮类

黄酮类是金银花的主要特征有效成分之一，目前从金银花中鉴定出的黄酮类成分主要有木犀草素、木犀草苷、槲皮素、芦丁、忍冬苷、金丝桃苷等。

（四）环烯醚萜苷类

环烯醚萜苷类是金银花的主要水溶性成分，其结构多变，主要包括闭环和开环环烯醚萜两种基本碳骨架，常以苷的形式存在，主要有马钱苷、马钱苷酸、7α-莫诺苷、7β-莫诺苷、金吉苷等。

（五）三萜皂苷类

三萜皂苷类是金银花中含量较多的活性成分，其苷元主要包括常春藤皂苷元和齐墩果酸两种，其中以常春藤皂苷元为主。

二、金银花的健康功效

研究发现，金银花所含的化学成分具有多种功效，包括抗炎、抗氧化、保肝、抗肿瘤等。

（一）抗炎

金银花作为常用的清热解毒中药材，具有良好的抗炎作用。金银花中的绿原酸、咖啡酸等黄酮类化合物对脂多糖诱导的小鼠巨噬细胞 RAW264.7 释放的 NO、肿瘤坏死因子-α 和白细胞介素-6 等炎症因子均具有不同程度的抑制作用，且咖啡酸的抗炎活性最强。金银花中的环烯醚萜苷类成分马钱苷和獐牙菜苷，可抑制大鼠的足肿胀，抑制其炎性细胞的渗出与增生，同时，在模型动物体内也有抗炎的作用。

（二）抗氧化

金银花具有抗氧化作用，是天然的抗氧化剂。金银花乙酸乙酯萃取部位能显著清除 DPPH 自由基和过氧亚硝基阴离子（$ONOO^-$），并抑制活性氧（ROS）和羟基自由基的产生。以该活性为导向，从金银花的乙酸乙酯部位分离鉴定了 12 种化合物，其中木犀草素、咖啡酸、原儿茶酸、异鼠李素-3-O-β-D-吡喃葡萄糖苷、槲皮素-3-O-β-D-吡喃葡萄糖苷和木犀草苷对 DPPH 自由基和 $ONOO^-$ 具有明显的清除作用。

（三）保肝

有研究证实，金银花乙醇提取物对二甲基亚硝胺（DMN）致大鼠急性肝损伤有保护作用，金银花提取物能明显改善肝纤维化程度，减轻肝组织内的结缔组织增生程度。此外，金银花乙醇提取物可明显改善甲硫氨酸-胆碱缺乏饮食（MCDD）诱导的小鼠肝脂肪变性、球囊变性及炎症，该机制可能是金银花乙醇提取物降低了肝过氧化物酶体酰基-CoA、二酰基甘油酰基转移酶 2 的表达以及诱导增殖-激活受体 α 的表达来预防肝脂肪变性；同时，金银花乙醇提取物可以阻止 MCDD 诱导的小鼠血浆中天冬氨酸转氨酶和丙氨酸转氨酶水平升高，降低小鼠肝丙二醛水平，从而改善肝脏炎症和纤维化。

三、金银花的健康应用

（一）医药应用

金银花是常用的药食同源的清热类中药材，金银花在 COVID-19 预防及临床治疗期中得到广泛运用，基于相关数据挖掘研究显示，金银花在各类诊疗方案中出现的频次颇高。金银花化学成分复杂，药理作用多样，无论单独使用，还是制成各种复方制剂，均可较好应用于临床实践，并取得良好疗效。

（二）保健应用

金银花茶、金银花饮料，不仅具有清凉解渴作用，而且具有独特的保健功能。金银花保健糖果具有消炎止痛、润喉护嗓功能；金银花保健白酒则具有活血通脉、益气通络、宁气止痛之功效，对风湿、关节痛、腰腿痛、跌打损伤等具有良好的治疗和保健作用。

（三）日化应用

金银花提取物中的黄酮类具有抗菌消炎、抗氧化的作用，可开发作为化妆品中的防腐剂，也可以作为抗衰老成分应用到化妆品中。金银花挥发油具有较强的体外抑菌作用，芳樟醇和香叶醇等有抗菌、抗病毒作用，可以用于祛痘产品中。金银花中的挥发油在食品等行业中是上等的香精香料，可以用于香水中。在市场上也会看到花露水中含有金银花，一般是与牛黄和薄荷等物质一起使用，具有去痱止痒和去除疲劳等作用。金银花挥发油还能防止皮肤干燥、粗糙与皲裂，是很好的护肤品原料。

第十节　黄　芪

黄芪是豆科植物蒙古黄芪 *Astragalus membranaceus*（Fisch.）Bge. var. *mongholicus*（Bge.）Hsiao 或膜荚黄芪 *Astragalus membranaceus*（Fisch.）Bge. 的干燥根。黄芪具有补气升阳，固表止汗，利水消肿，生津养血，行滞通痹，托毒排脓，敛疮生肌的功效。

一、黄芪的主要功效成分

黄芪的化学成分比较复杂，目前被广泛认可的主要有效成分包括黄酮类、皂

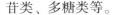

苷类、多糖类等。

(一)黄酮类

黄酮类主要包含山奈酚、槲皮素、异鼠李素、鼠李异柠檬素、熊竹素、芒柄花素、毛蕊异黄酮、二甲氧基异黄酮、异黄烷苷、二甲氧基二芪皂氢异黄酮、红芪木脂素、异甘草素、二甲氧基异黄烷、二异戊烯基异黄酮等。

(二)皂苷类

皂苷类为黄芪中另一主要有效成分，主要是黄芪皂苷、异黄芪皂苷、大豆皂苷及乙酰基黄芪皂苷等。黄芪皂苷又可分为七种类型，即：皂苷 Ⅰ、Ⅱ、Ⅲ、Ⅳ、Ⅴ、Ⅵ、Ⅶ，其中黄芪甲苷(Astragaloside Ⅳ)是黄芪皂苷中的一类，属于羊毛酯醇形的四环三萜皂苷的一种，亦是黄芪中的有效化学成分。

(三)多糖类

多糖类主要是葡聚糖与杂多糖，葡聚糖可分为水溶性葡聚糖及水不溶性葡聚糖，分别是 $\alpha(1\to4)(1\to6)$ 葡聚糖和 $\alpha(1\to4)$ 葡聚糖，杂多糖主要为水溶性酸性杂多糖，含有多重糖苷，例如己糖醛酸、鼠李糖、阿拉伯糖等。

二、黄芪的健康功效

(一)抗心血管疾病

有研究证实，黄芪甲苷可降低心肌梗死模型大鼠心肌组织损伤程度，促进血管新生，临床显示，将黄芪注射液静脉滴注，可有效治疗稳定型心绞痛患者，缓解冠心病患者临床症状，提高临床疗效，改善其发病的病理学基础，降低发病风险因素。冠心病患者连续 1 个月采用黄芪总苷氯化钠注射液治疗，总有效率明显提高，三酰甘油水平降低，血液流变性和心功能均有所改善。

(二)免疫调节作用

黄芪具有显著的免疫促进活性，其中最重要的活性成分就是多糖类。研究发现，黄芪多糖可有助于提升免疫低下小鼠的巨噬细胞吞噬指数、吞噬率。黄芪多糖在乙型病毒性肝炎亚单位疫苗中的体液及细胞免疫应答中具有辅助作用，黄芪多糖可通过 Toll 样受体 4 信号通路的激活及抑制生长转录因子 β 增强体液及细胞免疫应答。

（三）抗衰老

有研究证实，通过连续 21 天在足三里穴位注入黄芪注射液的方法，研究其对 D-半乳糖诱导的衰老模型小鼠皮肤组织内氧化应激相关指标的调控作用，结果表明，黄芪注射液组可显著降低丙二醛含量，升高超氧化物歧化酶和羟脯氨酸水平，在一定程度上预防或延缓衰老模型小鼠的皮肤衰老过程。黄芪皂苷对 D-半乳糖诱导小鼠衰老和中年小鼠衰老有一定影响，黄芪皂苷可以通过调节免疫及大脑的功能起到延缓衰老的作用。

三、黄芪的健康应用

（一）临床应用

以黄芪为主药的经典药方，如补中益气汤、归脾汤、十全大补汤等已在临床上广为使用。临床上，黄芪静脉滴注可用于治疗稳定型心绞痛。

（二）保健应用

黄芪可与其他药食同源原料复配制作成各种保健品。黄芪多糖可与西洋参皂苷、茯苓多糖、红景天皂苷类、鹿茸多肽类、玛咖中的氨基酸与牛磺酸类成分配合使用，起到抗疲劳作用；黄芪多糖分别与西洋参多糖成分、茯苓多糖、熟地黄低聚糖、麦冬多糖、葛根素、蜂王浆中胰岛素样肽类、苦瓜皂苷、山药、桑椹配合使用，可起到调节血糖的作用。

第十一节　黄　精

黄精为百合科植物黄精 *Polygonatum sibiricum* Red.、滇黄精 *Polygonatum kingianum* Coll. et Hemsl. 或多花黄精 *Polygonatum cyrtonema* Hua 的根茎。

一、黄精的主要功效成分

黄精的化学成分主要包含多糖、皂苷、黄酮、挥发油等，其中多糖和皂苷类化合物为黄精的主要功效成分。

(一)多糖类

多糖为黄精中主要的活性成分之一，是药典评价黄精质量的重要指标，具有增强免疫、延缓衰老、抗炎等功效。黄精中多糖的成分含量为 4.47%~21.34%，组成多糖的单糖有葡萄糖、半乳糖、果糖、甘露糖等。

(二)皂苷类

黄精中的皂苷主要分为甾体皂苷和三萜皂苷两种。甾体皂苷类是黄精的特征性成分，也为黄精主要活性成分之一，具有止咳、消炎、改善记忆等功效。从药用黄精中分离出 75 种甾体皂苷，主要为螺旋甾烷类皂苷和呋喃甾烷类皂苷。从药用黄精中分离得到 12 种三萜皂苷类化学成分，三萜皂苷类化合物一般具有抗炎、抗肿瘤等功效。黄精中的三萜皂苷主要分为三种：乌苏酸型三萜皂苷、齐墩果烷型三萜皂苷及达玛烷型三萜皂苷。

(三)黄酮类

黄酮是黄精中的另一类主要的化学成分，含量为 0.5%~1.9%，具有降血糖、抗氧化、抗肿瘤等功效。目前从药用黄精中分离得到的黄酮类化合物有二氢黄酮、查尔酮、异黄酮、高异黄酮等多个结构类型，其中的高异黄酮是黄精中的一种特征性成分。

二、黄精的健康功效

(一)抗衰老

黄精多糖能显著降低骨骼肌和血清丙二醛含量，降低自由基活性，提高超氧化物歧化酶和谷胱甘肽过氧化物酶活性，表现出较好的抗氧化活性。黄精多糖可以清除自由基，增强抗氧化酶活性，提高机体抗氧化能力；增强端粒酶活性，维持端粒长度，保证细胞的增殖分裂；改善线粒体能量代谢，抑制线粒体功能性异常；改善神经内分泌功能，延缓大脑衰老。

(二)降血糖

有研究显示，黄精多糖可显著降低实验性糖尿病小鼠血糖和血清糖化血红蛋白浓度，升高血浆胰岛素和 C 肽水平，说明黄精多糖具有调节糖代谢和治疗实验性糖尿病的作用。黄精皂苷能够抑制胞内酶-淀粉酶和胞内酶-糖苷酶的活性，改善胰岛素抵抗状态，增加细胞葡萄糖消耗和胞内糖原含量，提高己糖激酶和丙酮酸激酶的活性，在小鼠实验中还发现黄精皂苷能够缓解糖尿病小鼠多食多饮的症状。

(三)降血脂

黄精多糖能使总胆固醇、低密度脂蛋白和脂蛋白的水平下降，从而降血脂、治疗动脉粥样硬化。

(四)抗疲劳

有研究证实，黄精多糖能降低血乳酸、血中尿素氮含量，提高肝糖原含量和肌糖原含量，增强小鼠游泳耐力、延长爬杆时间，表现出很好的抗疲劳功能。

(五)增强免疫力

有研究证实，黄精多糖可提高小鼠腹腔巨噬细胞吞噬百分数和吞噬指数，增加小鼠溶血素的生成，增加小鼠脏器器官指数，增强免疫力。

三、黄精的健康应用

黄精始载于陶弘景的《名医别录》，是历代用于补气养阴、健脾益肾的良药。黄精具有极高的保健价值，目前市场已经出现了很多含有黄精的保健品，主要保健功能为缓解体力疲劳，增强免疫力。

黄精具有抗衰老、抗氧化等功效，可用于化妆品行业，目前已开发的含有黄精的产品有润肤乳、洗面奶、洗发露等。

第十二节　酸枣仁

酸枣仁为鼠李科酸枣 *Ziziphus jujube* Mill. var. spinosa（Bunge）Hu ex H. F. Chou 的干燥成熟种子。酸枣仁是养心安神的常用中药，其应用已有上千年的历史。

一、酸枣仁的主要功效成分

酸枣仁成分复杂，其中具有生物活性的物质高达 50 多种，主要的功效成分有皂苷、黄酮、生物碱、脂肪酸等。

（一）皂苷类

酸枣仁皂苷是酸枣仁主要的功效物质之一，其结构与三七、人参皂苷类有效成分较为接近，为三萜类化合物。目前，从酸枣仁中分离得到的皂苷类化合物有酸枣仁皂苷 A、酸枣仁皂苷 B、酸枣仁皂苷 A_1、酸枣仁皂苷 B_1 等。其中，酸枣仁皂苷 A、B 是目前研究最多的化合物。酸枣仁所含的皂苷类成分是普遍认可的具有镇静催眠作用的物质。

（二）黄酮类

黄酮类成分是酸枣仁的主要活性成分之一，均属于黄酮糖苷类化合物，已从酸枣仁中提取出来的黄酮类物质主要有斯皮诺素、当药素、酸枣黄素、芹菜素、葛根素等，其中，斯皮诺素是酸枣仁中主要的黄酮类活性物质。酸枣仁所具有的镇静催眠、抗抑郁、抗焦虑、抗氧化以及提高记忆力等功效，与黄酮类物质有关。

（三）生物碱类

酸枣仁中含有多种生物碱，最先从酸枣仁中分离得到的生物碱为 lysicamine 和 juzirine，后来又发现了环肽类生物碱和阿朴菲类生物碱，另有 N-甲基巴婆碱、酸李碱、5-羟基-6-甲氧基去甲阿朴啡、安木菲宾碱、酸枣仁环肽、木兰花碱等生物碱。目前研究发现，环肽生物碱成分 mucronine J 具有一定的抗惊厥作用。

（四）脂肪酸

作为种仁类中药，酸枣仁中含量最多的是脂肪酸，含量高达 32%。现已在酸枣仁中分离出 20 余种脂肪酸，以油酸和亚油酸为主，含量可达 60%~90%。此外，还含有棕榈酸、硬脂酸、花生酸及花生烯酸等。

二、酸枣仁的健康功效

酸枣仁是养心安神的首选药材，功效研究一般集中在镇静催眠方面，但随着研究技术的发展，目前的研究热点已经延伸至抗焦虑、抗抑郁、抗炎、保护心脑血管系统、抗肿瘤等多个领域。

（一）镇静催眠

酸枣仁中所含有的皂苷类物质和黄酮类物质是酸枣仁镇静催眠作用的主要活性成分。Chen 等（2008）报道，酸枣仁皂苷 A 水解后生成了酸枣仁皂苷元，它可以透过血脑屏障，从而与 GABA 受体结合位点上的关键残基结合形成氢键，从而发挥镇静催眠的作用，其发挥镇静催眠作用的机制类似于褪黑素。

斯皮诺素可缩短睡眠潜伏期，增加睡眠时间，显著延长由戊巴比妥所诱导的睡眠时间，并成剂量依赖性，斯皮诺素改善睡眠的机制与脑中 5-羟色胺（5-HT）含量有关，通过对 5-HT 的调节来发挥镇静催眠作用。此外，有研究证实，酸枣仁中环肽类生物碱可通过减少 $GABA_A R\alpha$ 的表达，增加氯离子浓度，协同 $GABA_A$ 受体激动剂毒蝇蕈醇发挥助眠作用，期间并未改变 β-和 γ-亚基的表达。

（二）抗抑郁

酸枣仁具有抗抑郁的作用，其有效成分主要有酸枣仁总生物碱、酸枣仁皂苷及酸枣仁总黄酮等。抑郁症患者大脑普遍缺少去甲肾上腺素和 5-HT，酸枣仁发挥抗抑郁作用的机制正与该单胺类神经递质的调节有关。实验发现，经治疗后，大鼠前额叶中单胺类神经递质去甲肾上腺素、多巴胺和 5-HT 的含量均有所下降，表明酸枣仁主要通过降低前额叶中多巴胺和 5-HT 的含量而达到抗抑郁的作用。

（三）抗焦虑

从酸枣仁对阴虚小鼠焦虑行为的影响试验中发现，酸枣仁醇提物具有明显的抗焦虑作用，其抗焦虑机制可能与提高小鼠脑内 GABA 含量，增强 $GABA_A R_1$ 表达，降低 Glu 含量和 $NMDAR_1$ 表达有关。另外，研究表明，酸枣仁中的生物碱成分酸枣仁碱 A 也可通过增强 $GABA_A$ 受体亚基 α-和 γ-的表达，提高小脑中氯离子浓度，发挥明显的抗焦虑作用。

（四）降血脂

实验证实，酸枣仁总皂苷可显著降低高脂血症大鼠血清总胆固醇、甘油三酯、低密度脂蛋白胆固醇含量，提高高密度脂蛋白胆固醇的含量，具有调节高脂血症大鼠血脂的作用。酸枣仁油也具有调节血脂作用，能有效预防高脂饮食家兔的血脂升高。

三、酸枣仁的健康应用

酸枣仁是药食同源中药材，可作为食品食用。目前市场上有多种类型酸枣仁产品，主要以助睡眠的产品为主，如酸枣仁茶、酸枣仁膏、酸枣仁胶囊、固体饮料、植物饮料等。酸枣仁也可用于日常饮食，下面介绍几种酸枣仁的食用方法。

酸枣仁粥：取酸枣仁 40g，小米 200g。先水煮酸枣仁，去渣取汤汁与米煮粥，睡前一小时服用。此粥具有宁心、止汗、安神、养肝的功效，可治失眠少寐等症。

百合枣仁汤：鲜百合 50g，酸枣仁 15g。把酸枣仁放到锅中，加入适量清水，用大火煮滚后转小火煎煮，再放入百合直到煮熟，即可去渣食用。此粥适用于烘热汗出、心悸失眠等体内有虚火的更年期女性，缓解更年期烦躁易怒、心悸失眠或忧郁健忘等症状。

参考文献

[1] 林金科，涂良剑，王同和，等.茶叶深加工学[M].北京：中国农业出版社，2012：173-174.

[2] Robichaud J L, Noble A C. Astringency and bitterness of selected phenolics in wine[J]. Journal of the Science of Food and Agriculture, 1990, 53(3): 343-353.

[3] 李海琳，成浩，王丽鸳，等.茶叶的药用成分、药理作用及开发应用研究进展[J].安徽农业科学，2014，42(31)：10833-10835，10838.

[4] Yu P G, Yeo A S L, Low M Y, et al. Identifying key non-volatile compounds in ready-to-drink green tea and their impact ontaste profile[J]. Food Chemistry, 2014, 155: 9-16.

[5] 许建军，江波，许时婴.γ-氨基丁酸(GABA)———一种新型的功能食品因子[J].食品工业科技，2003，24(1)：109-110.

[6] 张文明，陈朝银，韩本勇，等.茶多酚的抗病毒活性研究[J].云南中医学院学报，2007，30(6)：57-59.

[7] 徐斌，薛金金，江和源，等.茶叶中聚酯型儿茶素研究进展[J].茶叶科学，2014，34(4)：315-323.

[8] 孙兵，郝洪谦，郑开俊.γ-氨基丁酸对猫睡眠时相的影响[J].天津医科大学学报，1996，2(4)：34-35.

[9] 俞辉，马军辉，丁艺丰，等.茶氨酸对咖啡因兴奋作用的拮抗机理分析[J].中国药物依赖性杂志.2012，21(4)：260-263，281.

[10] Walkowiak J, Bajerska J, Kargulewicz A, et al. Single dose of green tea extract decreases lipid digestion and absorption from a test meal in humans[J]. Acta Biochimica Polonica, 2013, 60(3): 481-483.

[11] Wu T, Guo Y, Liu R, et al. Black tea polyphenols and polysaccharides improve body composition, increase fecal fatty acid, and regulate fat metabolism in high-fat diet-induced obese rats[J]. Food & Function, 2016, 7(5): 2469-2478.

[12] 杨军国，王丽丽，陈林.茶叶多糖的药理活性研究进展[J].食品工业科技，2018，39(6)：301-307.

[13] 张晓梦，倪艳，李先荣.茶多酚的药理作用研究进展[J].药物评价研究，2013，36(2)：157-160.

[14] Zhe P, Xu Z W, Wen W S, et al. Tea polyphenols protect against irradiation-induced injury in submandibular glands' cells: A preliminary study[J]. Archives of Oral Biology, 2011, 56(8): 738-743.

[15] 卢聪，鲍勇刚，石松传，等.人参皂苷含量变化及其影响因素[J].世界中医药，2014，9(06)：813-816.

[16] 于雪妮，冯小刚，张建民，等.人参化学成分与药理作用研究新进展[J].人参研究，2019，1：47-51.

[17] 赵俊.人参多糖的化学与药理学研究进展[J].国外医学(中医中药分册)，2004，26(2)：79-81.

[18] 赵莉,郜玉钢,姬庆.人参化学成分的免疫作用及其机制的研究进展[J].中南药学,2015,7(13):
741-745.

[19] Byeon S E, Lee J, Kim J H, et al. Molecular mechanism of macrophage activation by red ginseng acidic
polysaccharide from korean red ginseng[J]. Mediators of Inflammation, 2012, 2012:732860.

[20] 王顺鹏,韩翰.人参多糖抗氧化延缓衰老作用研究进展[J].沈阳医学院学院,2020,22(1):87-89.

[21] 任思宇,王真真,陈乃宏.人参皂苷抗抑郁作用研究进展[J].药学学报,2019,54(12):2204-2208.

[22] 康倩.人参,选对用才养生[J].工友,2019,7:58.

[23] 张梦璇.葛根提取工艺优化及血清药物化学初步研究[D].西安:陕西科技大学,2019.

[24] 李智颖,范红艳.葛根素药理作用的研究进展[J].吉林医药学院学报,2020,41(5):375-377.

[25] 董英,徐斌,林琳,等.葛根的化学成分研究[J].食品与机械,2005,21(6):85-88,100.

[26] Kor S, Soon N, Chin Y, et al. Effects of abiotic and biotic elicitors on growth and isoflavonoid accumulation in
Pueraria candollei var. candollei and P. candollei var. mirifica cell suspension cultures[J]. Plant Cell Tissue &
Organ Culture, 2010, 103(3):333-342.

[27] 张年宝,程慧珍,崔卫东,等.葛根素对肾性高血压大鼠的降压作用及对肾组织 ANG Ⅱ 的影响[J].中
药药理与临床,2010,26(2):26-29.

[28] 范虹,丁大琼.葛根提取物抗心肌缺血机制的初步试验研究[J].中国药业,2013,22(19):25.

[29] Kim Y J, Kim H J, Oak H M, et al. Effect and interactions of Pueraria-Rehmannia and aerobic exercise on
metabolic inflexibility and insulin resistance in ovariectomized rats fed with a high-fat diet[J]. Journal of
Functional Foods, 2018, 45:146-154.

[30] 管咏梅,许攀,沈倩,等.葛根解酒毒的研究进展[J].中国实验方剂学杂志,2020,11:1-10.

[31] Satpathy S, Patra A, Ahirwar B, et al. Antioxidant and anticancer activities of green synthesized silver
nanoparticles using aqueous extract of tubers of Pueraria tuberosa [J]. Artif Cells Nanomed B, 2018,
463:S71.

[32] 肖冰心.葛根黄酮体内药物代谢动力学与神经活性及其增强桑白皮降糖活性机制的研究[D].北京:
中国医学科学院,2015.

[33] 巴特.治疗高血压的茶疗十法[J].劳动保障世界,2011(7):62.

[34] 王峥涛,徐国钧,难波恒雄,等.党参中苍术内酯 Ⅲ 的 HPLC 分析[J].中国药科大学学报.1992,
(01):48-50.

[35] 王洁,邓长泉,石磊,等.党参的现代研究进展[J].中国医药指南,2011,9(31):279-281.

[36] 冯亚静,王晓霞,庄鹏宇,等.党参的化学成分研究[J].中国中药杂志,2017,42(1):135-139.

[37] 王晓霞,庄鹏宇,陈金铭,等.党参化学成分的研究[J].中草药,2017,(9):1719-1723.

[38] 任丽靖,张静,刘志存,等.党参多糖的分离纯化及其结构研究[J].中草药,2008,39(7):986-989.

[39] 李启艳,胡德福,张雪梅,等.党参多糖提取纯化工艺优化及其组成研究[J].中草药,2016,47(15):

2663-2667.

［40］朱瑞. 党参多糖的分析及抗肿瘤活性研究［D］. 长春：东北师范大学，2013.

［41］张建军，胡春玲. 中药党参研究的现代进展［J］. 甘肃高师学报，2017，22（3）：39-43.

［42］聂松柳，徐先祥，夏伦祝. 党参总皂苷对实验性高脂血症大鼠血脂和 NO 含量的影响［J］. 安徽中医学院学报，2002，21（4）：40-42.

［43］樊长征，洪巧瑜. 党参对人体各系统作用的现代药理研究进展［J］. 中国医药导报，2016，13（10）：39-43.

［44］靳贵林，侯嘉，崔治家，等. 党参的本草考证及药理作用和质量控制的研究进展［J］. 世界中医药，2016，11（8）：1635-1639.

［45］He X, Wang X, Fang J, et al. Structures, biological activities, and industrial applications of the polysaccharides from Hericium erinaceus（Lion's Mane）mushroom：A review［J］. International Journal of Biological Macromolecules, 2017, 97：228-237.

［46］周春晖，周丹丹，刘婷婷，等. 高效凝胶色谱法测定猴头菇多糖分子量及含量［J］. 食品研究与开发，2016，37（21）：123-127.

［47］邵梦茹. 猴头菇多糖对胃肠黏膜保护作用的实验研究［D］. 广州：广州中医药大学，2014.

［48］李珊珊，王珊丹，燕洪涛，等. 不同提取工艺对猴头菇多糖产率、单糖组成及 DPPH 清除活性的影响［J］. 江苏农业科学，2018，46（11）：154-156.

［49］谭佳媛，王栩俊，王星丽，等. 猴头菇的养生保健价值（综述）［J］. 食药用菌，2015，（03）：188-193.

［50］张静，张家臣，高智席，等. 猴头菇活性成分研究进展［J］. 中国南方农业，2016，10（12）：186-188.

［51］马元春，李梅，刘建强，等. 蕈菌猴头菇生物学特性、营养价值及其活性成分的研究［J］. 青海草业，2016，25（3）：33-40.

［52］张岩. 猴头菇化学成分的研究［D］. 咸阳：西北农林科技大学，2016.

［53］柳璐. 猴头菇多糖对小鼠免疫调节作用的实验研究［D］. 广州：广州中医药大学，2012.

［54］纪伟，唐宁，赵端等. 猴头菇的药理作用及栽培与应用［J］. 基因组学与应用生物学，2016，35（5）：1252-1257.

［55］张宗蕊，马昱，李爽，等. 猴头菇的营养成分及保健制品开发研究进展［J］. 吉林医药学院学报，2019，40（4）：297-300.

［56］樊伟伟，黄惠华. 猴头菇多糖研究进展［J］. 食品科学，2008，29（1）：355-358.

［57］涂彩虹，罗小波，郑旗，等. 猴头菇药用功效及安全性研究进展［J］. 农产品加工，2019，（1）：19.

［58］皇甫永冠，闫宝松，宗宪春. 猴头菇的营养功效及在食品加工中的应用［J］. 食用菌，2016，（2）：7-8.

［59］如克亚，加帕尔，孙玉敬等. 枸杞植物化学成分及其生物活性的研究进展［J］. 中国食品学报，2013（8）：161-72.

［60］高凯. 宁夏枸杞子的活性成分研究和应用开发［D］. 西安：第四军医大学，2014.

［61］侯学谦，祝婉芳，曲玮等.枸杞化学成分及药理活性研究进展［J］.海峡药学，2016，28（8）：1-7.

［62］钱学射，张卫明，金久宁等.枸杞的健康保健功用和合理开发利用［J］.中国野生植物资源，2014，33（3）：62-66.

［63］吴淼.桂花WRKY3转录因子调控CCD4基因功能的验证［D］.郑州：河南大学，2017.

［64］唐伟卓，赵余庆.木犀属植物化学成分及药理作用研究进展［J］.中草药，2014，45（4）：590-602.

［65］康文艺，王金梅，苑鹏飞.木犀属植物化学成分及药理作用研究进展［J］.河南大学学报（医学版），2008，27（3）：8-13.

［66］周秋霞，岳淑梅.基于文献的桂花化学成分及药理作用研究现状分析［J］.河南大学学报（医学版），2013，32（2）：139-142.

［67］黄玲艳.桂花提取物的抗氧化及延缓衰老作用研究［D］.扬州：扬州大学，2017.

［68］Liu S, Zhao Z, Huo Z, et al. Osmanthus fragrans flower aqueous extract and its enriched acteoside inhibit melanogenesis and ultraviolet-induced pigmentation［J］. Natural Product Communications，2018，13（5）：575-580.

［69］刘有停，张卫红，周桐，等.桂花提取液在抗皮肤老化方面的功效研究［J］.香料香精化妆品，2019（2）：23-26.

［70］Wu L C, Chang L H, Chen S H, et al. Antioxidant activity and melanogenesis inhibitory effect of the acetonic extract of Osmanthus fragrans：A potential natural and functional food flavor additive［J］. LWT-Food Science and Technology，2009，42（9）：1513-1519.

［71］张志海，王彩云，杨天鸣，等.陈皮的化学成分及药理作用研究进展［J］.西北药学杂志，2005，20（1）：47.

［72］李伟伟，张国伟.陈皮黄酮类成分研究进展［J］.中国医学创新，2014（24）：154-156.

［73］李雪飞，江洪.橙皮苷药理学作用机制及研究进展［J］.海南医学，2016，27（14）：2337-2340.

［74］张冬松，高慧媛，吴立军.橙皮苷的药理活性研究进展［J］.中国现代中药，2006，8（7）：25-27.

［75］叶喜德，黄兆胜，骆利平，等.川陈皮素研究概括［J］.江西中医学院学报，2013，25（3）：42-45.

［76］宋玉鹏，陈海芳，谭舒舒，等.不同陈皮来源药材中橙皮苷、川陈皮素、橘皮素和辛弗林的含量比较［J］.时珍国医国药，2017，28（09）：2061-2064.

［77］马少君.柑橘皮类胡萝卜素提取、活性分析和应用研究［D］.武汉：华中农业大学，2012.

［78］尤新.叶黄素（lutein）及其护眼功能［J］.中国食品添加剂，2003（5）：1-3，10.

［79］高婷婷，杨绍祥，刘玉平，等.陈皮挥发性成分的提取与分析［J］.食品科学，2014，35（16）：114-119.

［80］丘芷柔，陈彤，贺丽苹，等.固相微萃取优化/GC-MS法分析不同年份陈皮的挥发性成分［J］.现代食品科技，2017，33（7）：238-244.

［81］Ruizhan Chen, Chenguang Jin, Zhigang Tong, et al. Optimization extraction, characterization and antioxidant activities of pectic polysaccharide from tangerine peels［J］. Carbohydrate Polymers，2016，1（136）：187-197.

［82］Yana Zhao, Hongyan Sun, Ling Ma, et al. Polysaccharides from the peels of *Citrus aurantifolia* induce apoptosis in transplanted H22 cells in mice［J］. International Journal of Biological Macromolecules, 2017, 8（101）：680-680.

［83］刘汉，蒋诚，王威，等. 微波法分批次提取柑橘皮中果胶的工艺研究［J］. 广州化工, 2015（7）：84-85, 105.

［84］郭建生，陈君，聂子文，等. 陈皮不同提取物对寒凝气滞胃实寒模型大鼠的影响［J］. 中成药, 2012, 34（6）：1158-1160.

［85］傅曼琴，肖更生，吴继军，等. 广陈皮促消化功能物质基础的研究［J］. 中国食品学报, 2018, 18（1）：56-64.

［86］林佑. 陈皮对消化系统作用研究进展［J］. 中医学, 2012, 1（04）：37-40.

［87］Bok S H, Lee S H, Park Y B, et al. Plasma and hepatic cholesterol and hepatic activities of 3-hydroxy-3-methyl-glutaryl-CoA reductase and acyl CoA: Cholesterol transferase are lower in rats fed citrus peel extract or a mixture of citrus bioflavonoids［J］. J Nutr, 1999, 129（6）：1182-1185.

［88］俞静静，苏洁，吕圭源. 陈皮抗心脑血管疾病相关药理研究进展［J］. 中草药, 2016, 47（17）：3127-3132.

［89］冯孔龙. 多甲氧基黄酮及陈皮油降脂减肥作用研究［D］. 广州：华南农业大学, 2018.

［90］俞静静，苏洁，颜美秋，等. 陈皮降脂药效与黄酮类成分的相关性研究［J］. 中国中药杂志, 2019, 44（15）：3335-3342.

［91］徐彭. 陈皮水提物和陈皮挥发油的药理作用比较［J］. 江西中医学院学报, 1998, 10（4）：172-173.

［92］罗琥捷，罗美霞，杨宜婷，等. 不同产地广陈皮水提物的祛痰、理气功效比较研究［J］. 湖北中医药大学学报, 2018, 20（5）：48-50.

［93］谷长秀，王运宝. 不同贮存年限的中药陈皮的药效比较［J］. 中国继续医学教育, 2016, 8（4）：197-198.

［94］周杰强. 陈皮的药理作用及其临床应用［J］. 中外健康文摘, 2011, 08（47）：437-438.

［95］Wu Z, Xu B, Du M, et al. Validation of a NIR quantification method for the determination of chlorogenic acid in Lonicera japonica solution in ethanol precipitation process［J］. J Pharm Biomed Anal, 2012, 62：1-6.

［96］谭政委，夏伟，余永亮，等. 金银花化学成分及其药理学研究进展［J］. 安徽农业科学, 2018, 46（09）：26-28.

［97］Lee E J, Kim J S, Kim H P, et al. Phenolic constituents from the flower buds of Lonicera japonica and their 5-lipoxygenase inhibitory activities［J］. Food Chemistry, 2010, 120（1）：134-139.

［98］姜南辉. 金银花化学成分研究［J］. 中药材, 2015, 38（2）：315.

［99］王芳，蒋跃平，王晓良，等. 金银花的化学成分研究［J］. 中国中药杂志, 2013, 38（09）：1378-1385.

［100］周枝. 基于血清药物化学和多组学的金银花与山银花的成分差异性分析研究［D］. 贵阳：贵州大学, 2020.

[101] 宋亚玲，王红梅，倪付勇，等.金银花中酚酸类成分及其抗炎活性研究[J].中草药，2015，46(04)：490-495.

[102] Choi C, Jung H A, Kang S S, et al. Antioxidant constituents and a new triterpenoid glycoside from Flos Lonicerae[J]. Archives of Pharmacal Research, 2007, 30(1): 1-7.

[103] Sun C, Teng Y, Li G, et al. Metabonomics study of the protective effects of Lonicera japonica extract on acute liver injury in dimethylnitrosamine treated rats[J]. Journal of Pharmaceutical and Biomedical Analysis, 2010, 53(01): 98-102.

[104] 滕杨，谭天，罗时旋，等.金银花醇提物的抗氧化及保肝作用[J].食品研究与开发，2014，35(24)：57-59.

[105] Tzeng T, Tzeng Y, Cheng Y, et al. The ethanol extract from lonicera japonica thunb. regresses nonalcoholic steatohepatitis in a methionine-and choline-deficient diet-fed animal model[J]. Nutrients, 2015, 7(10): 8670-8684.

[106] 汪晓露，付畅，赵勇，等.中药金银花治疗新型冠状病毒肺炎机制探究[J].中药材，2020(09)：2341-2345.

[107] 姜辉，顾胜龙，张玉婷，等.黄芪化学成分和药理作用研究进展[J].安徽中医药大学学报，2020，39(5)：93-96.

[108] 李亚男.黄芪抗肿瘤的有效成分及作用机制的研究进展[D].重庆：重庆医科大学，2017.

[109] 高建岭，崔娟.黄芪注射液治疗稳定型心绞痛临床效果研究[J].中医临床研究，2018，10(07)：64-66.

[110] 刘亚静，刘长江，宁佳，等.黄芪总苷氯化钠注射液治疗冠心病的临床疗效观察[J].河北医药，2017，39(19)：2989-2991.

[111] 刘印华，赵志强，李树义，等.黄芪多糖对免疫功能影响的体内实验研究[J].河北医药，2015，37(04)：485-487.

[112] Gang D X, Chen X B, Zhao B, et al. Astragalus polysaccharides enhance the humoral and cellular immune responses of hepatitis B surface antigen vaccination through inhibiting the expression of transforming growth factor β and the frequency of regulatory T cells[J]. FEMS Immunology and Medical Microbiology, 2011, 63(2): 228-235.

[113] 廖勇梅，熊霞.黄芪注射液对治疗小鼠皮肤衰老的有效性观察[J].中国医科大学学报，2015，44(08)：721-724.

[114] Hong L, Bin W, Wei-ping L, et al. Anti-aging effect of astragalosides and its mechanism of action[J]. Acta Pharmacologica Sinica, 2003, 24(3): 230-234.

[115] 王文兰，陶波.黄芪炮制方法历史沿革及研究进展[J].亚太传统医药，2015，11(6)：38-40.

[116] 刘霜琪，李冰菲，苏慧，等.中药黄芪在保健品中的应用概述[J].黑龙江科技信息，2016(06)：75-76.

［117］李亚霖，周芳，曾婷，等.药用黄精化学成分与活性研究进展［J］.中医药导报，2019，25（5）：86-89.

［118］姜程曦，张铁军，陈常青，等.黄精的研究进展及其质量标志物的预测分析［J］.中草药，2017，48（1）：1-16.

［119］Hu C Y, Xu D P, Wu Y M, et al. Triterpenoid saponins from the rhizome of *Polygonatum sibiricum*［J］. Journal of Asian Natural Products Research, 2010, 12（9）：801-808.

［120］徐德平，孙婧，齐斌，等.黄精中三萜皂苷的提取分离与结构鉴定［J］.中草药，2006，37（10）：1470-1472.

［121］陈怡，姚云生，陈松树，等.多花黄精不同龄节药材质量研究［J］.福建农业学报，2020，35（1）：38-43.

［122］张传海，林志銮，李宝银，等.闽北林下种植多花黄精的总黄酮含量分析及其生物活性评价［J］.天然产物研究与开发，2018，30（2）：225-231.

［123］李丽，李羚，丘贤，等.微波辅助黄精总黄酮提取工艺研究［J］.保山学院学报，2014，33（5）：39-42.

［124］Zhai Z, Li Z, Ji Z, et al. Protective effect of *Polygonatum sibiricum* polysaccharides on apoptosis, inflammation, and oxidative stress in nucleus pulposus cells of rats with the degeneration of the intervertebral disc［J］. International Journal of Polymer Science, 2019（3）：1-7.

［125］Cui X, Wang S, Cao H, et al. A review: The bioactivities and pharmacological applications of *Polygonatum sibiricum* polysaccharides［J］. Molecules, 2018, 23（5）：1170.

［126］衡银雪，刘丹丹，边凤霞，等.黄精多糖抗衰老作用及其食品应用研究进展［J］.重庆工商大学学报（自然科学版），2017（6）：19.

［127］李友元，邓洪波，张苹，等.黄精多糖对糖尿病模型小鼠糖代谢的影响［J］.中国临床康复，2005，9（27）：90-91.

［128］Luo J, Chai Y, Zhao M, et al. Hypoglycemic effects and modulation of gut microbiota of diabetic mice by saponin from *Polygonatum sibiricum*［J］. Food & Function, 2020, 11（5）：4327-4338.

［129］Yang J, Wu S, Huang X, et al. Hypolipidemic activity and antiatherosclerotic effect of polysaccharide of *Polygonatum sibiricum* in rabbit model and related cellular mechanisms［J］. Evidence-Based Complementary and Alternative Medicine, 2015（3）：1-6.

［130］刘诗琼，秦晓群，李世胜.黄精多糖对小鼠抗疲劳作用的实验研究［J］.中国当代医药，2009，16（10）：31-32.

［131］任洪民，邓亚羚，张金莲，等.药用黄精炮制的历史沿革、化学成分及药理作用研究进展［J］.中国中药杂志，2020，45（17）：4163-4182.

［132］王自善，田春雨，张国伟，等.酸枣仁的化学成分、药理作用及开发利用［J］.亚太传统医药，2020，16（7）：202-205.

［133］赵连红，乔卫，许岚.酸枣仁中生物碱抗惊厥作用的实验研究［J］.天津药学，2007，19（1）：4-5.

[134] Chen C Y, Chen Y F, Tsai H Y. What is the effective component in Suanzaoren Decoction for curing insomnia? Discovery by virtual screening and molecular dynamic simulation[J]. J Biomol Srruct Dyn, 2008, 26(1): 57-64.

[135] Wang X X, Ma G I, Xie J B, et al. Influence of JuA in evoking communication changes between the small intestines and brain tissues of rats and the GABAA and GABAB receptor transcription levels of hippocampal neurons[J]. J Ethnopharmacol, 2015, 159: 215-223.

[136] 张婷, 张岩, 王文彤, 等. 酸枣仁中黄酮成分及其药理作用研究进展[J]. 天津药学, 2018, 30(1): 69-74.

[137] Ma Y, Han H, Nam S Y, et al. Cyclopeptide alkaloid fraction from Zizyphi Spinosi Semen, enhances pentobarbital-induced sleeping behaviors[J]. J Ethnopharmacol, 2008, 117(2): 318-324.

[138] 张峰, 曹仲伟, 张学杰, 等. 酸枣仁对慢性应激抑郁大鼠的治疗作用及作用机制探讨[J]. 山东师范大学学报(自然科学版), 2005, 20(2): 88-90.

[139] 荣春蕾, 代永霞, 崔瑛. 酸枣仁对阴虚小鼠焦虑行为的影响[J]. 中药材, 2008, 31(11): 1703-1705.

[140] Han H, Ma Y, Eun J S, et al. Anxiolytic-like effects of sanjoinine A isolated from Zizyphi Spinosi Semen: Possible involvement of GABAergic transmission[J]. Pharmacol Biochem Behav, 2009, 92(92): 206-213.

[141] 吴玉兰. 酸枣仁炮制品中总皂苷对高脂血症大鼠实验动物模型的影响[J]. 江苏中医药, 2004, 25(5): 55-57.

[142] 刘琼, 孙红亚, 郭俊明. 酸枣仁油对家兔血脂的影响[J]. 现代实用医学, 2002, 14(8): 426.